装帧设计：郭建华

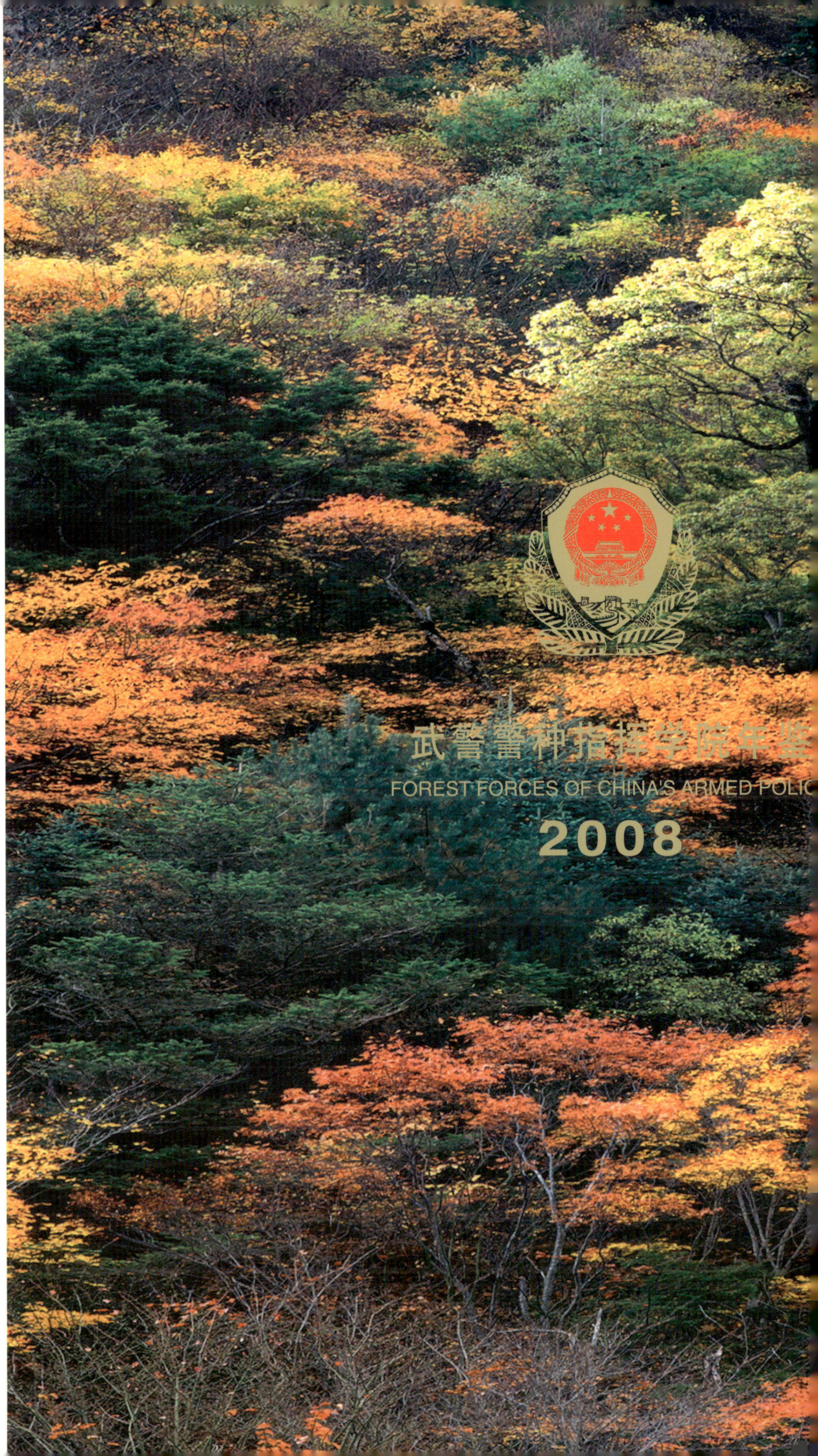

神经系统超微结构

Ultrastructure of the Nervous System

主　编　张进禄

副主编　蔡　青　赵君朋

编　者（按汉语拼音顺序排列）

蔡　青　罗明富　孙异临　吴　兵

徐晓雪　张进禄　赵君朋

主　审　焦守恕

中国协和医科大学出版社

图书在版编目（CIP）数据

神经系统超微结构／张进禄主编．—北京：中国协和医科大学出版社，2011.1
ISBN 978－7－81136－439－2

Ⅰ．①神…　Ⅱ．①张…　Ⅲ．①神经系统－超微结构　Ⅳ．①R322.8

中国版本图书馆 CIP 数据核字（2010）第 226281 号

神经系统超微结构

主　　编：张进禄
责任编辑：吴桂梅

出版发行：中国协和医科大学出版社
（北京东单北大街 69 号　邮编 100005　电话 65260378）
网　　址：www. pumcp. com
经　　销：新华书店总店北京发行所
印　　刷：北京丽源印刷厂

开　　本：889×1194　1/16 开
印　　张：12.25
彩　　插：1
字　　数：200 千字
版　　次：2011 年 3 月第一版　　　2011 年 3 月第一次印刷
印　　数：1—3000
定　　价：70.00 元

ISBN 978－7－81136－439－2/R·439

序

生命科学自二十世纪下半叶以来有了飞跃式的发展，而推动这一发展的若干引擎中就有神经科学的快速进步。探索人脑的奥秘已经成为全世界各领域科学家当代热衷追求的前沿研究课题。我国国务院制定的《国家中长期科学和技术发展规划纲要》（2006～2020年）也把“脑科学与认知科学”列入了前沿研究领域。因此，从包括分子、细胞、组织、器官、系统、行为、认知等不同层面来揭示人脑奥秘已经是我国从事生命科学科技工作者的神圣使命。在探索人脑奥秘过程中，应用各类电子显微镜来观察神经系统的结构形态、功能活动、发育进程和病理变化等，无疑是其重要的组成部分，这可以从近几十年神经科学进步的轨迹中得到证明。同样，纵观电子显微镜技术飞速发展的趋向，人们深知在今后神经科学发展中它还将发挥其不可替代的重要作用。因此，凡在神经科学甚至其他生命科学领域里从事教学和科学研究工作的人，特别是研究生，都应该相当程度地懂得神经组织或细胞的超微结构表现，或者了解如何去获取这样的表现。从目前情况看，我国的青年科技工作者或者是研究生在这方面基本造诣似乎还有一定差距。

首都医科大学北京神经科学研究所的张进禄教授和他团队孜孜不倦地从事神经系统研究和教学工作几十年，理论与实践并重，取得了丰硕的成果，特别是运用电子显微镜技术进行神经组织和细胞超微结构的研究有独到的造诣，积累了丰富的经验，搜集了大量弥足珍贵的照片和资料。今天，经过他们的编辑、凝练，这些资料能够化为《神经系统超微结构》一书予以出版，正是适应当前我国神经科学发展需求的一本好书，相信广大从事神经科学教学、研究的同仁、特别是研究生们，则将从本书的出版中获得扎扎实实的裨益。

徐群渊

首都医科大学北京神经科学研究所

2010年9月

前　言

21 世纪是脑科学的世纪，随着科学技术的发展，对于脑科学与认知科学的研究已经成为新世纪神经科学发展的前沿领域之一。近半个世纪以来对于脑的探索无论从宏观到微观再到分子水平都有飞速的发展。应用各类电子显微镜来观察神经系统的结构形态、功能活动、发育进程、病理变化等是神经科学不可缺少的重要研究手段之一。然而，目前国内尚缺详尽系统地描述神经系统超微结构的专著。我们在多年的教学和科研中，发现许多青年神经科学工作者及研究生在电镜观察中遇到这样或那样的问题，而又苦于无系统参考资料的情况，都盼望有一本系统介绍神经系统超微结构的工具书。鉴于此，我们结合多年的经验和积累编著此书，以期为广大神经科学工作者及研究生提供一本有价值、实用性强的参考书。

本书共分八章，第一章以光镜图片形式简要介绍了神经元的一般形态，是了解神经元超微结构的基础。第二章至第六章以图文并茂的形式，直观地、全面系统地描述了在透射电镜下神经元、神经元突起、突触、神经胶质细胞、脑血管、脑室脉络丛等的超微结构，既包括经典的透射电镜下超微构造，也特别介绍了冰冻蚀刻、免疫电镜等各种最新技术条件下观察到的超微结构。本书的突出特征是“按图索骥”，使读者可以很容易地根据图上的标示，对照正在观察的切片，找到所需要的电镜结构，并能从附在图旁的简要文字介绍中了解该结构的特征。第七章简要介绍了中枢神经系统中几种常见肿瘤的超微结构病理学特征。第八章中有关电子显微镜技术的标准操作规程和超薄切片的制备技术要点，是首都医科大学电子显微镜室几十年的实践经验总结。另外，本书还有三个附录，包括电镜超微结构术语汉英、英汉对照以及英文名词缩写检索索引，方便读者进行查阅。

本书在编写过程中得到了河北医科大学电镜室马洪骏教授、美国加州大学洛杉矶分校张念辉博士的大力支持并提供了宝贵的照片；感谢首都医科大学北京神经科学研究所王元身老师、医学实验与测试中心鲁强、高尔静老师在实验技术上给予的大力支持；另外，我们还要对美国肯塔基大学电镜中心、中国医学科学院神经科学研究所电镜室的同仁们给予的帮助表示衷心的感谢。

本书可作为医学院校、科研院所神经科学的参考书、工具书，是神经科学教学研究、技术人员和研究生的有益教材和应用指南，同时也是生命科学有关学科具有重要应用价值的参考书。由于作者水平有限，在本书的编写内容、图片选择等方面，难免存在有缺点甚至错误之处，敬请读者给予批评指正。

编　者

2011 年 1 月

目　录

图　录

第一章 绪 论

神经系统结构——从光学显微镜到电子显微镜的结构特征

神经系统是生命机体内起主导作用的系统。自18世纪初，许多科学家开始关注对神经系统结构与功能的研究。20世纪初西班牙科学家Cajal通过大量系统的组织学观察，确认了神经系统是由许多互相分开的细胞（即神经元）组成的，他还将神经元进行分类，并描述了细胞之间的相互关系，促进了神经生理、神经生化和神经药理学的飞速发展。到了20世纪五六十年代，随着一些新的研究技术的产生及应用，现代神经科学步入快速发展时期。90年代，众多发达国家都不断扩大经费投入，并制定了本国的脑研究计划。神经科学的发展一方面直接有助于增进人类的健康，另一方面也推动了生物技术、制药产业的发展，这些均表明医学发展对神经科学攻关的强力需求。因此，人们将21世纪定为“脑的世纪”。

神经系统的组织结构既复杂又精密，是产生思维和行为控制的物质基础。揭示神经系统的工作原理，特别是探索人类疾病的发病机制以便研发出有效的治病救人的诊断和治疗技术，有赖于对神经系统结构的了解。既往研究表明，神经系统中主要有两大类细胞——神经细胞（nerve cell）和神经胶质（neuroglia）。神经细胞又称为神经元（neuron）是神经组织的主要成分，是高度分化的细胞，数量庞大，形态多样，结构复杂，在生理功能上具有能感受刺激和传导冲动（进行分析综合）产生反应的特点。它是神经系统发生、遗传、结构、营养和功能的基本单位。成年人的大脑重约1400g，脑内含有约上百亿个神经元，它们的数量虽然不是多数，仅占总脑量约10%，但是由于其特殊的结构和功能，决定了它们在神经系统中的关键地位。对于神经元的深入研究得益于显微镜技术的发展。一般光学显微镜下所见的形态称为光镜结构，分辨率约为0.2μm，可放大1000倍左右，能识别细胞的一般微细结构，如细胞膜、细胞核、染色体等；电子显微镜下显示的结构，分辨率达0.2nm，放大几十万倍，能识别细胞内更微细的结构，如核糖体、内质网、高尔基复合体、线粒体、染色质等，称为亚显微结构，现通称为超微结构。

光学显微镜技术是人们认识神经组织结构的基础。研究者们通过 Nissl 甲酚紫染色法（cresyl violet staining，尼氏染色法）；高尔基镀银染色法（Golgi silver impregnation）；免疫荧光染色法（immunofluorescence）等方法全方位地观察神经系统结构特征，将神经元视为拥有多角形胞体、大泡状的细胞核以及胞质内散布尼氏体（Nissl body）和长、短突起等特点的细胞（**图 1-1**）。事实上，我们在光学显微镜下观察到的影像是由一系列图景的重叠而成的，使我们根本无法明确辨析构成细胞的细微部分。

图 1-1 光镜下神经元形态（图中标尺 = 20μm）

A 脊髓前角运动神经元，Nissl-甲酚紫染色法（cresyl violet staining，尼氏染色法）

B 光镜下大脑皮质锥体细胞，高尔基镀银染色法（Golgi silver impregnation）

C 激光共聚焦显微镜下大脑皮质锥体细胞，免疫荧光染色法（immunofluorescence）

D 小脑皮质普肯耶细胞，高尔基镀银染色法（Golgi silver impregnation）

E 激光共聚焦显微镜下大脑皮质星形胶质细胞，免疫荧光染色法（immunofluorescence）

F 光镜下大脑皮质水平细胞，高尔基镀银染色法（Golgi silver impregnation）

G 激光共聚焦显微镜下神经元树突及树突棘，免疫荧光染色法（immunofluorescence）

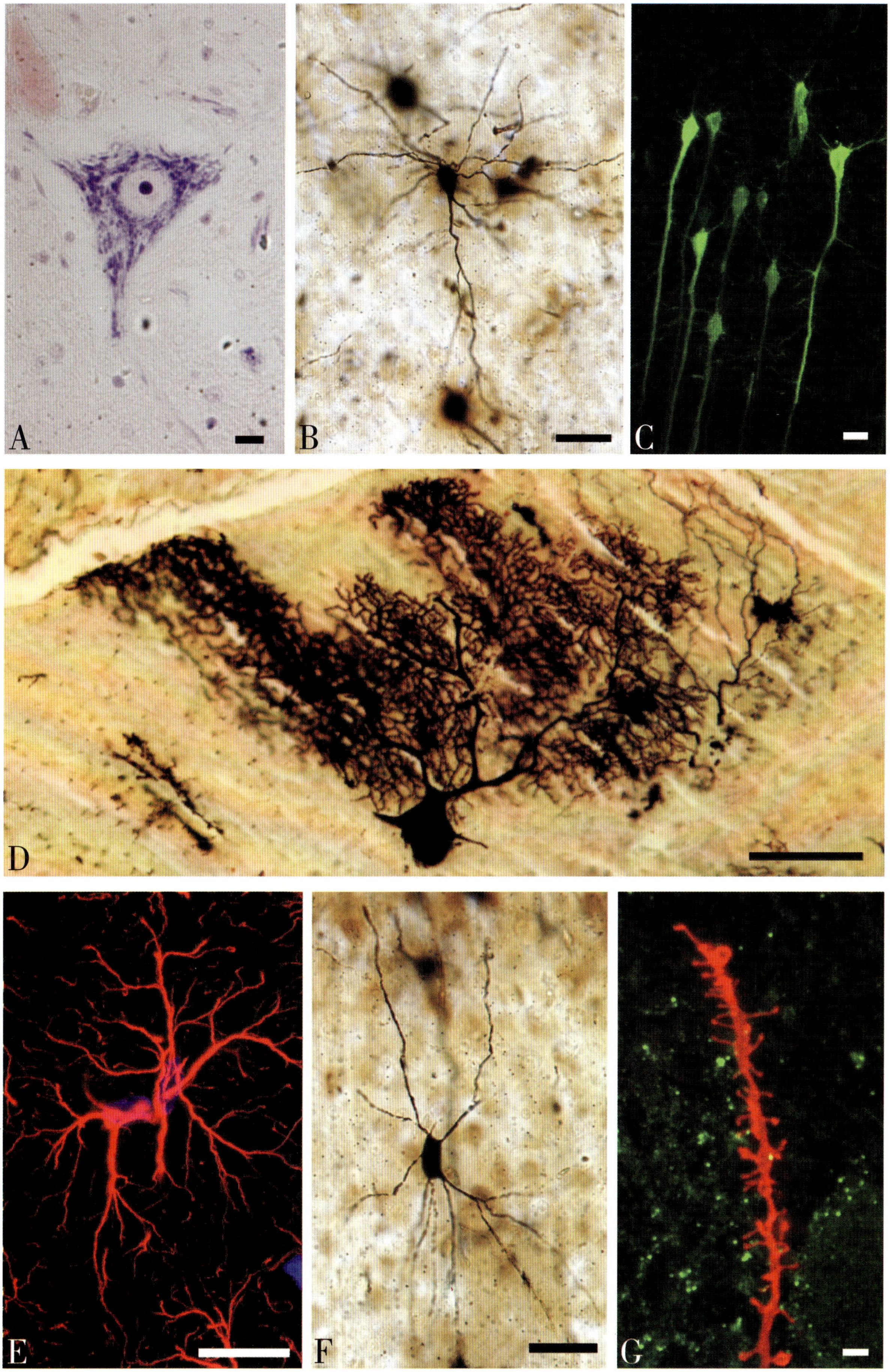
A
B
C
D
E
F
G

电子显微镜的出现才使一些亚细胞结构在人们的观察视野得以还原。细胞超微结构观察使用的技术主要分为两大类：①透射电镜（transmission electron microscope，TEM）技术：透射电镜是以电子束为光源观察组织的超薄切片。组织细胞经过醋酸铀和枸橼酸铅等重金属进行电子染色，形成明显的黑白反差，以便在电镜荧光屏显像、观察和拍摄，分析细胞的超微结构。此外，还有电镜细胞化学技术（electron microscope cytochemistry），是将组织化学与电镜技术结合起来的一种技术方法；免疫电镜术（immuno-electron microscope）是以免疫细胞化学与电镜技术结合的一种技术方法；电镜放射自显影术（electron microscope autoradiography）是电镜技术和显微放射自显影术相结合的一种方法；冷冻蚀刻法（freeze etching method）是用电镜观察细胞断裂表面形态结构的一种冷冻干燥技术。②扫描电镜（scanning electron microscope）是继透射电镜之后发展起来的，主要用来观察细胞和组织的表面结构。样品制备较简单，组织固定后无需包埋与切片，而直接在真空镀膜仪内干燥后，在组织表面先后喷镀一层碳膜和金膜以增加二次电子数，即可置于电镜下进行电子扫描，在荧光屏上观察其结构。其特点是景深长，凹凸不平的表面能清晰成像，样品表面的金属膜可提高其导电性和影像反差，呈现富有立体感的表面图像。

从1933年德国的克诺尔和鲁斯卡设计制造出第一台电子显微镜至今，电子显微镜的分辨率由最初的500nm改进到现在的0.1nm，放大倍率已达到百万倍以上。这些新成果、新方法渗入神经科学研究的各个领域，促进了神经系统超微结构和生理功能的研究深入到分子水平。这样，科学家们便从20世纪70年代末开始了从亚细胞水平来探讨神经系统各种生命活动的机制。近年来，神经生物学在分子水平上的研究成果取得了广泛而深入的进展，这些都离不开电子显微镜技术的不断发展进步。

第二章　神经元胞体

神经元（neuron）即神经细胞（nerve cell），由胞体（soma）和突起（neurite）组成。其中细胞体（cell body）或胞体，即细胞的球形或多面体形主体部分，包括细胞核（nucleus）、核周体（perikaryon）及突起起始部位。胞体指细胞核和胞质；核周体仅指细胞核周围的胞质不包括突起发出的部位；神经元突起分为轴突和树突（**图 1-1**）。本章主要介绍神经元的胞体。神经元的胞体主要位于脑和脊髓的灰质及神经节内，其形态各异，常见的形态为星形、锥体形、梨形和圆球形状等。胞体大小不一，直径在 5 ~ 150μm 之间，是神经元的代谢和营养中心（**模式图 -1**）。

不同神经元胞体的大小有很大差别，人类神经系统中小神经元胞体直径可达 5 ~ 8μm，如小脑的颗粒细胞，而大神经元胞体直径可以超过 100μm，如大脑皮层 Betz 细胞。即使同一类型的神经元胞体大小也有很大差别，如人脊髓神经节中假单极神经元的胞体直径在 15 ~ 120μm。这种差异突出地体现在细胞的体积变化上，人小脑颗粒细胞的体积约 300μm^3，而大脑皮层 Betz 细胞的体积可达 20 万μm^3。在不同物种间神经元胞体的差异更大，如海兔的神经元胞体直径可达 1mm。一般的神经元胞体大小与其支配范围有关，另外神经元的大小也受到个体内分泌状态的影响。

借助电子显微技术及先进的染色方法人们已经对神经元胞体的超细结构有了较为清晰的认识。通常胞体的中央有一个大而圆的细胞核，核异染色质少，故着色浅，核

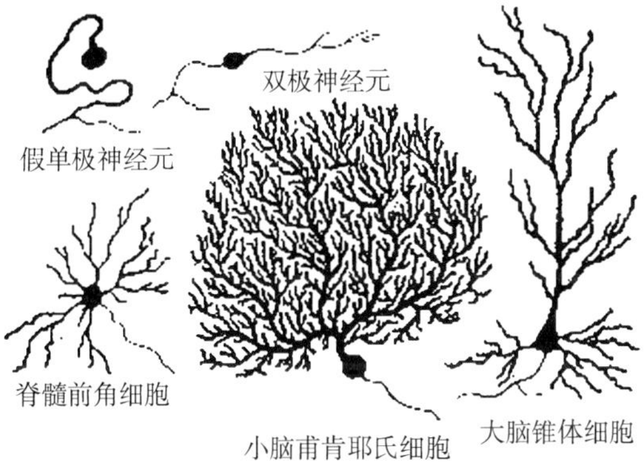

模式图 -1　各类神经元

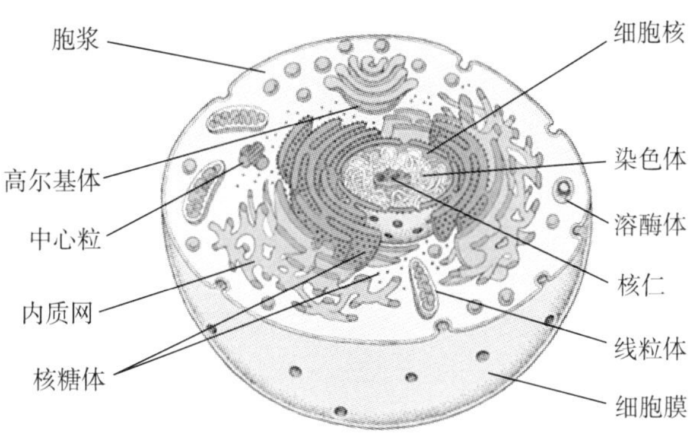

模式图 -2　细胞内主要结构

仁大而明显（**图2-1、图2-2**）。胞体的细胞质称核周体，含有较发达的粗面内质网、游离核糖体高尔基复合体、以及神经丝和微管等（**模式图－2**）。

第一节　细　胞　膜

神经元胞体胞膜和突起表面连续完整的细胞膜（plasma membrane），将神经元与外界分开，即神经元的胞膜（plasma membrane）或质膜（plasmalemma）。在胞体部分细胞膜具有典型的单位膜结构，脂质双分子层，具有极性的亲水端向外，疏水端向内，其中漂浮蛋白，或位于单层或穿越双层。脂质双分子层排列整齐，分子可以在层内移动。采用生物化学和X线衍射等方法，发现膜内含有脂肪、蛋白质、糖类和无机阳离子等。

一、细胞膜的分子结构

细胞膜之所以具有种种复杂而重要的生理功能，是与质膜中的蛋白质、脂类、糖类分子之间巧妙地相互作用，组成特定的结构有关。细胞膜中的各种化学成分是如何有机地结合在一起构成细胞膜的呢？迄今为止，已提出了多种不同的膜分子结构模型，其中最有代表性的模型是液态镶嵌模型。

图2-1　神经元（大脑皮质锥体细胞）

显示大脑皮质锥体细胞，胞内含有一圆形细胞核（Nuc），胞核内均匀分布着少量染色质，可见核仁（ncl）；胞质两端分别发出突起，左下方为轴丘（AH）；右上方为树突（Den）。树突的胞质内含有各种的细胞器等。在神经元旁边可见一星形胶质细胞（As）。成年大鼠大脑皮质 ×6000

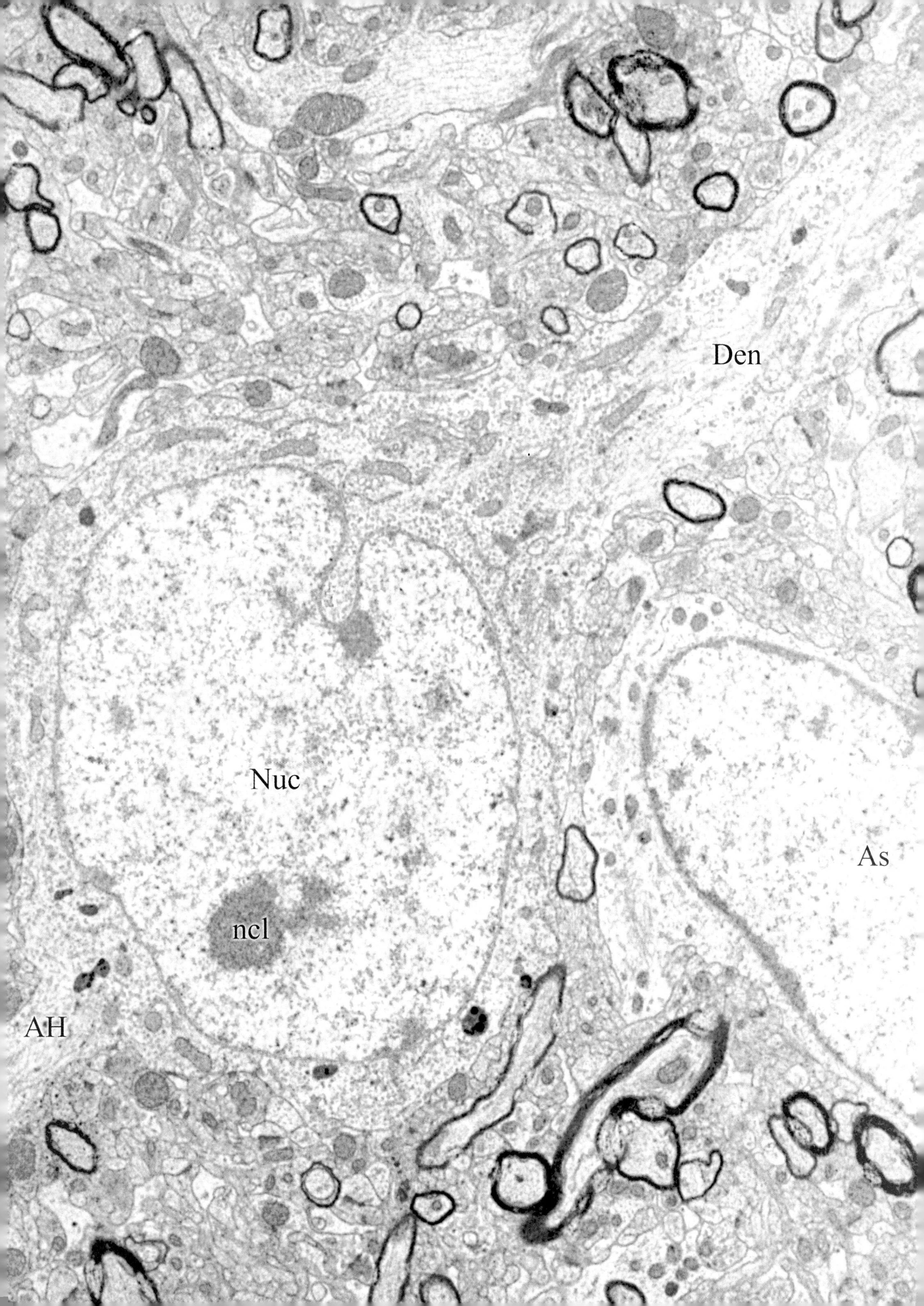
Den
Nuc
ncl
As
AH

1959 年，J D Robertson 用超薄切片电镜技术观察细胞膜时发现，细胞膜是由两暗一明三层式结构所组成，即两层致密的深色带，中间夹杂着一层疏松的浅色带，将这种三层结构形式作为一个单位，称为单位膜（unit membrane）。人中枢神经细胞膜可见明显的三层结构。细胞的膜相结构，就是在单位膜的基础上将整个细胞统一起来的。1972 年，S J Singer 和 G L Nicolson 提出液态镶嵌模型（fluid mosaic model），该模型认为：细胞膜是一种流动、可塑、嵌有蛋白质的脂类双分子层结构。其中脂类分子排成的脂质双分子层构成了膜的基本骨架，蛋白质分子以不同的方式镶嵌或联结于脂质双分子层上，膜的两侧结构是不对称的，膜脂和膜蛋白具有一定的流动性（**模式图 -3**）。

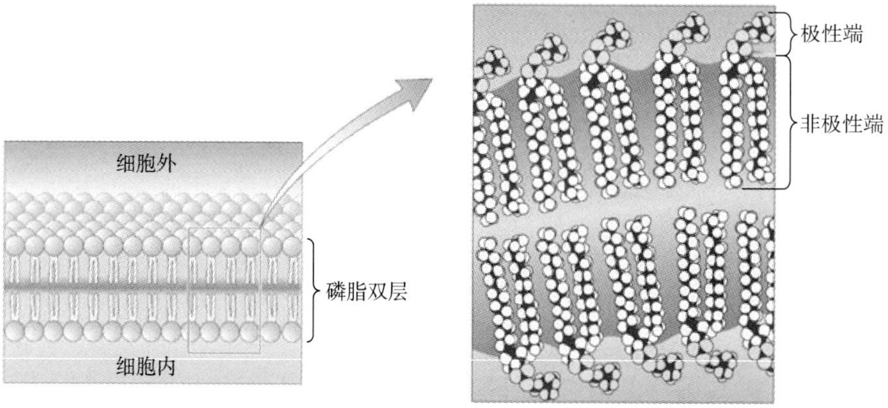

模式图 -3 细胞膜的磷脂双层结构

图 2-2 神经元（脊髓前角细胞元）

显示脊髓前角内两个神经元，图的右上方为一稍小的神经元，中央为细胞核（Nuc），核仁（ncl）明显，核内均匀分布着少量染色质，核周体内含有溶酶体（Ly）、线粒体（mit）等。在胞质的上部含有由核糖体与粗面内质网构成的大块尼氏体（NB），神经元的下部为一向下伸出的树突（Den）。在该细胞的左下方有一较大的神经元，细胞中央为一均匀分布着少量染色质的细胞核（Nuc），细胞质内含有核糖体与粗面内质网形成的尼氏体（NB）以及散在胞质中的溶酶体（Ly）和线粒体（mit）等，神经元左侧可见到伸出的树突（Den）。成年大鼠脊髓 ×2000

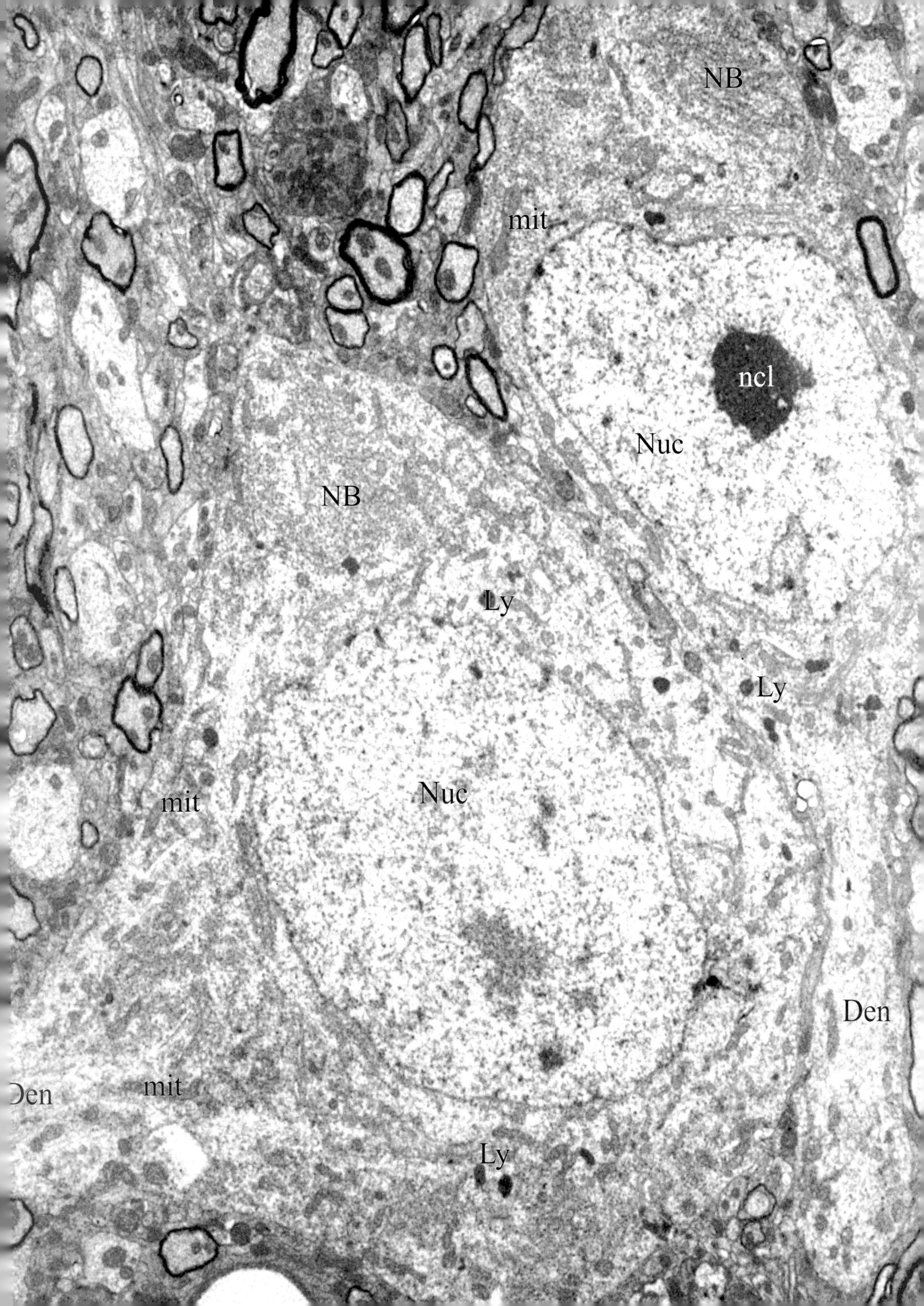
NB
mit
ncl
Nuc
NB
Ly
Ly
mit
Nuc
Den
Den
mit
Ly

液态镶嵌模型主要强调了膜的流动性和球形蛋白与脂质双分子层的镶嵌关系。目前已被普遍接受。该模型虽然可以解释许多膜中所发生的现象，但没有说明具有流动性的细胞膜在变化过程中怎样保持膜的相对完整和稳定性。为此，1975 年和 1977 年又有人分别提出了晶格镶嵌模型和板块镶嵌模型，对膜的流动性的分子基础作了补充。

晶格镶嵌模型认为，细胞膜中的脂类在可逆地进行无序（液态）和有序（晶态）的相变，膜蛋白对脂类分子的运动具有限制作用。镶嵌蛋白和其周围的脂类分子形成膜中晶态部分（晶格），而具有流动性的脂类呈小片的点状分布，因此膜脂的流动性是局部的，并非整个的脂类双分子层都在流动。这就比较合理地说明了生物膜具有流动性、相对完整性及稳定性的原因。

板块镶嵌模型认为，在流动的脂双层中存在许多大小不同、刚性较大的能独立移动的脂类板块（有序结构的板块），在这些有序结构的板块之间被流动的脂类区（无序结构的板块）分开，两者之间处于一种连续动态平衡之中，因而生物膜是由同时存在、又具有不同流动性的板块镶嵌而成的动态结构。

二、细胞膜的特性

由于膜成分的独特理化性状和膜的特定分子结构，使细胞膜具有两大特性，即不对称性和流动性。

1. 膜的不对称性（asymmetry）

细胞膜内外两层的结构和功能有很大差异，这种差异称膜的不对称性。各种膜结构中的蛋白质分布都存在着不对称性，如细胞膜的冷冻蚀刻示意图。膜沿脂质双层的疏水端断裂为两片，即 E 片和 P 片；EP 指 E 片的断裂面，PE 指 P 片的断裂面，ES 面和 PS 面分别指细胞膜的外侧面（细胞外基质）和内侧面（细胞内基质）。细胞膜的 EF 面比 PF 面上颗粒少得多。

分析各种生物膜内外两层脂类分子的化学组成表明，脂双层中的脂类分子分布是不对称的。以红细胞膜为例，含胆碱的磷脂，如磷脂酰胆碱大多分布于脂双层的外层，并将糖基暴露在细胞表面。扫描电镜下可以看到，细胞膜内侧的细胞质中存在微管和微丝。实验证明，它们与膜蛋白的分布和运动有密切关系。膜结构的不对称性保证了膜功能的方向性，使膜两侧具有不同的功能。如许多激素受体是接受细胞外信号的结构，则处于靶细胞的质膜外侧，而调节细胞内 Na^+、K^+浓度的 Na^+-K^+ ATP 酶结合位点位于膜内侧面。

2. 膜的流动性（fluidity）

是各种膜的一种基本特性，包括膜中脂类和蛋白质两类分子的运动性（mobility）。在生理状态下，膜脂双分子层处于液晶态（liquid crystal），它们既具有液态分子的流动性，又具有固态分子排列的有序性。温度降低，其会转变为晶态，温度上升又恢复液晶态，引起这种相变的温度称为相变温度。在相变温度以上，膜脂分子处于流动状态，并有以下几种主要运动方式：①侧向运动；②转动；③翻转运动；④左右摆动等。影响膜脂流动性的因素有多种，主要是受膜本身组分特性的影响，如脂肪酸链不饱和程度增高，膜的流动性就增大；增加脂肪酸链长度和胆固醇含量都会降低膜的流动性；卵磷脂比鞘磷脂含量多，对膜的流动有促进效果；嵌入蛋白越多，界面脂就愈多，膜的流动性就愈小。除此以外，温度、pH 、离子强度改变对膜的流动性都有不同程度的影响。

膜蛋白分子的运动一般可分为侧向扩散和旋转运动两种。膜蛋白的运动受脂分子、与其结合的糖分子细胞膜内面的细胞骨架和外周蛋白的影响。微管有固定膜蛋白位置的作用，微丝可引起膜蛋白运动。用细胞膜融合和间接免疫荧光方法可以证明膜蛋白的侧向扩散。融合前用红色和绿色荧光抗体分别标记人和小鼠的膜抗原（膜蛋白），然后使两种细胞融合，在荧光显微镜下观察人－小鼠杂交细胞表面抗原分布的变化。在刚融合时一半显示红色颗粒，一半显示绿色颗粒。培养40分钟后，两种颜色的荧光基本均匀分布。在生理状态时，膜蛋白保持一定的流动性是保证完成它的各项功能的重要条件。

三、神经元胞膜的功能

选择性通透作用：细胞膜不是单纯地起屏障和支架的作用，而是严格控制着物质的进出，具有选择性的通透作用。通透作用主要是通过被动扩散和主动运输来实现的。被动扩散形式虽多，但一般是指细胞及其周围物质由高浓度区域向低浓度区域的扩散而言，也就是顺浓度梯度扩散，扩散的速度主要取决于细胞膜两边物质的浓度梯度、溶质分子的大小、电荷的性质以及细胞代谢的状态。一般认为非电解质分子比带电粒子容易通过，脂溶性物质能直接通过脂质双分子层而扩散。气体和水分子较小，也容易通过。非脂溶性物质，如葡萄糖等虽也容易通过质膜，但必须有内在蛋白质的帮助，一定构型的蛋白质仅帮助一定种类的物质通过质膜。帮助离子透过的蛋白质称为离子通道。其他糖类和大的蛋白质分子则不可以通过。

物质代谢的调节作用：细胞内各种代谢活动都直接或间接与膜的结构有关，特别与内在蛋白质的关系更为密切。细胞膜是许多大分子物质合成的场所，并且也是中间代谢进行一些主要步骤的场所，在细胞的各种生化反应中，有嵌合在膜上的酶蛋白分子的参与。不同细胞之所以能对激素、药物和神经递质具有高度的选择性，就是因为细胞膜上具有许多能分别与这些物质进行特异性结合的蛋白质分子，这些蛋白质分子称受体。不同的受体具有不同的结构，接受不同的外界信号，就会引发细胞内部不同的变化。受体一般可分三部分：分辨部，由糖蛋白的糖链构成，朝向细胞外表，能特异性地结合外界的信号；转换部，当分辨部接受外来信号之后，转换部的蛋白构型发生变化，将信号传递给效应部；效应部是嵌在质膜脂质双分子层的蛋白质伸向胞质的部分。构成上述三部分的可以是一个蛋白质分子的不同亚单位，也可以是不同的蛋白质分子，但是效应部的蛋白质要具有酶活性，当外界信号传递给效应部时，它的构型发生变化，并使细胞内产生一系列的效应。

具有抗原性的作用：一种动物细胞膜上的蛋白质、多糖和脂类可作为另一种动物细胞的抗原，促使后者产生相应的抗体。同时，同种动物不同个体的细胞膜也可以互为抗原，促使各自分别产生相应的抗体。这就是通常所称的组织相容性抗原（histocompatibilty antigen），它在移植免疫学上有重要意义。甚至处于不同发育阶段的同类细胞，也可产生不同的膜抗原。应用免疫电镜技术，能够确定各种膜抗原的存在及其分布状况，因此，膜抗原也可作为识别细胞的表面标志，例如分辨 T 淋巴细胞和 B 淋巴细胞时，主要是依靠二者细胞膜上的抗原作为标志。当细胞发生功能障碍或恶变时，细胞表面膜抗原发生变化，恶变细胞与周围细胞的连接减弱，可能转移到身体的其他部位，并发生恶性增殖。

神经元的细胞膜是可兴奋膜（excitable membrane），因此兴奋性是神经元胞膜特有的功能特征，它在接受刺激、传播神经冲动和信息处理中起重要作用。通常是神经元的树突膜和胞体膜接受刺激或信息，轴突膜（轴膜）传导神经冲动。神经元细胞膜的性质决定于膜蛋白的种类、数量、结构和功能。其中有些膜蛋白是离子通道（ionic channel），按所通过的离子分别命名为钠通道、钾通道或钙通道等；还有一些膜蛋白是受体（receptor），可与相应的化学物质（神经递质）结合，使离子通道开放，这是神经系统完成兴奋与抑制等功能的物质基础。并非所有的神经递质都会使离子通道开放，有些如多巴胺、去甲肾上腺素、组胺，和各种肽通过第二信使作用，这些物质与受体蛋白结合激活第二信使，如 G-蛋白偶联受体，再通过它调节跨膜通道的开关。

另外，细胞表面区域的范围是神经元的显著特征之一。它有利于神经元与其环境之间的信息交换，并允许神经元之间建立大量的联系。轴突和树突是扩大神经元表面区域的贡献者，胞体仅占整个神经元表面积的一小部分。但对于不具有树突的特别神经元，细胞体表面积可以借细小的突起增加，如脊椎动物脊神经节神经元的胞体具有许多细小突起，长度 0.3 ~ 3μm，横切面直径平均 0.2μm。在猫和兔，这些突起可占胞体表面积的 40%。

第二节　细　胞　核

细胞核（nucleus）早在1674年就被发现，但直到19世纪30年代才定为现名。除了少数几种高度特化的细胞如红细胞和血小板等之外，真核细胞都具有明显的细胞核。它的主要化学成分是核酸（DNA和RNA）、蛋白质、少量糖类、脂肪、水分和无机盐。核酸与蛋白质相结合形成核蛋白形式而存在。细胞核内蕴藏着大量遗传信息，控制细胞的代谢、生长、分化和繁殖。没有核的细胞，胞质的蛋白质合成就停止，增殖也不能进行，细胞本身也存活不久。细胞核的大小、形状和分布与细胞的大小和形状密切相关，核占细胞质的1/4～1/3，大多呈球形、卵圆形、马蹄形，也有呈杆状和分叶状的。大多数的细胞只有一个核，有的细胞有双核，少数几种细胞有多核。

神经元通常只有一个核，少数具有2个或更多核。细胞核多位于神经细胞体中央，圆形或椭圆形，体积较大，在较小的神经元可以占据胞体的大部分。因为多数神经元在生后不久就不再分裂，所以神经元的胞核为间期核，异染色质少，常染色质多，异染色质多位于核膜内侧，常染色质散在于核的中部，故着色浅。核仁1～2个，大而明显。核表面的褶皱和折叠通常由嗜碱性的胞质充填，类似尼氏质。神经元的核质较松散，具有较高的蛋白合成能力（**图2-1**、**图2-2**）。

一、核膜

核膜（nuclear membrane）：是胞质中膜系统的一部分，是多孔性双层单位膜，每层厚度约7nm，两者之间由狭窄的腔隙隔开。从总体来看核膜是一个环绕核质的扁平囊，并可以看作是内质网的一个特殊部分，它的作用是将核质和胞质分开，对两者间的物质交换有选择作用。在切面上可见到双层并列的单位膜——核内膜和核外膜，两膜间的间隙称为核周池；两膜有间隙的融合处是核孔。核膜不仅使核质与胞质分开，而且也是物质交换的通道和蛋白质合成的场所之一（**模式图-4**）。

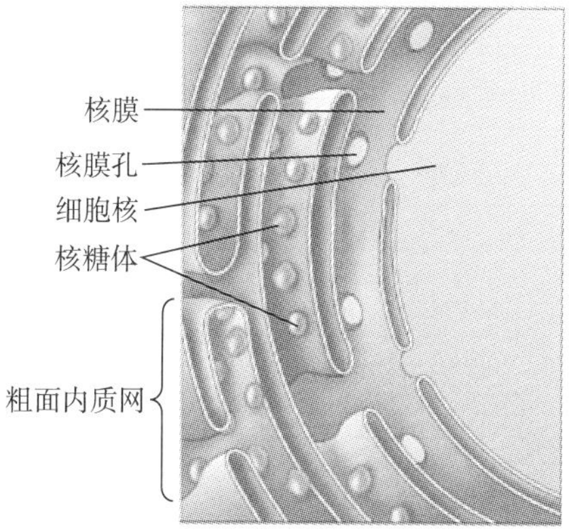

模式图-4　核膜孔及粗面内质网

核内膜厚约0.008μm，表面无核糖体附着，在核质面上附着电子致密的纤维板，但不附着在核孔上。纤维板是由0.003～0.005μm微丝构成，其厚度随固定剂种类不同有所变化，戊二醛-锇酸双固定的较锇酸单固定的稍厚，平均厚度为0.025μm，它的主要化学成分是分子量为62000～69000的多肽物质。纤维板不仅能支撑核内膜使之少受胞质运动的影响，而且与核内外的物质交换和酶代谢有关，也可能具有传递信息和运送核糖体成分的功能。

核外膜类似粗面内质网。膜的厚度小于0.008μm，略薄于内膜，胞质面有核糖体附着，能合成蛋白质。采用免疫电镜技术，发现细胞合成的抗体蛋白质首先出现的核外膜。核外膜常与内质网相连，使核周池与内质网池直接沟通。由此可见，细胞内的膜系统是一个统一的管道系统，有利于细胞内物质的输送和交换。

核膜的作用除了将核质和胞质分开，还对两者间的物质交换有选择作用。核膜上有核孔，孔径约90nm，当他们紧密排列时中心间隔150nm，大致六边形分布，两层膜在核孔处融合，是核内外物质交换的通道，在这里有特殊的蛋白结构，对于通过的物质有选择作用。核孔的分布并不规则，通常在大神经元核表面分布较密集（**图2-3**、**图2-4**）（很多大细胞如普肯耶、锥体细胞等通常可以见到核膜上密集分布核孔的区域，这些核孔在核膜陷入并且外部有尼氏质聚集的部位特别密集，原因不明），而小神经元上核孔较少甚至缺如。核膜内侧都有一薄层纤维板，由核纤层蛋白组成，厚度不一，这层纤维的作用是用来支撑核膜，并提供染色质的附着位点。

图2-3 冷冻蚀刻方法显示核膜孔

上图显示大脑皮质神经细胞核的核膜E面，核膜（Nev）上可见一些圆形凹凸（箭头所示）的核膜孔（Nep）。成年大鼠大脑皮质×8000

下图显示神经细胞核的核膜P面，核膜（Nev）及上面分布着一些圆形凹凸（箭头）的核膜孔（Nep）；细胞核周边胞质内可见线粒体（mit）及溶酶体（Ly）。成年大鼠大脑皮质×10000

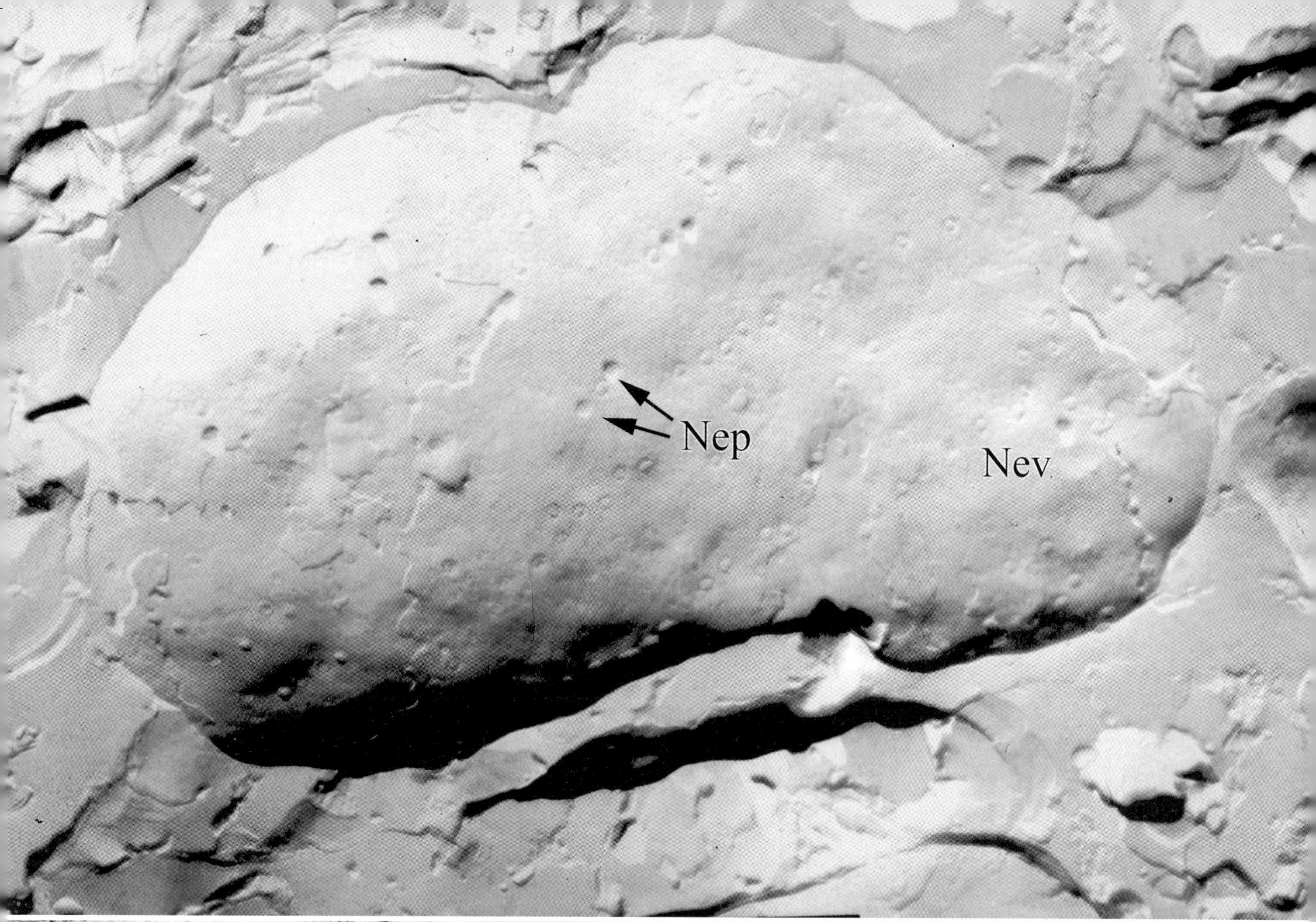
Nep
Nev

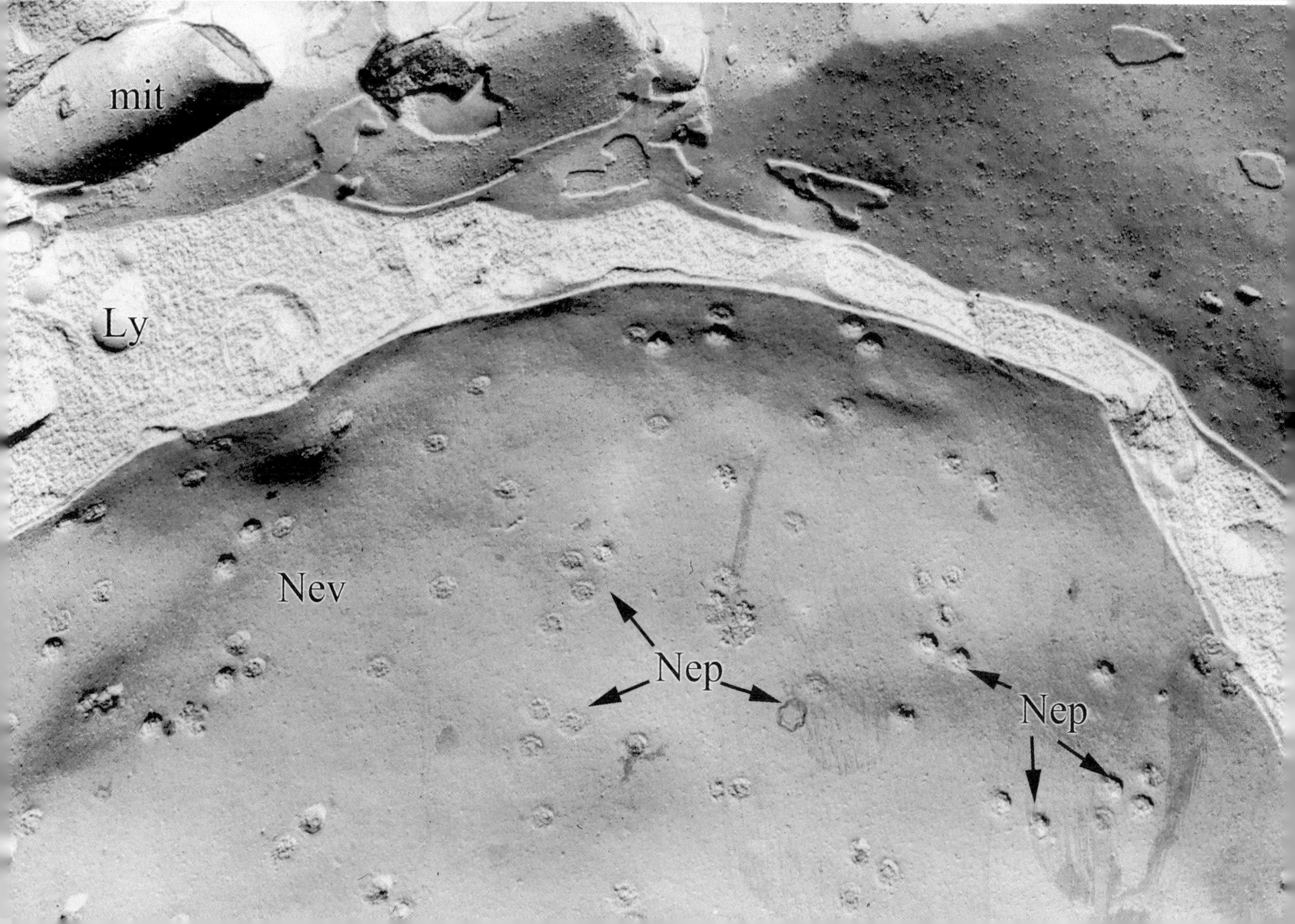
mit
Ly
Nev
Nep
Nep

二、核仁（nucleolus）

一般胞核中有1～2个核仁，可被碱性染料深染，电镜下是匀质的球形小体，没有膜包裹，由致密度低而排列密集的细丝和颗粒构成。颗粒直径15～20nm，细丝直径约5nm（图2-1、图2-2）。

神经元的核仁通常包括两部分：颗粒部，由颗粒和纤维组成；纤维部，主要含浓集的纤维，少量颗粒，镜下为较暗区域。多数体细胞中颗粒部包绕纤维部，但在神经元中两者混合分布。核仁是rRNA合成、加工和核糖体亚单位的装配场所。神经元核仁组装区位于纤维部，在大神经元，如普肯耶细胞、锥体细胞、核仁组装区都位于中间的核仁内，而小神经元中，如颗粒细胞，核仁呈块状，分散在外围的异染色质团中，因此核仁组装区也位于中央和外周的异染色质团中。颗粒部和纤维部间隔为较亮的带，含有核质和其中的纤维和染色质纽。这些区域在神经元核中通常很小，有时核仁呈空泡状，这一区域较为明显，称为染色体部，即核仁中的第三部分。

图2-4 神经细胞核膜及核膜孔

上图显示脊髓前角神经细胞核（Nuc）的双层核膜及核膜孔（箭头）；细胞胞质中的高尔基复合体（G）；粗面内质网（ER）；线粒体（mit）及溶酶体（Ly）。下图显示核膜的双层结构及核膜孔（箭头所示）及核周池（*）。成年大鼠脊髓 ×22000

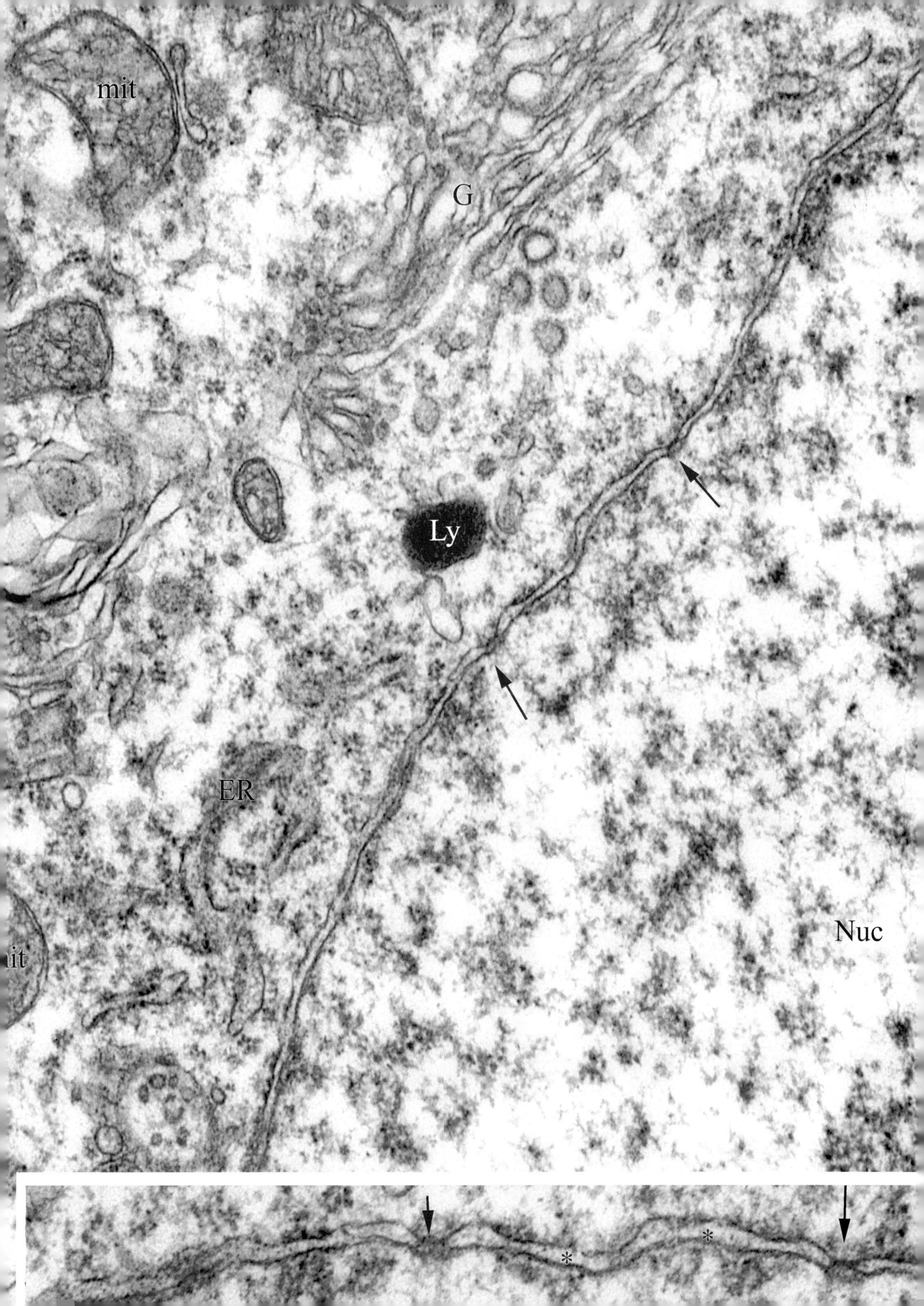
mit
G
Ly
ER
it
Nuc

三、染色质

染色质（chromatin）的主要化学成分为核酸与蛋白质结合而成的核蛋白（nucleoprotein），占核的绝大部分。哺乳类动物细胞的染色质含 DNA 15%～20%，蛋白质（包括组蛋白和非组蛋白）66%～74%，RNA10%～14%，三者的含量以 DNA 最为恒定，其分布状态与染色质的形态和功能密切相关（**图 2-1、图 2-2 和图 2-5**）。根据染色质卷曲和聚集的程度及其在合成或代谢中所起的作用，可将染色质分为常染色质和异染色质。异染色质（heterochromatin）是由染色质细丝卷曲缠绕而形成大小不等的颗粒和团块，电子密度大，外无膜包囊。它们多聚集在核周围，但核孔附近却无聚集。异染色质按其分布可分为三种：①分布于核周的称为周围染色质（peripheral chromatin），它紧靠在核内膜上，大小不一，厚薄不均。②部分与核仁相结合，有时围绕核仁成一个电子致密的外壳，称为核仁相随染色质（nucleolus-associated chromatin）。③散在分布于核液中的一些大小不等的异染色质团块称为分散染色质。

图 2-5 颗粒细胞（小脑皮层）

显示小脑颗粒细胞，在通常情况下它们是紧密排列在一起的，并且相邻细胞的细胞膜多是呈紧密相连在一起（箭头）。此类神经元显示细胞核（Nuc）几乎占据了细胞大部分区域。核内分布着大块的染色质（Chr）。成年大鼠小脑皮质 ×6000

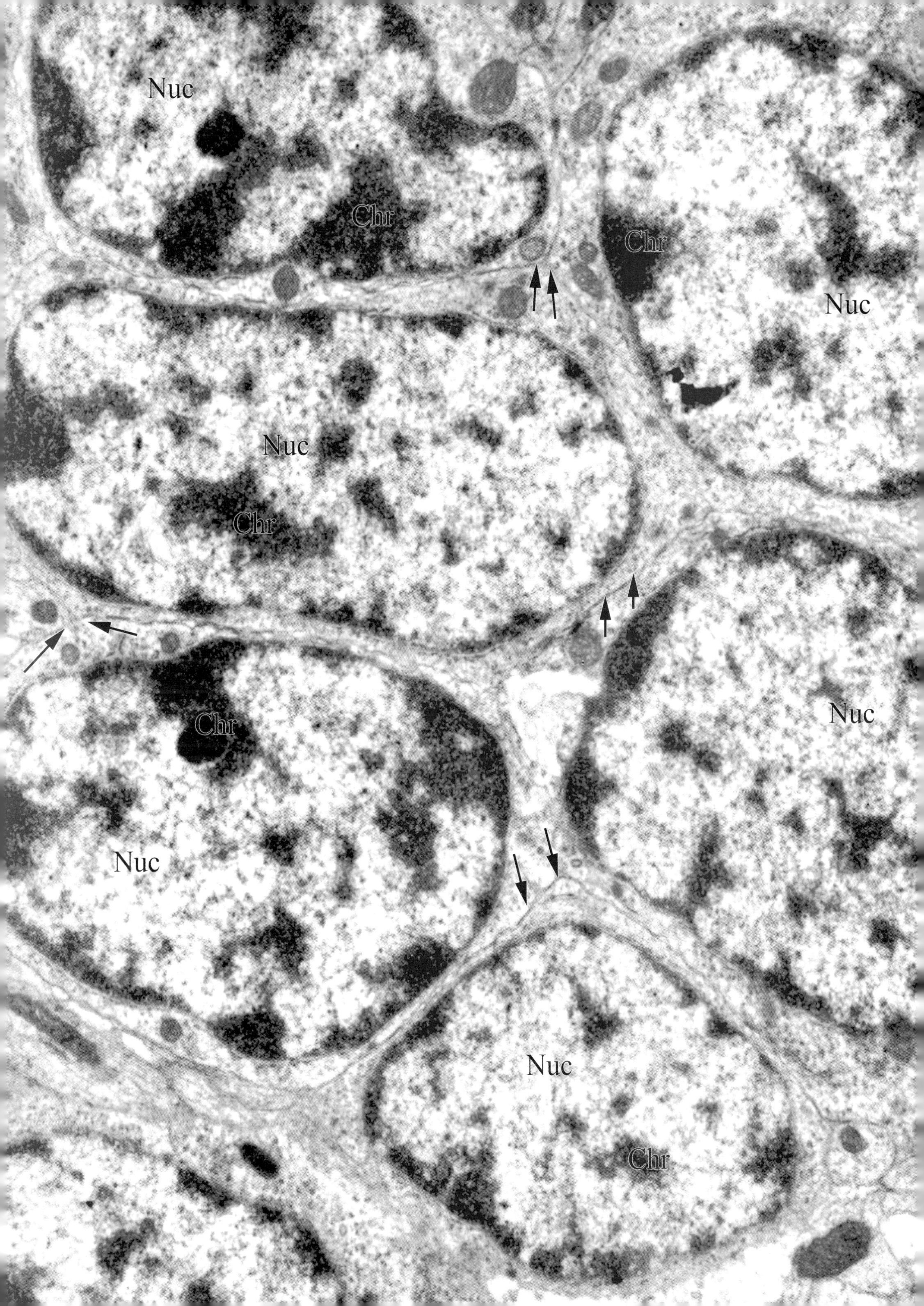
Nuc
Chr
Chr
Nuc
Nuc
Chr
Chr
Nuc
Nuc
Nuc
Chr

神经元的核是静止的核，多数染色质处于伸展状态，在小神经元中观察到，染色质由均匀的直径20nm的细丝组成，它们由一个或更多、更细的纤维围绕中心较低密度的区域盘绕形成螺旋，这种螺旋丝缠绕成不规则的团，有时切片中见到围绕核膜的细颗粒就是这些细丝的截面影像。在大神经元中这些螺旋丝似乎散在于整个细胞核内，通常只在位于核仁附近区域聚集成团，仅有一薄层染色质聚集在核膜下，有时很难辨认甚至缺失，因此大神经元核呈现囊状形态。在小神经元核中，如小脑颗粒细胞染色质的聚集很明显。螺旋丝不均匀的散布在细胞核中，与大量细而弯曲的纤维混合，还有20~25nm直径的致密颗粒，它们独立存在或聚集成簇、成排，像是核糖体。更为致密的颗粒——染色质旁颗粒随处可见。纤维和各种颗粒聚集形成了核内的染色质斑块。

四、核内涵物

核内涵物（nuclear inclusions）：神经元胞核中主要的内涵物有两种——杆状体（rods，interanuclear rods）和纤维片（sheets，sheets of filaments），它们都是由7nm厚度的纤维束堆积而成，可能与胞核中的微管相连，多见于感觉相关神经元，数量的变化可能与神经元的功能活动相关，但是它们并非神经元特有，在室管膜细胞、神经胶质细胞、内皮细胞、胰腺细胞、胃黏膜中都有出现。

五、核周池

核周池（perinuclear cisterna）是指内外两核膜之间的间隙，宽0.002~0.005μm，常因细胞种类的不同而有很大差异，即使同种细胞也常因功能的不同而有明显差别（图2-4）。核周池常与内质网池相通，偶见与高尔基复合体或线粒体内腔相通。功能旺盛的细胞，核周池常含有大量合成的蛋白类物质。小分子物质和离子可以自由通过核膜，而核内合成的大分子物质必须通过核孔才能移至胞质。目前对核孔的活动机制尚不十分清楚。

六、核周体

核周体（perikaryon）仅指细胞核周围的胞质，不包括突起发出的部位，这一名称是神经元特有的。神经元的胞体中有特征性的尼氏质以及其他细胞器和包涵体。

第三节　核　糖　体

除了极少数细胞如成熟的红细胞、精子细胞等外，几乎所有的细胞都含有核糖体（ribosome）。核糖体常成群地或单个地散在于胞质中，或附着在某些膜上，是许多细胞胞质具有强嗜碱性的物质基础。没有核糖体存在的细胞便不能合成蛋白质。丧失合成蛋白质能力的细胞，其生命周期都是比较短暂的。在电镜下，核糖体是没有包膜的电子致密小颗粒，略呈圆形或椭圆形，直径在0.015～0.025μm。哺乳类动物的细胞中（图2-6），核糖体的沉降系数为80S，分子量约500万。在电镜下，核糖体不仅单个散在，而且常成群呈丛状或螺旋状存在。散在于胞质中的核糖体称为游离型核糖体（free ribosome），附着于内质网膜表面的称为结合型核糖体（bound ribosome），这两类核糖体都可以与一根长300～600nm的信使核糖核酸（mRNA）相结合，构成多聚核糖体（polyribosomes）（模式图-5）。

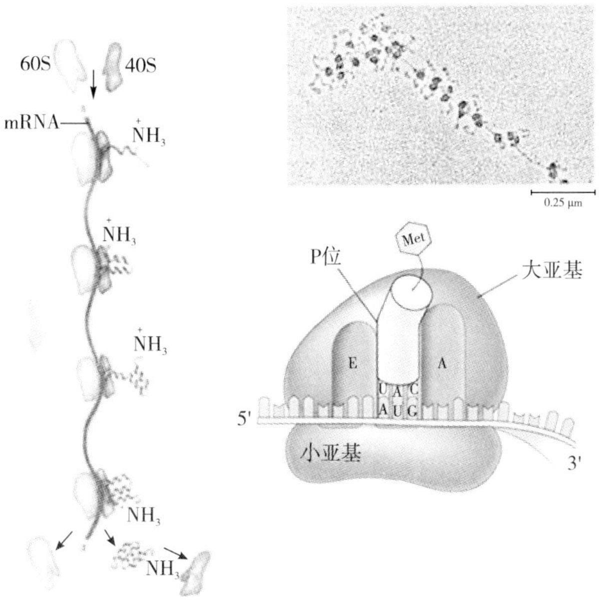

模式图-5 核糖体结构

核糖体的主要化学成分是核糖核酸（ribonucleic acid，RNA）和蛋白质。构成核糖体的核糖核酸称为核糖体核糖核酸（ribosomal RNA，rRNA），其分子量较大，约占细胞内RNA总量的75%以上。它与蛋白质结合成为核糖体，所以实际上核糖体颗粒是一个核蛋白颗粒。核蛋白颗粒中rRNA和蛋白质的含量大致相等，但二者在蛋白质的合成过程中所起的作用不同。rRNA使信息核糖核酸（mRNA）和转移核糖核酸（tRNA）相互作用稳定；而核蛋白颗粒上的蛋白质则提供蛋白质合成过程中所必需的酶。目前研究表明rRNA是在核仁内合成的。

第四节　内　质　网

内质网（endoplasmic reticulum）是广泛分布于多种细胞胞质内的膜性管状或囊状细胞器。早在1954年，Porter就用电镜对它进行了观察。除了红细胞等几种细胞之外的所有细胞均有内质网。各种细胞因种类和功能的不同，其内质网的数量、排列和分布位置各异。内质网不仅与核膜和质膜内褶部分相连，而且与高尔基复合体紧密相关，成为细胞内输送物质的重要渠道，也是膜更新的重要方式。

构成内质网的单位膜较质膜薄，厚约0.006μm，常与各种酶（例如葡萄糖-6-磷酸酶、Mg^{2+}激活ATP酶和其他一些脱氢酶等）相结合。内质网以其膜的外表面是否有核糖体附着可分为粗面内质网和滑面内质网两类。二者在结构上虽有联系，但其功能则不相同：前者主要为蛋白质合成场所，后者则与甾体类激素的生成等功能有关。

一、粗面内质网（rough endoplasmic reticulum）

在切面上，粗面内质网是由厚约60Å的膜所构成的长形小管或扁平囊泡，其略为膨大的末端称为池。膜的外表面附有直径为150～250Å的电子致密的核糖体。核糖体可以单个附着，也可以多聚核糖体形式存在。在切面上，可见核糖体排列疏密不一，排列形状也多样，大多呈丛状、螺旋状或长条状（**图2-8和图2-9**）。核糖体以其大亚基附着在内质网的表面上，大、小亚基间的结合线与内质网膜相平行。当细胞在进行蛋白质合成时，原来存在于糙面内质网膜中的受体蛋白分子因mRNA中特定密码顺序的作用，向某一特定位置移动，围成一个小孔，并与大亚基的中央管相吻合。这样，新合成的多肽链能通过中央管和小孔释放入内质网池，并进一步卷曲和折叠，成为具有一定空间构型的蛋白质分子。多肽链一经释放，核糖体随即解聚，由受体蛋白围成的小孔也就消失，受体蛋白又分散成膜蛋白成分。

图2-6　普肯耶细胞

显示小脑普肯耶细胞胞质内含有丰富的细胞器，如高尔基复合体（G）、粗面内质网（ER）、线粒体（mit），并可见到由单位膜包绕多个小泡形成的多泡体（mvb）及大量的游离核糖体（r）。成年大鼠小脑皮质×20000

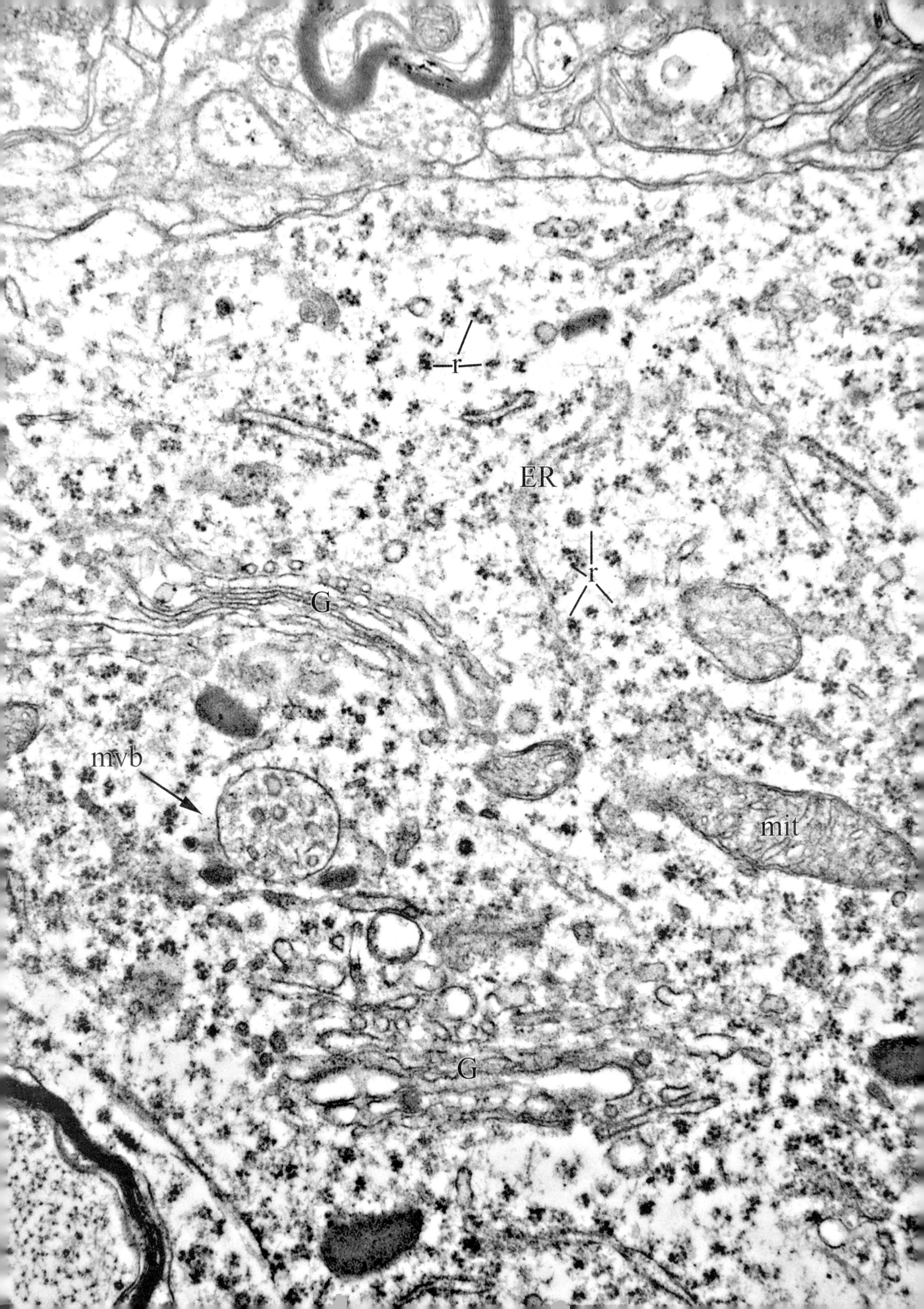
r
ER
r
G
mvb
mit
G

蛋白质合成主要在多聚核糖体上进行，游离型多聚核糖体仅合成细胞自身所需的蛋白质，如中幼红细胞含有丰富的游离型多聚核糖体，只有少量粗面内质网，仍能合成大量血红蛋白。但是在合成外输性蛋白质如各种酶原、黏蛋白、抗体以及肽类激素等的细胞中，粗面内质网对新合成的蛋白质起着储存、运输和分隔的作用，所以在这类细胞的胞质中，有着大量密集平行排列的粗面内质网。储存在粗面内质网池的内容物因种类不同和数量增加，可逐渐由中等电子密度的均匀絮状物变成致密团块状，同时，内质网池本身也随之膨大，并芽生出表面光滑的小泡。当这些小泡与内质网池分离之后，便成为转移小泡，把新合成的蛋白质输送到高尔基复合体，进一步加工浓缩，成为各种分泌颗粒，然后向细胞外释放。在某些情况下，结合型多聚核糖体也能合成少量细胞结构蛋白，如脂蛋白和水解酶等，粗面内质网也以类似方式把它们进行分隔、储存。但是，这些物质经高尔基复合体加工后，并不向细胞外释放，而是贮存在胞质中，如初级溶酶体就是一例。

图 2-7 前角运动神经元

显示脊髓前角运动神经元中央有一大而圆的细胞核（Nuc），核内均匀分布着少量染色质。细胞质内充满着大小不一由核糖体和粗面内质网形成的片状尼氏体（NB）。成年大鼠脊髓 ×4000

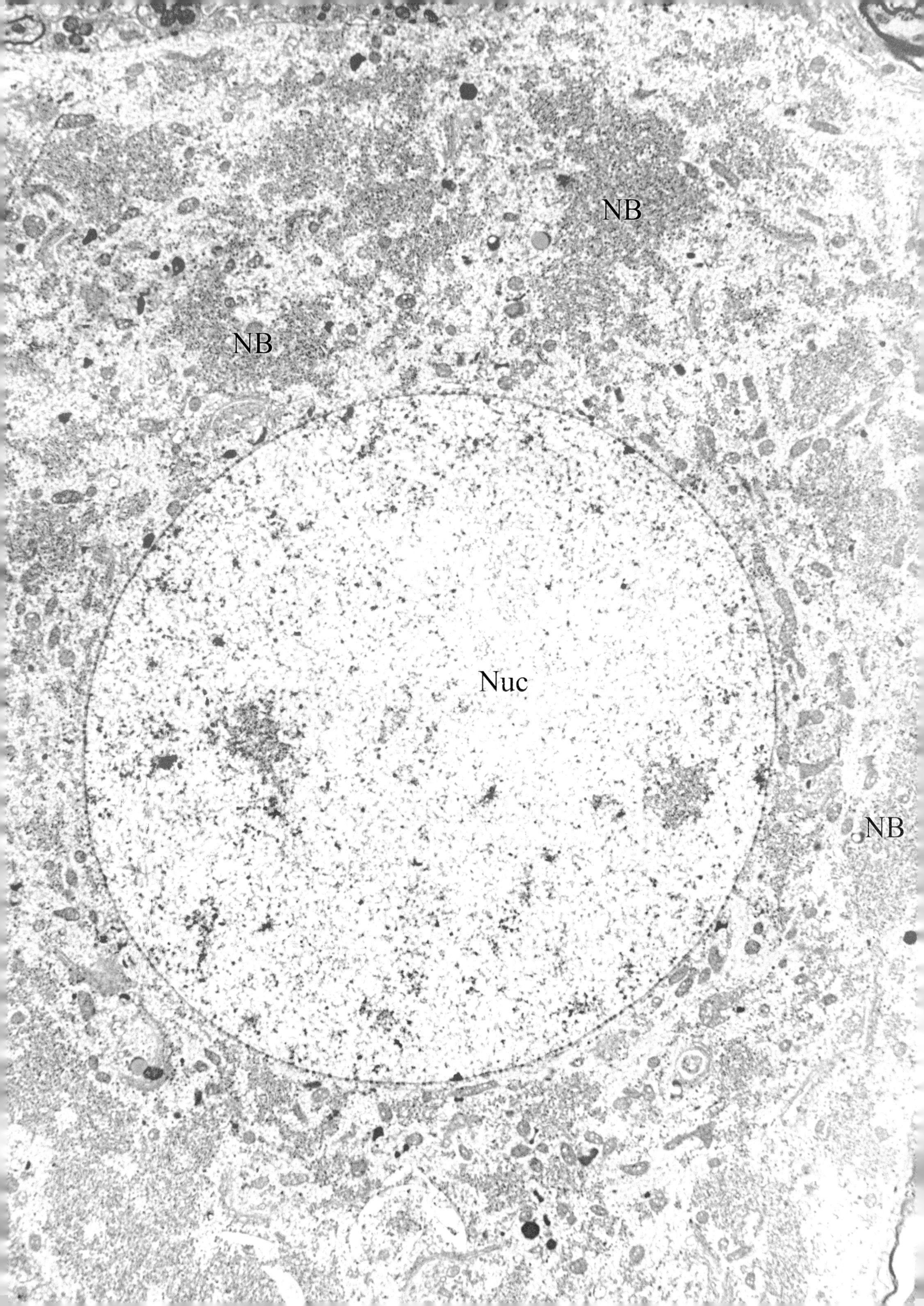
NB
NB
Nuc
NB

尼氏质（Nissl substance）在光镜下通过碱性染料如甲苯胺蓝、硫堇、焦油紫、亚甲蓝可以显示神经元中存在一种密集的嗜碱性成分，通常呈深蓝色块状，在电镜下可见他们由许多发达的平行排列的粗面内质网及其间的游离核糖体组成，这种神经元特有的成分即是尼氏质。这些嗜碱性物质聚集形成的较小或中等大小的斑块状或颗粒状结构即**尼氏体**（Nissl body）**（图2-7和图2-8）**。尼氏质分布在核周体和树突内，而轴突起始段的轴丘和轴突内均无。依神经元的类型和不同生理状态，尼氏体的数量、形状和分布也有所差别。在脊髓和脑干的大运动神经元中极为明显，光镜下呈大块分离的菱形尼氏质；在脊神经节神经元的胞质内，尼氏体呈颗粒状，散在分布。一些感觉神经节的神经元细胞中尼氏质呈小的颗粒状，在较小的节细胞中尼氏质呈沙粒状弥散在胞质中，而较大的节细胞中尼氏质形成小颗粒聚集在核周体的外围，多数中枢神经元尼氏质的形态介于两者之间。当神经元损伤或中毒时均能引起尼氏体溶解，乃至消失。若损伤恢复，尼氏体又可恢复。

图2-8 神经元中尼氏体

示脊髓前角运动神经元图的右下方为细胞核（Nuc），胞核内均匀分布着少量染色质，细胞质内含有各种细胞器，如高尔基复合体（G）；由粗面内质网（ER）和核糖体形成的片状尼氏体（NB）；溶酶体（Ly）；脂褐素（Lf）；线粒体（mit）等。成年大鼠脊髓 ×8000

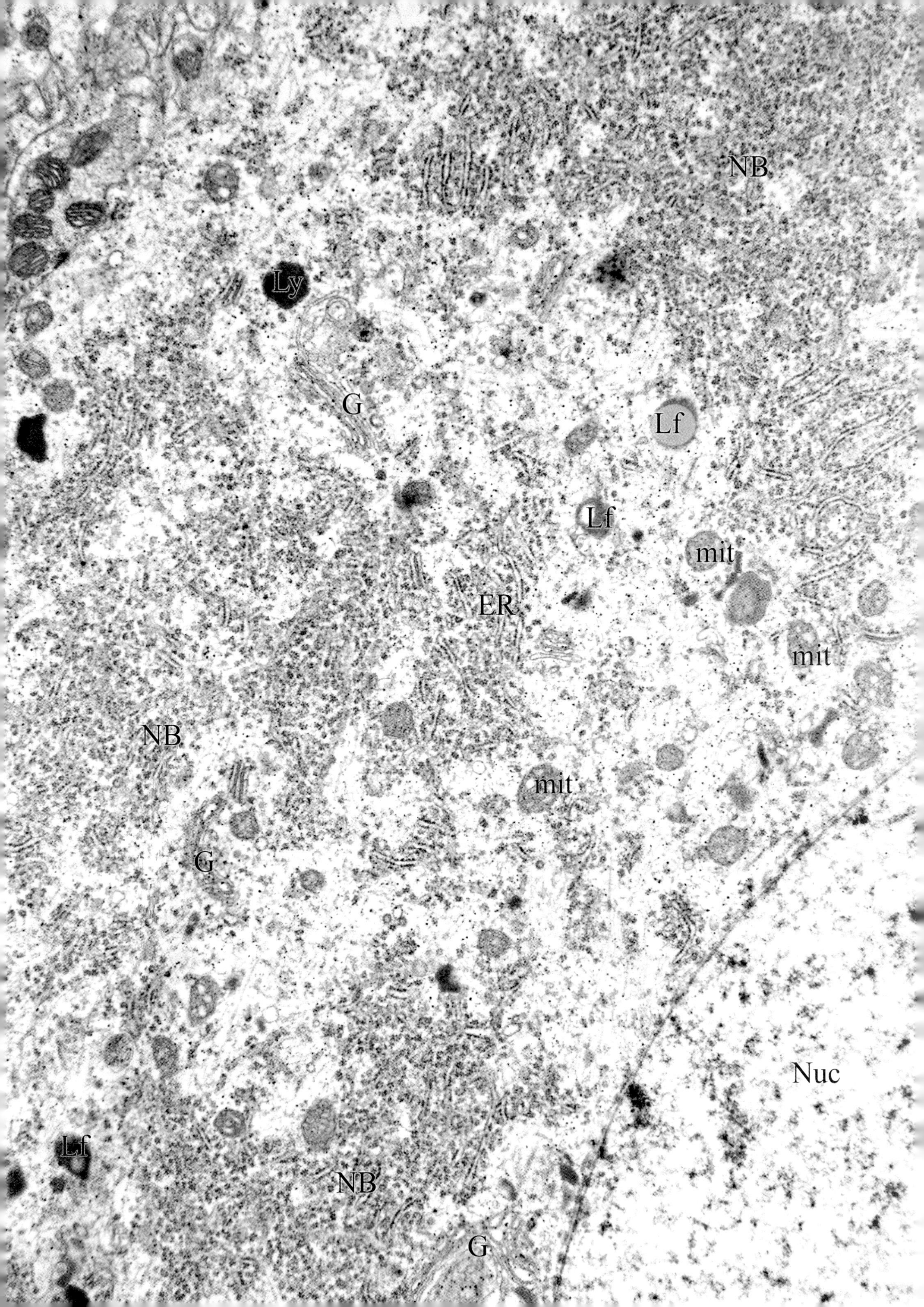
NB
Ly
G
Lf
Lf
mit
ER
mit
NB
mit
G
Nuc
Lf
NB
G

尼氏质没有明显的边界，是胞质中内质网的一部分，在电镜下尼氏质是呈平行排列的粗面内质网囊，囊腔间的联系多见，相邻囊腔间隔0. 2 ~ 0. 5μm，这些囊附近布满游离核糖体，他们多聚集成花环状、螺旋状或束状，他们并不附着在内质网上，而是游离在内质网周围的胞质中，明显区别于非神经元细胞。即使是在具有大而典型尼氏体的核周体中，多数的核糖体都是聚集成玫瑰花环游离在内质网池之间，而不是附着在内质网表面（**图2-9**）。这种特殊的结构可能与神经元合成蛋白的特殊功能相关。在神经元，超过98%的突触末梢蛋白通过快速轴浆流来源于核周质，一个大的核周体每天更新其蛋白的1/3，速度惊人。尼氏质是神经元中蛋白质合成的主要场所，神经活动所需的大量蛋白质主要在尼氏体合成，再流向核内、线粒体和高尔基复合体。

图2-9　普肯耶细胞内粗面内质网

示小脑普肯耶细胞内粗面内质网（ER），在内质网的表面及四周充满着大量的核糖体（r），除此之外还可见到线粒体（mit）及溶酶体（Ly）。图的右下方为轴突终末（At）。成年大鼠小脑皮质 ×22000

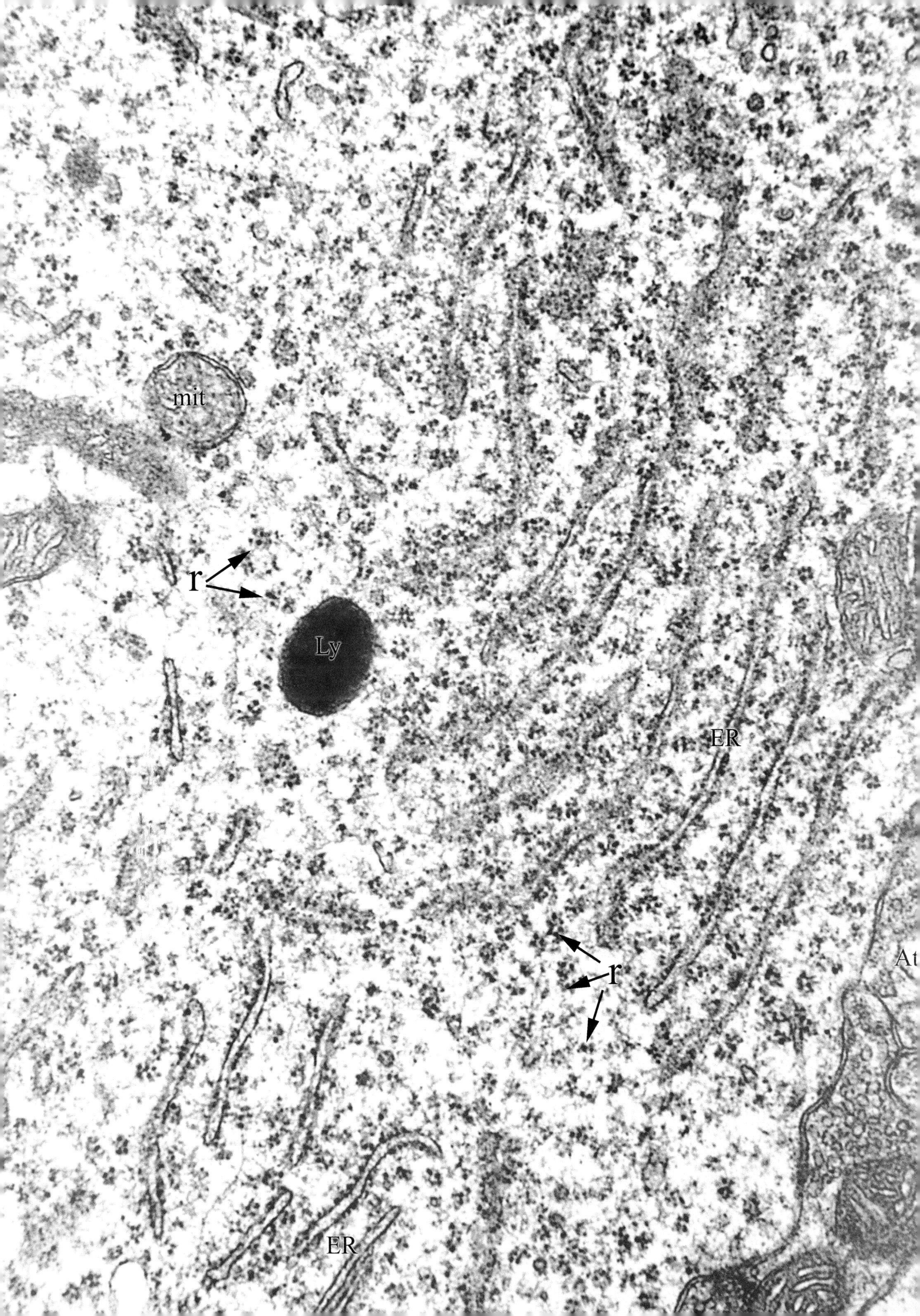

mit
r
Ly
ER
r
At
ER

二、滑面内质网（agranular reticulum）

滑面内质网为许多互相通连、迂曲的膜管，在切片上常呈小泡状或短管状，长管状较少见。膜厚度小于0.006μm，表面并无核糖体颗粒附着。大多数细胞的滑面内质网虽其形态十分相似，但其化学组成、结合的酶系统和大分子结构都有差异，因而功能也不同。粗面内质网和滑面内质网在细胞代谢过程中的全部作用还未完全了解，但已知二者可以相互连续，并与细胞内其他膜系统一起共同组成细胞内动态膜系统，将细胞内部分隔成各个特殊区域，使细胞的各种代谢过程得以在特定的环境内高效率地进行。由于细胞的功能不同，有的细胞的胞质以粗面内质网为多，如浆细胞和酶原细胞等。有的细胞则以滑面内质网为多，如黄体细胞和睾丸间质细胞等。另一些细胞，如肝细胞，则两种内质网都较多。神经元内也含有大量的滑面内质网。例如，在普肯耶细胞中他们占据了小尼氏体之间的区域，使电镜下呈现出不同于光镜染色的密集胞质影像（图2-10）。在大神经元和锥体细胞的核周体，他们成为弥漫的膜网络，在突起的基部尤为明显，在此部位尼氏体逐渐消失。

神经元内的滑面内质网包括不规则的分支和融合的管状和池状结构。有的池宽大有窗孔，微管从孔中穿过。滑面内质网延伸到树突和轴突，在那里他们被挤成细的分枝管状，沿纵轴方向蜿蜒。在某些类型的细胞，内质网池分布于突起的全长，如小脑蓝状细胞的粗大轴突中。内质网的存在并不影响轴浆流，因为神经丝、微管、线粒体和基质都可以从网孔中通过。在神经元滑面内质网可以伸展成扁平宽大多孔的囊，位于胞膜下60nm左右，沿包膜平行分布，与胞质中内质网连续，这个结构又称膜下池（hypolemmal cisterna），在神经元中普遍存在，在普肯耶细胞中最为典型，形成细胞膜下第二层膜界限，伸入包括轴突、树突的所有胞体结构。在有些细胞一种面下池（subsurface cisternae）的结构可以在胞膜下10nm间隔紧贴胞膜分布，并且与线粒体相邻形成复合体。

图2-10 细胞内质网及高尔基复合体

示小脑普肯耶细胞胞质内可见到大量的粗面内质网（ER），在其表面及四周充满着大量的核糖体（r）；除此之外胞质内还可见到线粒体（mit）及溶酶体（Ly）。图的右下方为轴突终末（At）。成年大鼠小脑皮质 ×18000

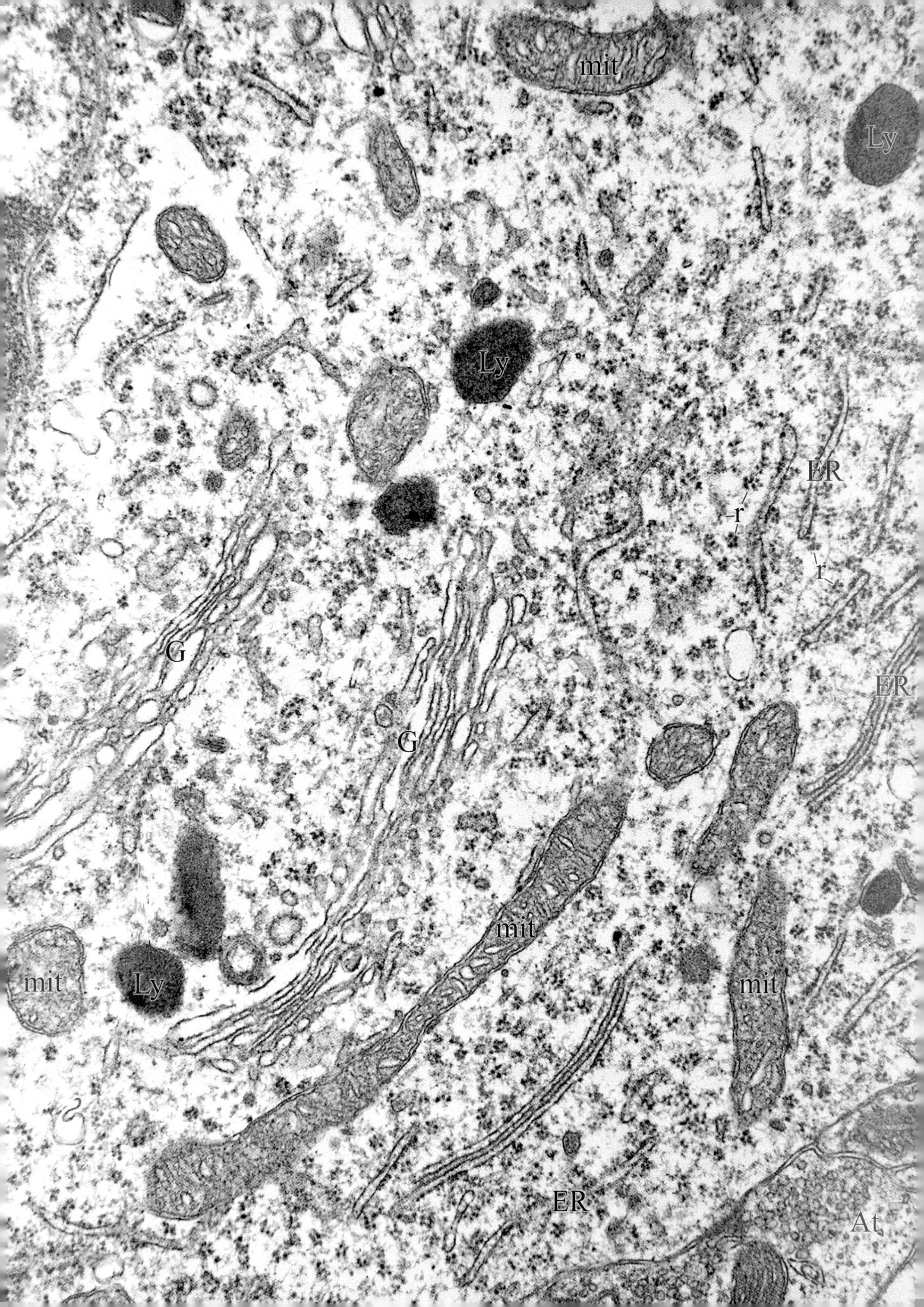
mit
Ly
Ly
ER
r
r
ER
G
G
mit
mit
Ly
mit
ER
At

滑面内质网的功能可能与糖蛋白的储存有关，在神经元中面下池膜上刀豆蛋白A亲和力很高，可能是糖蛋白的储存库，根据神经元中滑面内质网的分布特点及与粗面内质网的联系，可以推测其功能与神经元在周围摄取物质及扩散有关。

第五节　线　粒　体

一、线粒体的结构

早在1894年就有人在光镜下发现了线粒体（mitochondria），但其超微结构直至1952年（Palade）和1953年（Rhodin）才有较详尽的描述。线粒体大多呈圆形、卵圆形和杆状，长度差别较大，一般2～5μm不等。直径比较接近，平均为500nm。但线粒体的形状、体积、数量、分布以及内部结构常因其所在细胞的种类和功能的不同而有很大差异。经化学分析，线粒体干重的60%～65%为蛋白质，其中各类酶和结构蛋白约各占一半。35%～40%为脂类，其中主要是脑磷脂和卵磷脂，共约占90%，此外胆固醇约占5%，三酰甘油（甘油三酯）约2%，其余均为游离脂肪酸。此外，还有极少量核酸、金属离子、阴离子、维生素等。在多数细胞的胞质中，线粒体一般是均匀分布的，但在某些细胞中线粒体常分布在能量需求高的区域以及与底物相接近的部位（图2-11和图2-10）。

图2-11　神经元（大脑皮质锥体细胞）

显示大脑锥体细胞，图的右下方为细胞核（Nuc），胞核内均匀分布着少量染色质，细胞质内含有各种细胞器：高尔基复合体（G）；粗面内质网（ER）在其周围布满了许多游离核糖体（r）以及溶酶体（Ly）；脂质体（Lf）；线粒体（mit）等。成年大鼠大脑皮质×10000

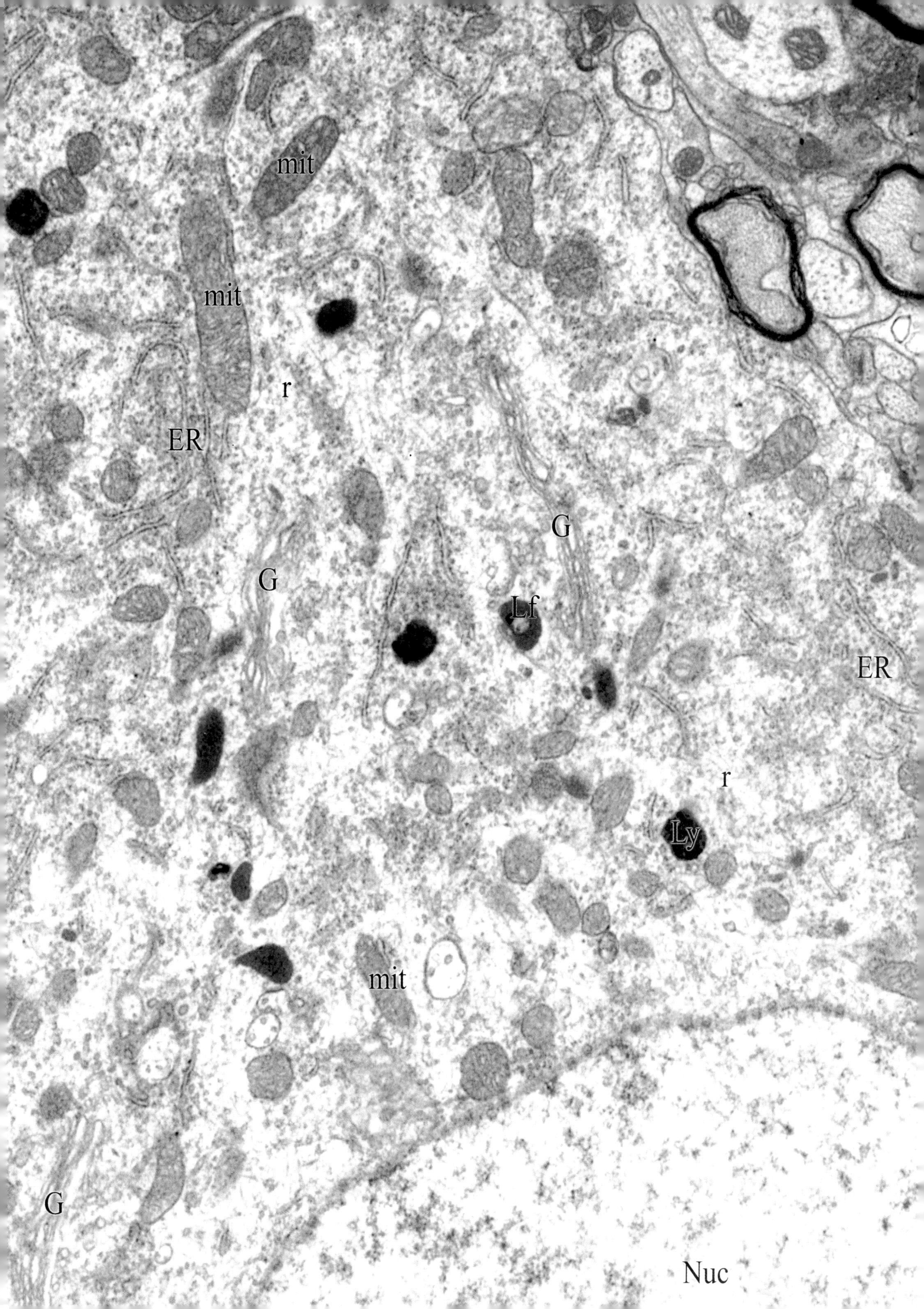
mit
mit
r
ER
G
G
Lf
ER
r
Ly
mit
G
Nuc

当分离的线粒体外膜破裂并用磷钨酸负染时，在高倍电镜下可以看到嵴和内膜的基质面上附着许多基粒，这些基粒称为电子传递粒子。每一个基粒由头片、短柄和基片三部分构成。头片直径0.008～0.01μm，实质上是ATP酶。基片是电子传递系统的脂蛋白复合体，大小为0.006～0.0115μm，它们侧向连接，形成连续的内膜。短柄是一个0.003～0.005μm的连接蛋白，连接头片与基片。脂蛋白复合体上有电子传递链和氧化磷酸化的酶系统存在。已知线粒体的内膜上约有1/4的膜蛋白参与电子传递和氧化反应。内膜上这些与呼吸链有关的酶其分布具有一定顺序，并与呼吸电子传递链的程序一致。内膜除有酶系统的分布外，还有二羧酸、L-谷氨酸、腺嘌呤核苷酸等载体蛋白质。

二、线粒体的功能

正常线粒体的寿命仅1周左右，故经常自我复制才能维持细胞内线粒体数量的相对稳定，保证能量供应和物质代谢。线粒体的复制有芽生和分裂两种形式。芽生过程先是从原线粒体上长出突起逐渐发育，当原线粒体外膜收缩，芽就与原线粒脱离成为新的线粒体，原线粒体的嵴就成为新旧线粒的分隔板。分裂系指线粒体以一分为二的方式进行复制，好的线粒体也被两个子细胞所均分。由此可见，线粒体不仅在结构上高度分化，有利于细胞内ATP的产生，而且也是一个半自主性细胞器，有着自己的遗传物质，依照这些遗传密码合成固有的蛋白质。当线粒体分裂时，这些遗传物质均匀地传递给子代，保证遗传的连续性。

神经元中线粒体基本结构与普通脊椎动物细胞相同。外面是光滑的膜包裹，内部包裹有高度折叠的另一层内膜结构。内膜内部形成线粒体内腔，充满致密物质，在内膜与外膜之间的腔隙是线粒体外腔，内含透明物质。两层膜的结构、化学成分和功能都有明显区别。外膜两面光滑，内膜的内侧布满球状柄状突起，约9nm直径。所有的胆固醇和单胺氧化酶都位于外膜，所有呼吸电子传递机制和很多脱氢酶位于内膜。在神经元中修长的线粒体较常见，尤其在神经元突起中，电镜下常见他们含有纵向的嵴，可能只有一个纵向的嵴分布于线粒体的全长。在体情况下，神经元中线粒体是不断运动的并且不断改变形态。运动有缓慢的扭动，也有快速的跳动，运动的轨迹有局限性，可能与胞质通路一致。

神经细胞中的线粒体通常被描述为小的圆形颗粒或者细棒状，约0.1μm直径。但他们也有许多其他形态。有的可能是0.5μm直径的粗棒状颗粒，甚至更大，有的则伸长如线状，0.1μm直径，数微米长。分支形态也不少见，只是在单独的切片中较难判断。神经元中的线粒体几乎不含致密颗粒。在神经元核周体中线粒体通常是随机的分布在胞质中，但是在尼氏质附近少见。在较小的树突和轴突中，细的线粒体占多数，尤其在纤细的树突末梢可见细长的线粒体，有的长达 20μm；在突触末梢主要是小颗粒状的线粒体（**模式图 -6**）。

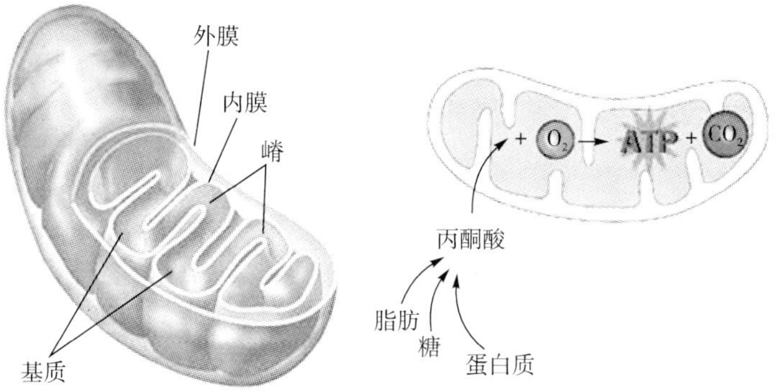

模式图 -6 线粒体

第六节 高尔基体和多泡体

一、高尔基体的形态结构与化学组成

在光镜下，高尔基体（Golgi complex）为不规则的、带状弯曲、呈盘形的扁平囊泡，周围有小泡。环绕在细胞核周围。曾被称为内网器，为公认的真正的细胞器，是现代细胞学研究最为清楚的细胞结构之一。

电镜下的高尔基体是由一些平行排列的宽大平坦的囊泡与一群形态各异的小囊泡组成的复合体。位于核周体的中间区域正好位于核膜与胞膜两者中间（**图 2-6 和图 2-10、图 2-12**）。尼氏体一般集中于这个区域中的一端，或者在内，位于核周区，或者靠外，位于膜周区。高尔基体形成的三维网状结构疏松的包绕在细胞核周围。高尔基体通常由 5～7 个囊泡层叠组成，间隙很小，其间没有核糖体分布，不同水平的囊泡间一般见不到吻合，囊泡边缘可膨大，深部的囊

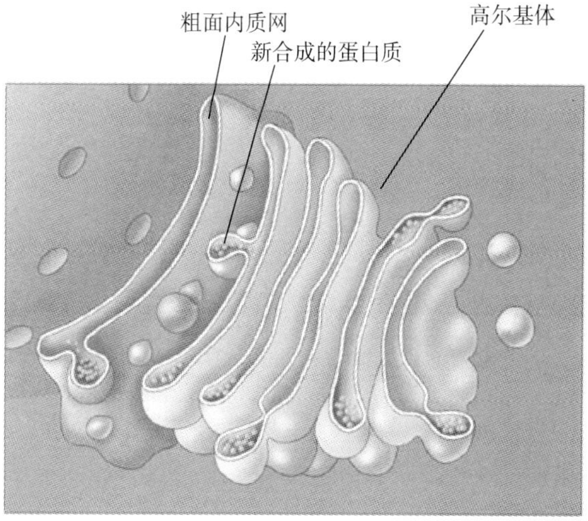

模式图 -7 高尔基体

泡较为疏松。囊泡具有方向性，突出的向外侧为顺面（cis face），内凹的向内侧为反面（trans face）。顺面有嗜锇性，深部的囊泡为疏锇性，CMP 酶和酸性磷酸酶仅存在于高尔基体的反面的松散囊泡膜上，这一区域被称为 GERL 区，参与溶酶体的生成（模式图 -7）。

二、高尔基体的功能

高尔基体参与对粗面内质网转译产物的修饰和分选，它还完成糖蛋白的组装和其他复杂分子的组装，这些物质最终可能进入质膜，有的神经元产生含有多肽激素的分泌颗粒，即产生于高尔基体。神经递质分子本身可能不是高尔基体的产物，因为他们可以在末梢进行合成或者循环，但是酶则必须在高尔基体中合成，例如乙酰胆碱酯酶。高尔基体是粗面内质网与细胞膜之间膜转化的中介，这两者的膜成分均可出现在囊膜边缘或在囊间区域，神经细胞中高尔基体是神经细胞质膜和细胞衣被的重要来源和补充。并且小泡的更新在某种意义上依赖于高尔基体的功能。最后高尔基体还有形成溶酶体的作用。

三、多泡体

在高尔基体附近，常见一种多泡体（miltivesicular bodies），他们有单位膜包裹，直径 0.5μm 左右，内含数量不等的球形和椭圆形囊泡、细丝、颗粒或团块等。内含的基质明暗不一（图 2-11 和图 2-6），其外膜常发出管状突起伸向高尔基体。这些多泡体与细胞物质摄入及神经元递质囊泡的周转有关，功能类似次级溶酶体。

图 2-12 神经元近树突区

显示大脑皮质神经元近树突区，图的左下方为细胞核（Nuc），少量染色质均匀分布在细胞核，核内可见核仁（ncl）；胞质近树突区内含有高尔基复合体（G）、粗面内质网（ER）、线粒体（mit）、微管（m）、多泡体（mvb）、中心粒（Cen）等多种细胞器。成年大鼠大脑皮质 ×12000

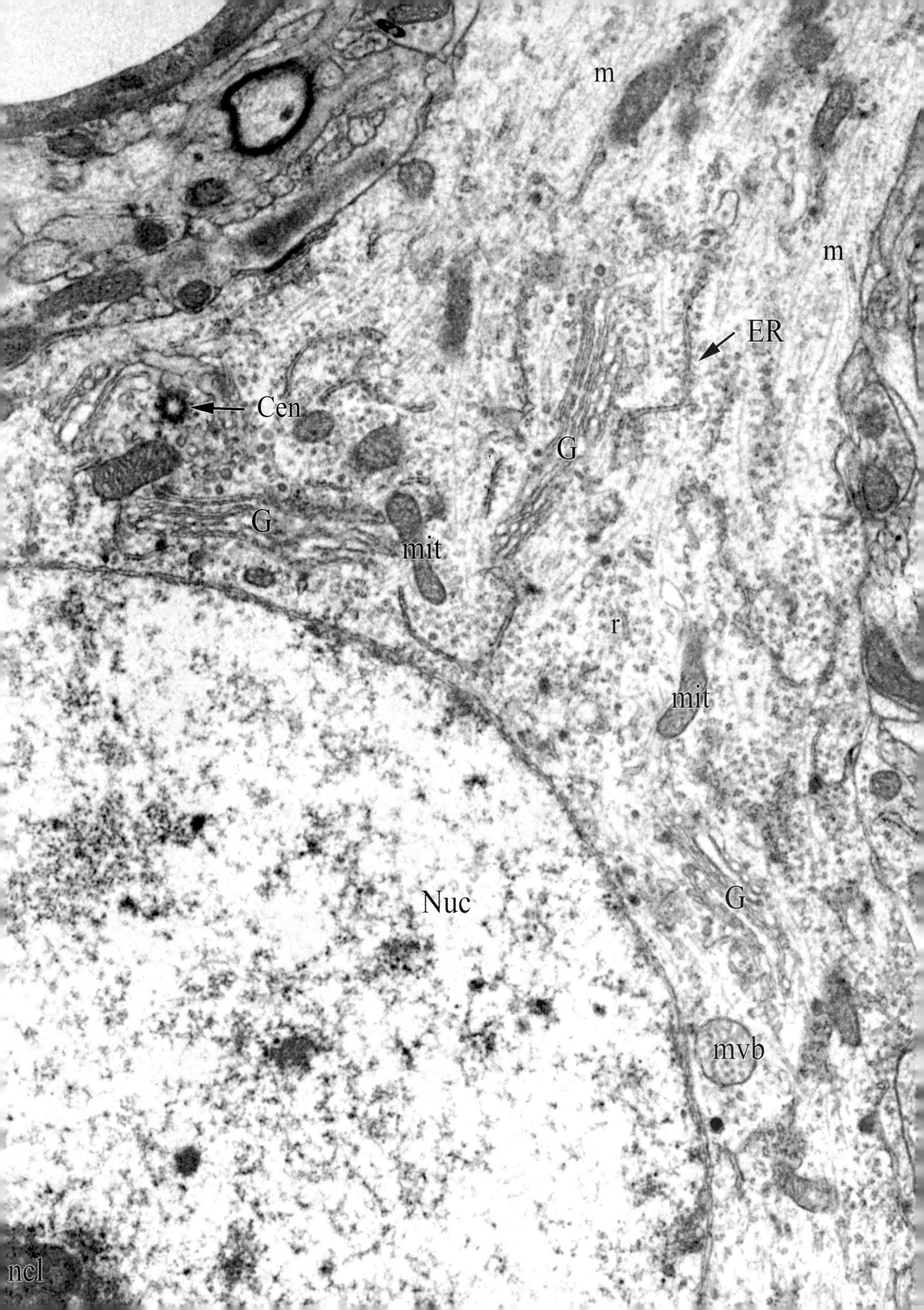
m
m
ER
Cen
G
G
mit
r
mit
G
Nuc
mvb
ncl

第七节　溶　酶　体

几乎所有的动物细胞中都有溶酶体（lysosome），其中以具有吞噬功能的细胞如吞噬细胞和中性粒细胞等最多。它们能分解外源性有害物质和细胞内损坏或衰老的细胞器，在细胞的防御功能上起着重要作用，故有“细胞内消化器”之称。

一、溶酶体的结构

溶酶体是由单位膜包围而成的微小细胞器。直径变化颇大，从 0.025 ~ 0.8μm。膜厚 0.006μm 左右，主要成分为脂蛋白，也含有较多的髓磷脂成分，起着抗水解酶的作用。溶酶体内含有 50 多种水解酶，但不是每一个溶酶体都含有这么多种酶。各类细胞中溶酶体酶的种类和数量不同，即使同种细胞内不同溶酶体内的酶各异，它们都是在酸性条件下起水解作用的酶，能在酸性条件下分解蛋白质、脂肪、糖类、核酸、磷酸和硫酸脂等化合物。因此，也常用酸性磷酸酶是否阳性作为判别溶酶体的标志。

二、溶酶体的性质和功能

所有的神经元都含有溶酶体，是胞质中独立的颗粒，内含酸性磷酸酶和其他水解酶类。酸性磷酸酶活性是他们最重要的鉴别特征，在电镜组织化学方法易于显示（图 2-10 和图 2-11）。溶酶体与高尔基复合体间有明显的联系，溶酶在内质网中合成后，在 Golgi 器中分离和包装，并从反面萌发脱离，成为初级溶酶体，通常直径 0.3 ~ 0.5μm，内容物呈细颗粒状，含无活性的水解酶类。他们与胞饮小泡或含有内源性细胞成分的囊泡融合，溶酶激活降解内含物，成为次级溶酶体，在神经元中，直径可达 1 ~ 2μm，形状、大小都不规则，内含物多样，可能含有膜片段或者各种大小和致密度的颗粒。完成消化功能之后的溶酶体称为残存小体或后溶酶体，其中不含消化残粒。神经元内的脂褐素颗粒由溶酶体形成。如果动物衰老，或患神经系统疾病，很多溶酶体会发展成脂褐质颗粒。实验发现当示踪剂进入神经元时溶酶体的形态会发生改变，有人将荧光金逆行进入被标记神经元，胞质中出现各种奇特不寻常的溶酶体颗粒，有致密的同心圆层状小体异质溶酶体或脂褐质样溶酶体和粗颗粒状溶酶体。有时含有示踪剂的溶酶体与正常溶酶体差别微弱，电子显微镜下染色淡，必须仔细辨别溶酶体中是否有示踪剂。

三、几种常见的次级溶酶体和残体

体内某些次级溶酶体和残体在细胞内往往以特定形式出现，因此也常有一些特定的名称，常见的有以下几种：

1. 多泡体（multivesicular body）

多泡体是多个小泡由单位膜包围所形成的小体，直径0.2～0.3μm，因其基质为酸性磷酸酶阳性，所以也属于溶酶体。由于基质内容物不同，多泡体有时呈电子致密，有时呈透亮。它们的起源、结局和特殊作用目前所知尚少，一般认为它们是由来自高尔基复合体的有衣小泡组成，或由成群的吞饮小泡组成的（**图2-6**）。

2. 脂褐素（lipofusion）

脂褐素在衰老的细胞中分布较多，脂褐素通常在神经细胞中伴随年龄的增加、损伤及疾病而逐渐产生，被认为是衰竭色素，公认的脂褐素颗粒来源于溶酶体，是被部分降解的脂蛋白样物质包裹的溶酶体。颗粒大小1～3μm。外形不规则，大小不一，有单位膜包围。一个重要的特点是具有1～2个位于周边的囊泡（**图2-11和图2-8**），其余部位充满异质物，含有致密颗粒和致密带。

脂褐素在神经元中的沉积并非同时发生在神经系统的各个部分，也不会在某一个部位的所有神经元中发生。在人类，下丘脑核团尤其是视上核和室旁核不会产生脂褐素，而在下橄榄核和脊髓前角脂褐素随年龄的增长逐渐累积终生。最初这种堆积对细胞没有明显损害，当达到一定程度就引起胞质中核糖核酸RNA数量的进行性减少。另外神经系统某个特定部位不同类型的神经元脂褐素累积的形式不同。在老年人大脑皮层发现锥体细胞中有细颗粒脂褐素颗粒，而非锥体形神经元中或者有粗糙的脂褐素颗粒，或者不含脂褐素颗粒。

有人认为有些溶酶体缺乏某些脂类代谢所必需的酶，致分解脂类的能力有限或甚至不能分解，从而沉积而成，实际上它也是一种残体。

3. 髓样小体（myelin figure）

髓样小体也是有包膜的小体，内含板层状、网状或指纹状排列的膜性结构，可能是由溶酶体内一些未被完全消化的脂类物质所形成，也可能是由未完全消化的膜性结构的残余所形成，常见于具有吞噬功能的细胞内。细胞感染病毒时，髓样小体的数量明显增多。

4. 微体的来源尚不很清楚，一般认为它起源于粗面内质网，也有人认为它来自滑面内质网或由原来的微体所产生。

第八节　过氧化物酶体

在用细胞超速离心碎片分离溶酶体的时候，在溶酶体碎片中发现一种不含酸性水解酶的颗粒，他们富含D-氨基酸氧化酶和过氧化氢酶，因此称为过氧化物酶体（peroxisomes)。类似初级溶酶体，两者只能依靠组织化学方法区别。神经元中过氧化物酶体含量不多。

第九节　细胞骨架——神经丝和微管

一、神经丝

在神经元的核周体胞质中另外两种明显的细胞结构是微管（microtubules）和神经丝（neurofilaments）。在银染色切片中，神经丝和微管呈棕黑色细丝，又称神经原纤维（neurofibril）。电镜下微管呈20～26nm直径的管状物，管壁厚度约6nm，是由13个微管蛋白二聚体环绕组成，与其他细胞中的微管类似。神经丝更为纤细，直径仅10nm，也是管状结构，管壁厚约3nm，是中间丝/中间纤维（intermediate filaments）的一种，常集合成束。神经丝和微管共同组成一个纤维蛋白系统，即分布整个神经元的细胞骨架（cytoskeleton）（**模式图-8**）。

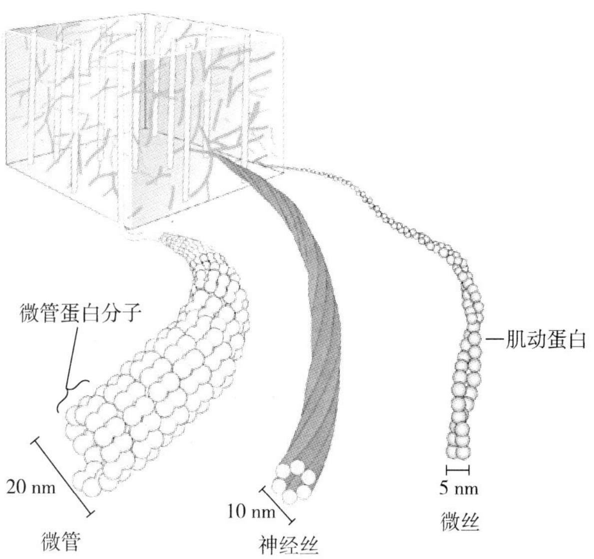

模式图-8　细胞骨架

在神经元核周体中神经丝和微管几乎占据所有未被其他细胞器充满的空间。在较低倍的视野中发现，他们倾向于互相平行排列，形成松散的束状，分布在尼氏质和线粒体等细胞器周围。微管和神经丝在树突和轴突中形成平行的束状，比在核周体中更为明显。另外，轴突中的神经丝与核周体和树突中的不同，他们是磷酸化的，这可能与其参与轴浆运输的功能相关。在尼氏体溶解的过程中核周体和树突中的神经丝也可能被磷酸化，这取决于轴突截断的部位离胞体的远近。

二、微管

微管（microtubules）的主要成为微管蛋白（tubulin），是由分子量各为5万～6万的两个单位聚合而成的一种双体，大小0.005～0.008μm，分子量11万～12万，其氨基酸组成与肌动蛋白的氨基酸组成很相似。微管蛋白具有蛋白连接酶和ATP酶等酶类的特性（图3-4和图3-5）。

微管具有多种功能：①作为细胞骨架保持细胞的形状，如血小板质膜下有环形分布的微管，可使血小板外形呈盘碟状。②参与细胞内运动，如巨噬细胞在运动或吞噬时，微管随着伪足的伸长而不断聚合和延伸，与此同时，胞质回缩部分的微管则不断解聚。细胞就以这种方式来适应其改变外形的需要；其次如纤毛和鞭毛的摆动，纺锤微管牵动染色体向细胞两极移动等也都与微管有关。③参与细胞内物质输送，微管表面与其周围胞质之间的接触液面都能帮助大分子或颗粒性物质进行准确而快速地移动，使代谢物质在细胞内得以输送。如神经细胞胞体内合成的蛋白质，可能通过微管由胞体向轴索末梢转运，借以补充代谢过程中质膜所消耗的蛋白质。

第十节　中心粒和纤毛

一、中心粒

中心粒（centriole）是 Van Benede 于1876年观察细胞有丝分裂时发现的，但在分裂间期不易见到。一个细胞一般仅有一对中心粒。中心粒的确切功能还不很了解。电镜下神经元的中心粒与其他类型细胞很相似，呈短的圆锥形，壁由9组三联体微管组成。已知中心粒的超微结构与纤毛或鞭毛的基粒相同，也可以说基粒是中心粒的另一种表现形式（图2-12）。

二、纤毛

纤毛（cilia）起源于基体（basal body），一种具有中心粒样结构的细胞器，也由9组三联体微管组成，神经元的纤毛由周围的9对双连体微管形成，向纤毛的远端移动，其中一对微管内移，其余8对微管均匀排布，在远端形成8+1结构的纤毛，只是内部的一对微管并不处在中心处，这种结构常见于纤毛的横截面。基粒能调节纤毛和鞭毛的运动，此外中心粒可产生纺锤体微管，即微管蛋白可能由中心粒合成，胞质内原有的微管蛋白亚单位也可能由中心粒装配成微管。在有丝分裂前期和中期中心粒彼此分开，并移向细胞相对的两极。

通常神经元中可以见到一个中心粒与基体成一定角度相邻，纤毛从基体发出，有时两个中心粒出现在一个神经元中，这种情况的神经元没有纤毛，因此推测纤毛出现时一个中心粒就变成了基体。

第十一节 胞质包涵体

除了上述主要的细胞结构外，神经元胞质中还存在多种形态各异胞质的包涵体（cytoplasmic inclusions）。其中可以根据内含物特点划分为囊泡型包涵体和纤维型包涵体。

一、板层小体

板层小体（laminated body）可见于多种神经元的核周体和大树突中，在外侧膝状体神经元中较为典型。一般只有1～2个，直径约5μm，光镜下即可见到，内含直径25nm左右的膜性小管，管间隔均匀，70～100nm，螺旋排列，镜下小管较暗，所以呈明暗相间的螺旋小体，形似指纹。在板层小体边缘，小管伸出与内质网囊联系。小体内含胞质，附近常有线粒体分布，成分主要是蛋白和脂类，不含核酸。在板层小体的边缘有小管与粗面内质网池联系。

二、片层体

片层体（lamellar bodies）由一堆无孔的囊组成，来源于粗面内质网，囊间隔30～40nm，位于外部的囊靠胞质侧有核糖体附着。边缘处有囊泡脱出，他们膨大然后进入胞质，包裹上核糖体。与板层小体相同，与粗面内质网池也有联系。

板层小体、片层小体可能是同一种结构的不同形态，与之类似的具有管状成分和不同颗粒物质的包涵体也出现在树突嵴的嵴器、轴突起始处的池器，这些结构可能来自于光滑内质网，而不是粗面内质网，至今功能和特点不明。

在豚鼠、兔的脊髓根神经节神经元中有一种罕见的囊形包涵体，有平行排列的光滑的囊，间隔以糖原颗粒形成。在其他细胞中类似的结构较为多见，但在神经元中很稀少。

另一类包涵体内含纤维，在大鼠外侧膝状核大神经胶质细胞中有一种特殊包含物，0.1～6μm直径切片中呈圆形区域，充满细的纤维，直径约10nm，类似神经丝，三维结构类似缠绕的粗绳，有的还同时含有一些核糖体和小泡。将纤维内含物（fibrillary inclusions）与胞质分隔的壁层结构多样，最简单的是7nm厚的连续膜，但很多包涵体全部或部分由管网包裹，使外壁呈蜂窝状。这样的包涵体在大鼠的多处神经细胞中出现，未见其他动物的报道，其意义还不明确。

三、线状小体

线状小体（nematosomes）最早见于成年大鼠的交感神经节，他们形态类似核仁，具有嗜碱性染色特征，光镜下可见，球状结构，直径大约0.9μm，无外膜，由细纤维和颗粒聚集而成，核糖体伸出的细纤维附着其表面。内含有非组蛋白，和一些核糖核酸。常游离于胞质中，与有被小泡相联系，也可与突触后致密斑有联系。线状小体在多种神经细胞中都有发现，如交感神经节、黑质、视上核等，可能与纤维包涵体的形成有关。

无法一一举出所有可能的神经元胞质内含体，除了出现于正常神经元中的多种胞质内包涵体，尚有多种包涵体可能出现在不同的神经系统疾病中。

第三章　神经元突起

神经系统是生物进化过程中最为复杂的产物，这种复杂性主要表现在每个神经元均可与成百上千个神经元通过丰富的轴突和树突形成突触联系。

第一节　树　　突

树突（dendrite）通常是神经元多个类似突起中的一个，形如其名，光镜下观察树突像发自主干的树枝一样是神经元核周体的延伸。多数情况下难以辨认树突的确切起始部位，比如，小脑皮质中的双极细胞、Lugaro 细胞以及延髓网状结构中的很多细胞。细胞形态呈纺锤形，顶端逐渐变细，树突的发出点难以确定。电镜下观察也有同样的问题，因为树突与胞体所含的内容物基本相同，都可被神经胶质髓鞘包裹，并且都有神经末梢形成突触。但是越向树突远端越容易区分树突和核周体，当到达树突首个分支处时，无疑已经可以明确是树突而非核周体。事实上，除了生理学和形态学中可能需要估计神经元胞体与树突长度，多数情况下确定树突的起始点意义不大。

较为重要的是如何区分树突和轴突。总的来说，树突自核周体发出，缓缓变细。它们的轮廓不很规则，有隆起、棘突状、棘样、毛样、钉状、叶状、蕈状等附属物，在各类细胞树突的表面突出各种形态不一的附属结构。在 Golgi 法和电镜切片中都发现树突中间有时出现卵圆形膨胀，通常认为是人工假象。树突分支通常以较锐角发出，偶尔几个分支在靠近的部位成簇或丛状发出，下一级的分支较上一级分支细，在分叉的位置通常分出的较短、较细的分支（图 3-1）。与树突相比，轴突轮廓更为光滑，由起始段逐渐变细后保持比较一致的直径，轴突很少有附属的突起结构，膨胀或曲张仅出现在轴突分杈的末端。轴突分支角度较钝，常为直角，并且分支的直径与主干相同。通常树突分杈位于靠近胞体甚至位于胞体中。轴突与之不同，通常在距离胞体一段距离的位置发出全部分支。在靠近轴突发出的部位，很多类型的神经元都发出回返侧支回到核周体周围。有一种类型的神经元，Golgi Ⅱ 型细胞，它们的轴突特征性的分支进入自身的树突区域。另外轴突与树突的区别还在于轴突中缺乏尼氏体，但是核糖体可能出现在轴突起始段。轴突可以是有髓鞘或者无髓鞘的，通常有髓鞘可以确定是轴突，相对应的树突通常没有髓鞘（图3-2）。在嗅球中曾发现有薄髓鞘的树突，但这种情况很少见，不足以造成混淆。

多数神经元具有多个树突，被称为多极细胞（模式图-9）。一些神经元仅有两个主干的树突，通常从胞体的两相对顶点发出；一些神经元类型，例如小脑皮层的普肯耶细胞，只有一个主干的树突，所有的分支都由此主干发出。脊髓背根神经节细胞从胞体发出一个突起，距胞体不远又呈“T”形分为两支，一支分布到外周的组织器官，称周围突；另一支进入中枢神经系统，称中枢突，这种神经元称假单极神经元，这个突起及两个分支都具有轴突的形态和生理特点，按神经冲动的传导方向，接收神经冲动的周围突也可称为树突。在脊椎动物的中枢神经系统未发现没有树突的神经元。

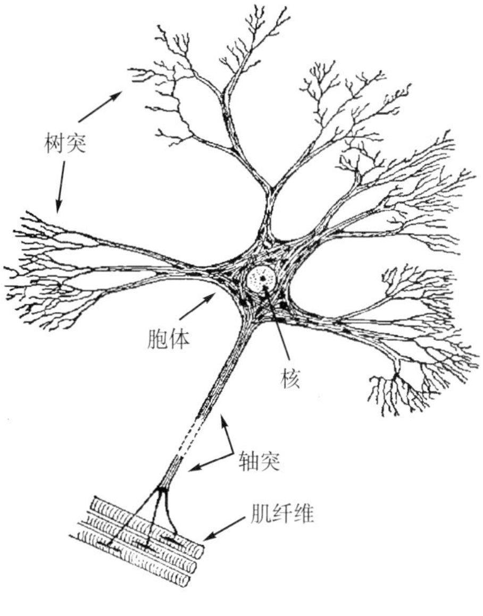

模式图-9 神经元树突

树突分支形态是神经元的一个显著特征，不同的神经元树突形态不一，与其特殊的功能相关。小脑普肯耶细胞的主树突，多极分支呈扁平扇形排列，伸向皮质表层，各级分支上布满树突棘（图1-1D）。大脑锥体细胞发出一根粗大顶树突，伸向皮质表面，基部发出多条基树突，呈放射状伸出。在小脑皮质分子层中，通常深部的神经元发出树突向上贯穿全层，中间的神经元向上、下发出树突，而表层神经元则发出树突向下，可见神经元树突往往伸向胞体无法到达的层次。同时树突的形态与其电学性质相关，电学特性取决于表面膜的活化传导特性、树突直径、长度。在树突不同位置刺激，产生胞体去极化的程度不同（图3-3）。

树突内基质成分与核周体相同，含有尼氏体、线粒体、高尔基复合体、滑面内质网、神经丝和微管等。尼氏体在近胞体处与核周体结构相同，由聚集的粗面内质网和周围的游离核糖体组成，树突基部尼氏质分布在轴心和周围，随着树突远离胞体尼氏体逐渐减少，主要分布在树突轮廓突出的部分和分支处，光镜下可见在分支处呈三角形的尼氏质团块，分支增加，粗面内质网的形态逐渐改变，多成叠瓦状、弯曲的分支管状，在树突末梢多见小群核糖体围绕一弯曲小管。光镜下，所能见到的形态受染色情况影响较大，通常见尼氏质随分支逐渐减少，末梢可缺失。

小树突与小轴突可能较难分辨，尤其当轴突中突触小泡缺失、树突中无核糖体、甚至树突中出现突触小泡（比如嗅球和丘脑中存在的树突）时。这时区别两者的主要标志包括：树突具有不规则的轮廓，有棘刺样附属结构突出，内含肥大的线粒体、大量微管，出现突触后特化结构，同时由于树突内部成分的关系即使最小的树突，也不可能小到可与之混淆的轴突的大小。另外有时观察几个连续的切面可以找到有助于区分的特征性结构。比较常用的区别树突的标准是成簇的核糖体，尤其当它们与粗面内质网的囊池或小管同时出现时基本可以确定树突的存在，但是在轴突的起始处有另外的特征加以区分。在树突基部滑面内质网往往不明显，当尼氏体开始减少，它们才成为主要的膜性结构。它们和核周体中的粗面内质网形成连续，满布树突进入树突棘，由大小不等的弯曲囊泡和管状结构组成，在宽窄不一的树突中穿行，有时穿过有孔微管上的窗孔。

图 3-1 神经细胞树突

显示中脑黑质神经细胞，细胞核（Nuc）核内均匀分布着少量染色质，质内含有各种细胞器，如粗面内质网（ER）；线粒体（mit）；溶酶体（Ly）和微管（m）等。并逐渐延伸到树突（Den1-Den3）的起始端。成年大鼠中脑 ×4000

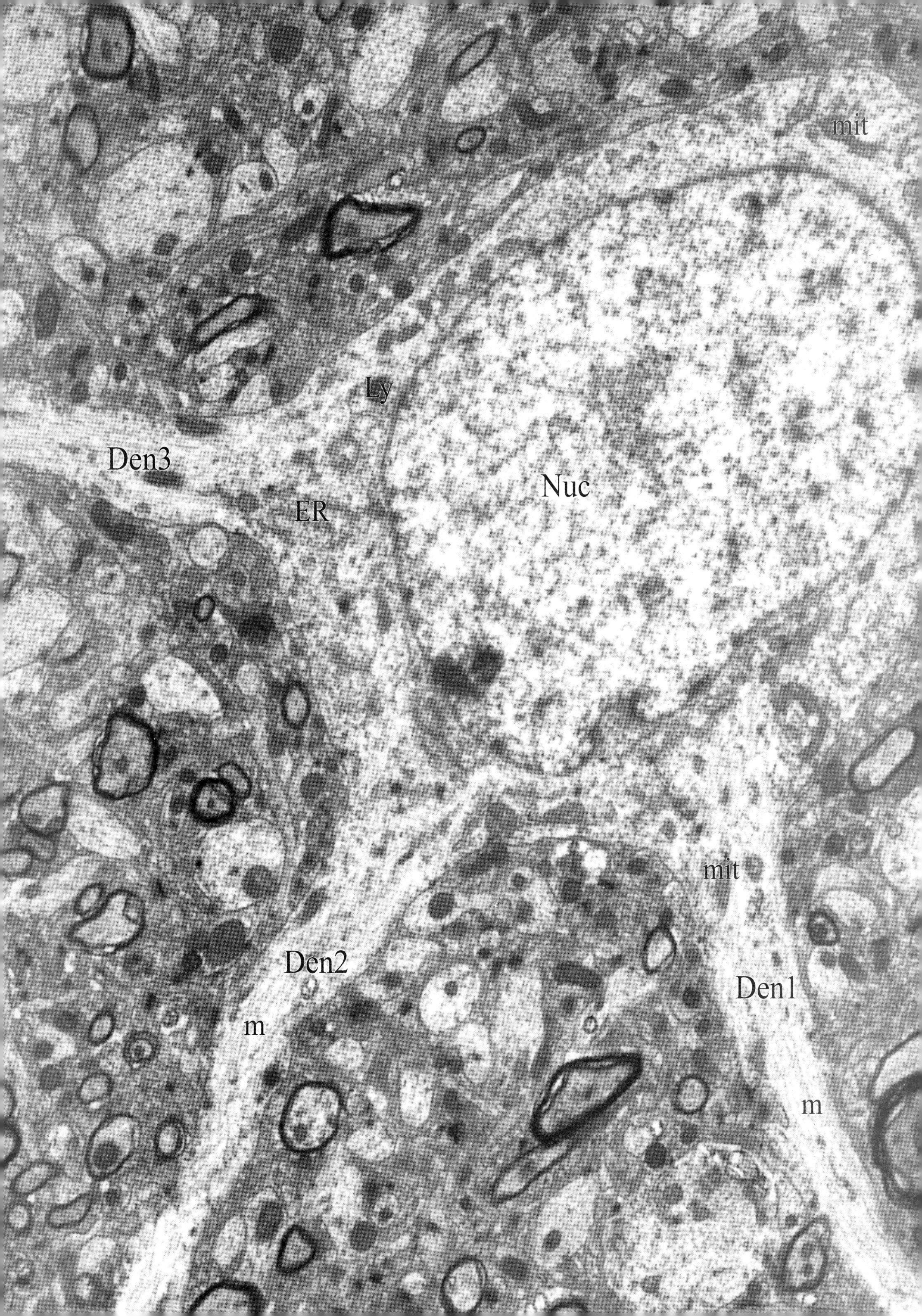
mit
Ly
Den3
Nuc
ER
mit
Den2
Den1
m
m

一、树突内常见结构

1. 膜下囊

膜下囊（hypolemmal cisterna）是由滑面内质网形成的一个特殊结构，在不同的神经元中它们在树突中的分布可能不同。在普肯耶细胞中，它们分布在整个树突表面的质膜之下，深入每个分支甚至进入树突棘。它与质膜间大约间隔60 nm，有时可见发出管状、囊状结构或/和深部内质网相连，有时也可见其与质膜靠近，达到10～20nm间距，此处囊池常塌陷、腔隙消失，仅在末端可见囊腔。膜下囊的功能尚不清楚，但是它们与深部内质网膜的化学性质有差异；膜下囊具有与刀豆蛋白A结合的位点，普通内质网则不能与刀豆蛋白A结合。同时核周体所有膜结构都可以结合刀豆蛋白A，这可能提示膜下囊有较高的糖蛋白含量，或可能是胞质糖蛋白储存、更新的仓库，也可能是糖蛋白沿轴突迁移转运的优先通路，这与树突参与神经元分泌途径的假设符合。

图3-2 脊髓内轴突和树突

显示脊髓内神经细胞轴突及树突，有髓纤维轴突（Ax）周围包绕着髓鞘及轴突终末（At）；同时还可见到大量横断的树突（Den），以及一根被纵切的树突（Den1）。树突内可见到线粒体（mit）和微管（m）等。成年大鼠脊髓 ×5600

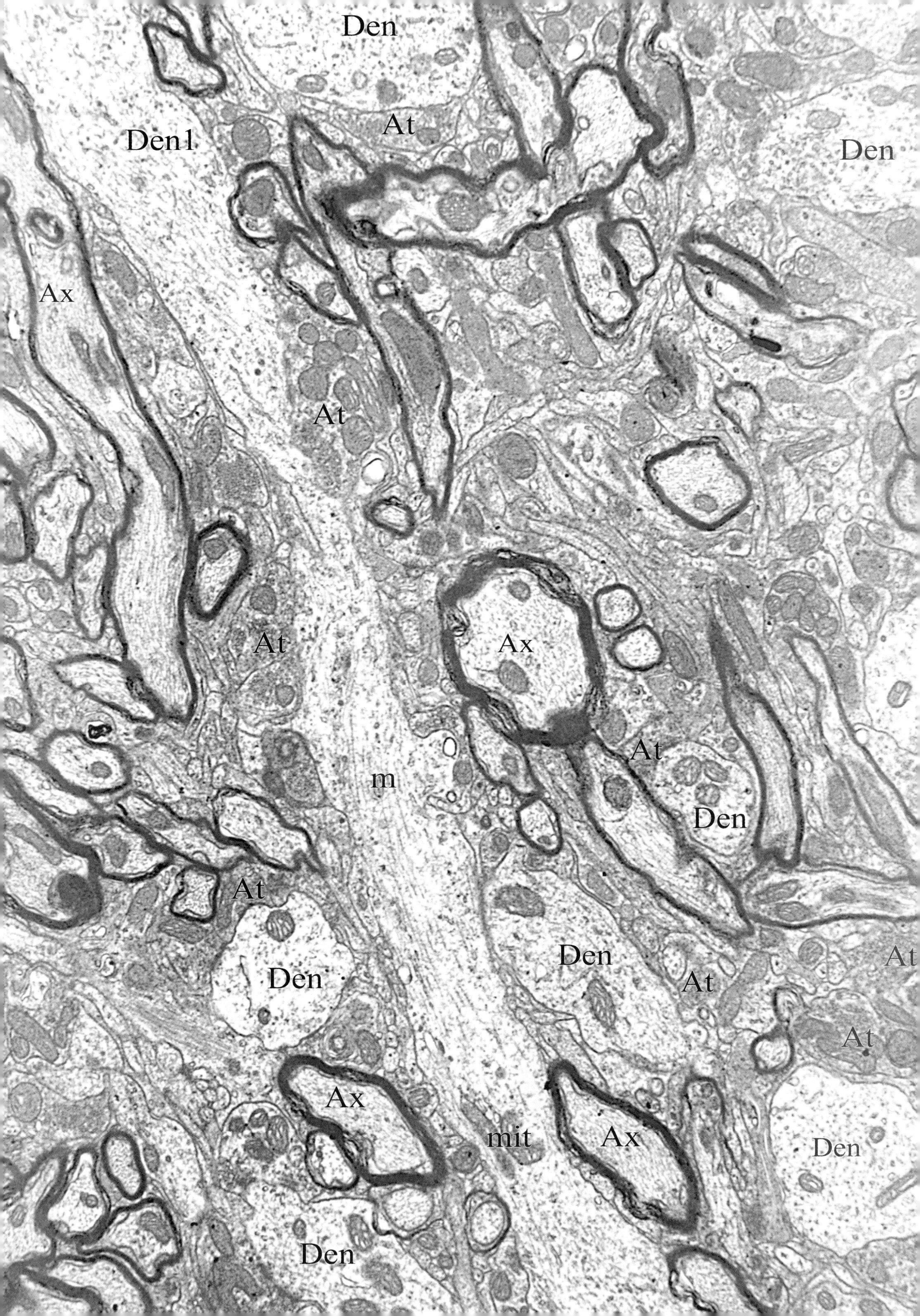
Den
Den1
At
Den
Ax
At
At
Ax
m
At
Den
At
Den
Den
At
At
At
Ax
mit
Ax
Den
Den

2. 线粒体

树突中的线粒体通常与纵轴方向平行，可以很长，达到9μm，也可见和胞体中相似的小圆矮胖的线粒体，Y形分支的线粒体也不少见。在大的树突中线粒体往往倾向于避开中心的微管和内质网在外围分布；当分支增多树突变细，线粒体被周围平行排列的微管挤向中间，有时可见被内质网环绕。随着微管、神经丝、内质网等随分支的增多变得稀疏，线粒体却变得更为密集，单位面积的数目增加，所以小的树突末梢中线粒体较大树突多。

图3-3 普肯耶细胞树突的棘状分支

冷冻蚀刻图片中，有一普肯耶细胞树突的棘状分支穿过视野中。数个断裂棘突（箭头）由树突表面干发出，一个正常棘刺（t）伸入右侧的神经毡中。上面的另一个棘刺也进入神经毡中。这些结构均有普肯耶细胞周围的神经胶质细胞包绕。暴露的树突P面上布满大量跨膜蛋白颗粒。在黏附在树突干的不规则的膜片段显示出突触前膜（E）的特点，在相对光滑的区域内有簇状丘疹样结构。这可能是卫星细胞轴突形成突触连接的部位，这是一种抵制性突触。成年大鼠大脑皮质×76000（此图来自 Alan Peters et al. The Fine Structure of the Nervous System）

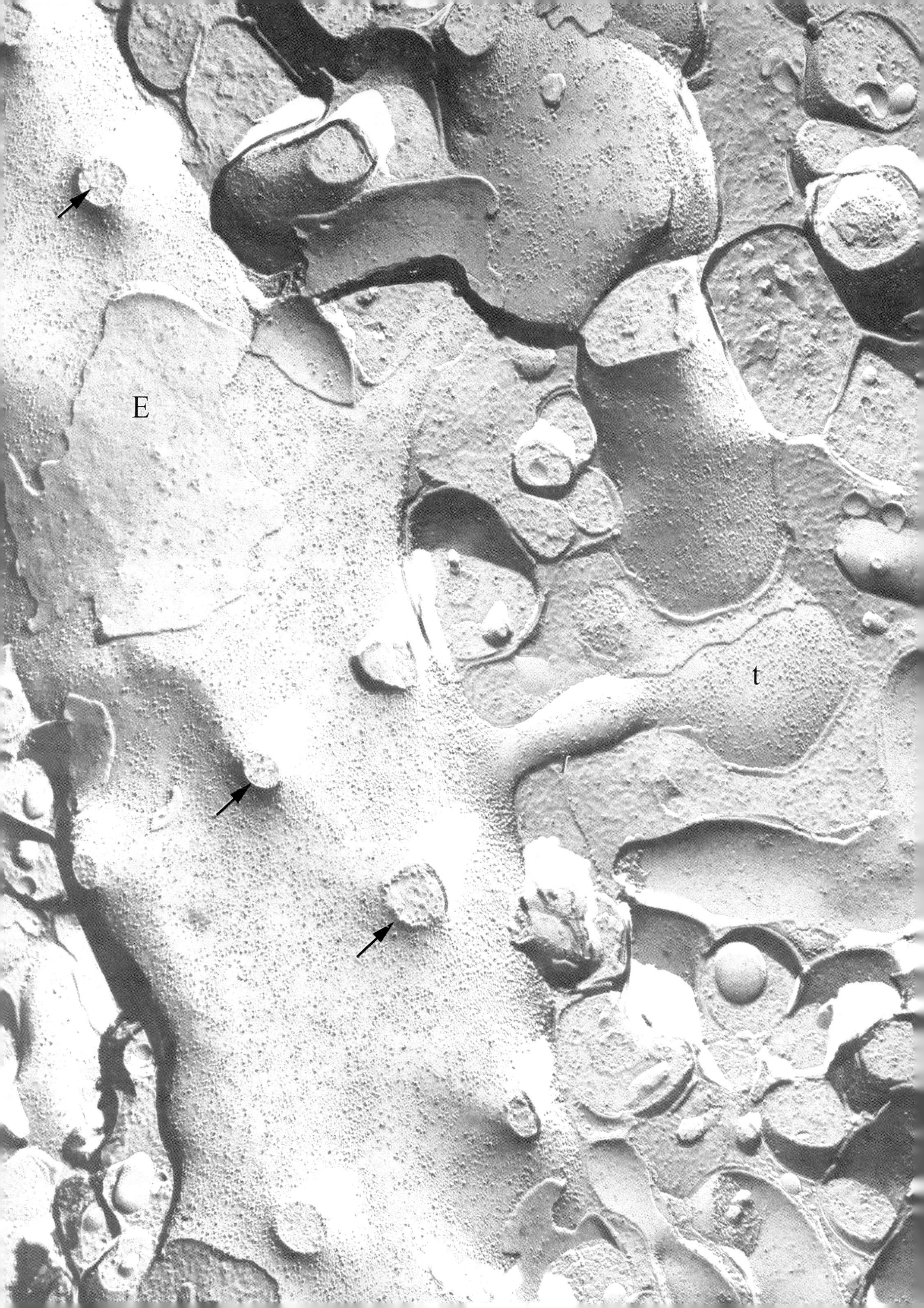
E
t

3．微管

微管是大树突中最显著的成分，它们向基部聚集，与主轴平行排列，截面观呈均匀排列，偶尔见被侵入的其他细胞结构打乱。微管间发出弯曲的细丝互相缠附，同时也伸向附近的其他结构，这些是微管相关蛋白（MAP）。MAP 有两种主要类型，MAP-1 在胞体、轴突、树突中都有。MAP-2 仅在胞体、树突中分布，树突中为主，是区分轴突树突的标志之一。MAPs 与微管和其他细胞器的黏附相关，一方面参与细胞骨架的组成，一方面与细胞中颗粒的运输有关。树突中微管的极性：轴突中微管的具有一致的极性方向，正向端朝向轴突末梢，负向端朝向核周体，而至今观察到的树突中微管的排列方向随机，可以互相反向，这也是轴突树突区别之一，同时也可能作为轴突末梢没有核糖体存在的原因之一，因为核糖体可能仅向微管的负向端运输（**图 3-4、图 3-5**）。

图 3-4　脊髓内轴突和树突

显示脊髓内有髓纤维轴突（Ax）周围包绕着髓鞘及轴突终末（At）；同时还可见到一根被纵切的树突（Den1）以及大量横断的树突（Den2-Den5）。树突内可见到线粒体（mit）和微管（m）。在轴突和树突间可见到星形胶质细胞突起（Asp）。神经丝（nf）成年大鼠脊髓 ×14000

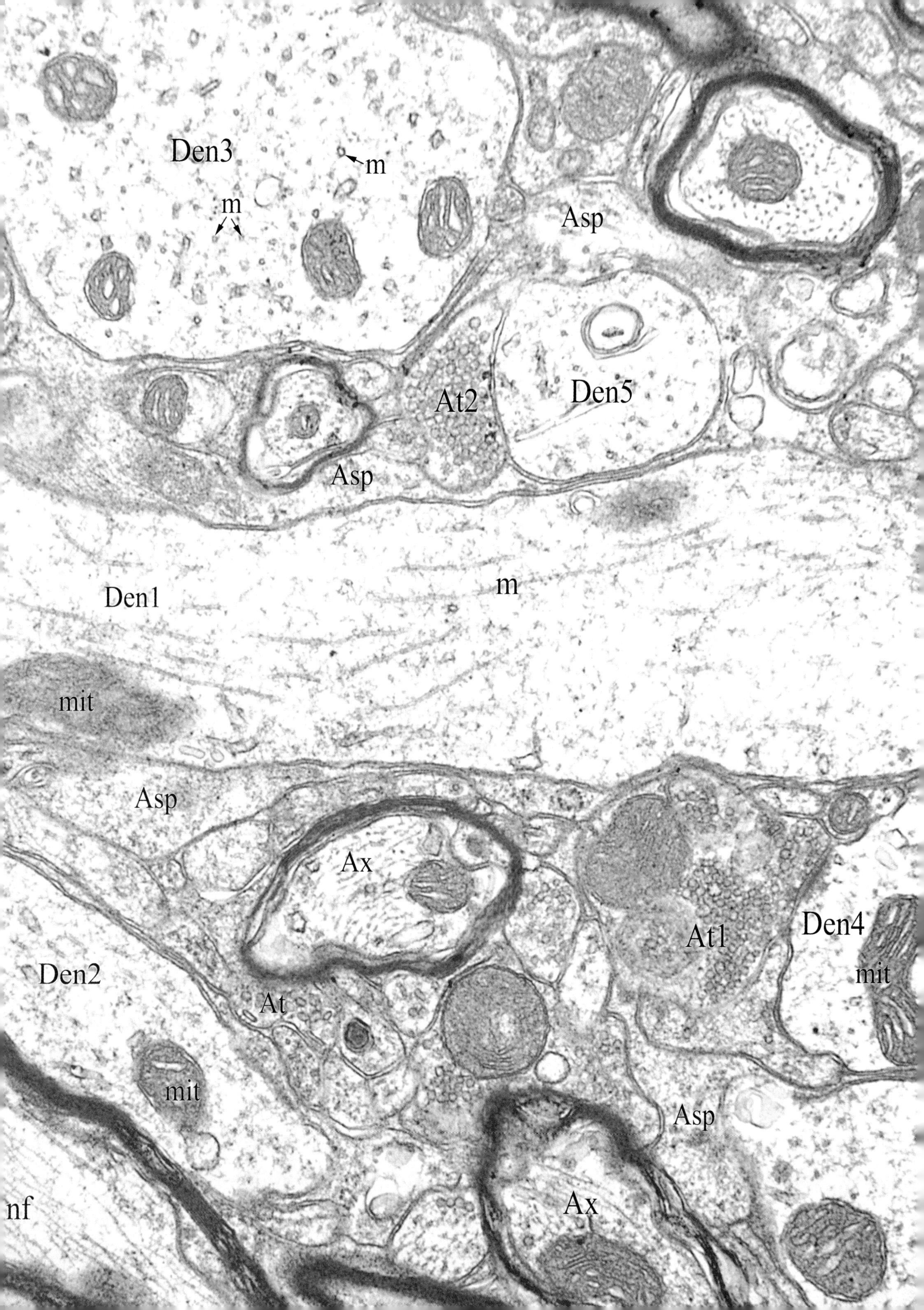
Den3
m
m
Asp
At2
Den5
Asp
Den1
m
mit
Asp
Ax
Den4
At1
Den2
mit
At
mit
Asp
nf
Ax

4．神经丝

神经丝仅见于少数树突中，它们或者聚成小束，或单根分布于微管间。神经丝较微管更柔软，它们周围也存在絮状纤维将其与微管或其他细胞器联系，仅在很少的神经元树突中发现存在大量的神经丝，如脊髓的大运动神经元、皮层的 Betz 细胞、灵长类动物视皮层的大 Meynert 细胞。成束的神经丝是这些神经元大树突中的常见成分，通常一束 3～40 根纤维，方向平行，紧密，神经丝上有弯曲。微管、神经丝都分布于突起的全长。在其他细胞中通常神经丝不成束。如果有的话，在分支处根据分杈后面积成比例分配入侧支，微管间或纤维间的距离较固定。

图 3-5 神经丝和微管

显示脊髓纵切的树突（Den1）在树突内可清晰地见到神经丝（nf）、微管（m）和其他横断的树突（Den2-Den3）。成年大鼠脊髓 ×28000

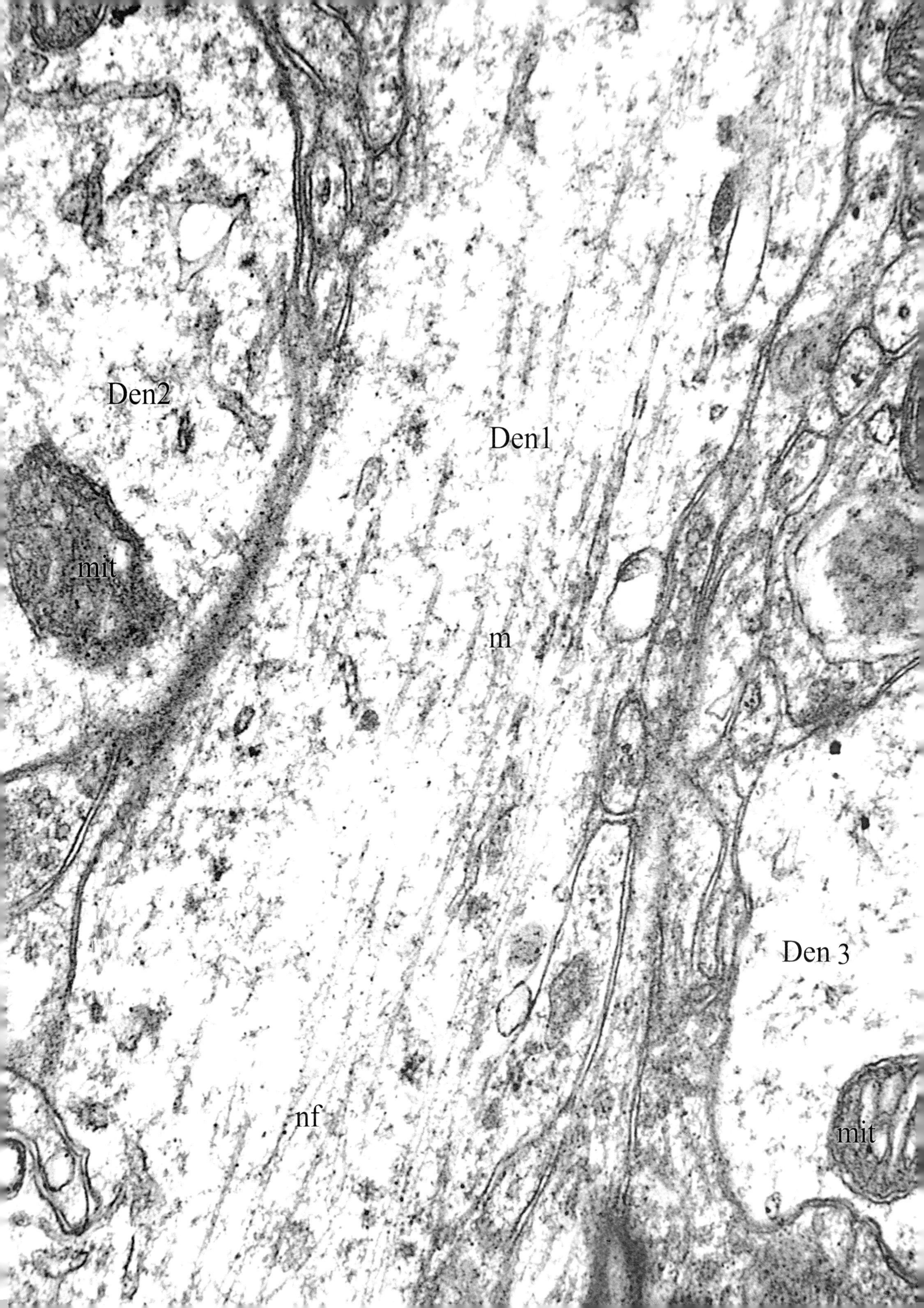
Den2
Den1
mit
m
Den 3
nf
mit

二、树突棘

树突棘（spine）的形态不一，数量及分布因神经元不同而异，在光镜下可见棘状、刺状、芽状等，在电镜下可见树突棘分两部分，与树突连接的颈部（基部、柄）及末端的卵圆球部。有研究发现树突棘的总长度通常一致为2μm，形态大致分3类：①球形，颈部细长末端为小球形，此种形态最多见；②蘑菇形，颈部短粗，末端膨大，此类最少见；③其他类，此类呈短粗的突出，没有颈部。通常较小的树突上的棘较大，反之亦然。电镜下树突棘中充满了绒毛状或细丝状物质，由细而模糊的丝组成，在电镜下可以作为识别树突棘的特征性标志，因为，通常情况下电镜切片无法正好显示树突棘从树突发出的完整形态，而是见到不同角度的树突棘切面（图3-3、图3-6）。

图3-6 树突棘

视野中心为一由核周体发出的大树突棘，其周围有多个轴突终末。有两个终末（At1-At2）含有小球状突触小泡，但另两个（At3-At4）含有一些大球状小泡。其他的轴突终末（At5-At9）含有长形的突触小泡。从结构形式上看，这些突触连接均为对称突触。值得注意的是At5突触前有规则的致密物（箭头所示）排列，而在其他突触中只有1或2个存在。成年大鼠蜗腹核 ×44000（此图来自Alan Peters et al. *The Fine Structure of the Nervous System*）

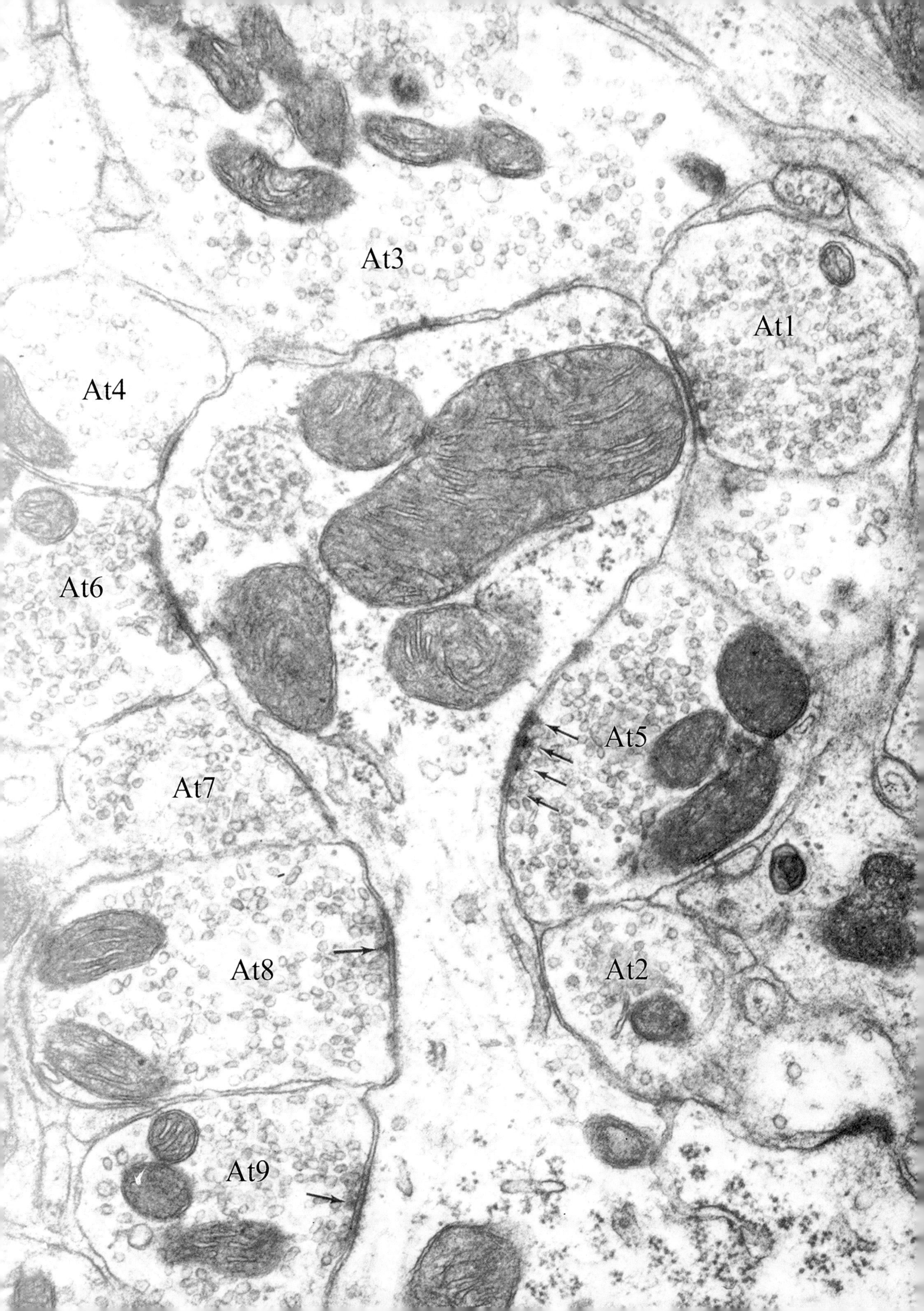

At3
At1
At4
At6
At5
At7
At8
At2
At9

1983 年，Landis 应用快速冷冻蚀刻技术发现了小脑组织中三类与棘突触相关细丝状结构，突触后电子致密物质是 4～6nm 粗细丝形成的网，在棘末梢球部，含有 8～10nm 直径的微丝，可能是肌动蛋白丝，第三种分布在除了突触后区域外的棘膜内表面，直径 5～7nm，可能由 α 和 β 微管蛋白组成。树突干中的微管和神经丝不进入树突棘，棘内很少见线粒体和核糖体，但在树突棘基部多见多聚核糖体，它们和伸入树突棘中的滑面内质网有关，它们可能与树突棘中某些蛋白的原位合成相关，并且这些核糖体成分在发育中较成熟后为多。

除了细丝状结构，棘中的唯一来自胞质中的细胞器是滑面内质网。滑面内质网常在树突棘基部出现膨大，由膨大处发出一个管状囊伸入树突棘中，穿过颈部到达末梢，形成树突棘中最主要的结构棘器。典型的棘器多见于大脑皮质呈板层样，由 2～3 层滑面内质网形成，板层间有少量致密物质，在较大的树突棘中可见 2～3 个棘器。树突棘通常在有突触连接的部位膜上有黏着斑，棘器中的致密物质与黏着斑有直接联系。棘器功能尚不清楚，但是在轴突起始段也可见类似的结构（图 4-6）。

树突也可能具有髓鞘，比如嗅球细胞的大树突，但是髓鞘很薄，仅有 4～10 层，且不像轴突的髓鞘随着突起的增粗变厚，节间段也没有质膜下衬膜层，这与轴突也有不同。

树突的生长锥较轴突的生长锥内含物更致密、更大，外形更不规则，更多丝状伪足，还有独特的片状胞质膨胀。

图 3-7 小脑皮质中轴突树突

图中显示数个轴突终末（At1-At3），其中每个轴突终末内均含有大量的突触小泡（sv）及数个线粒体（mit）。其中 At1 与邻近的树突（Den1）形成突触连接。另外图中还显示有部分树突（Den1-Den3）。在树突中除可见线粒体（mit）外，还可见到树突内微管（箭头所示）；在轴突终末与树突之间可见有髓鞘包绕的轴突分布（Ax1-Ax2）。成年大鼠小脑皮质 ×18000

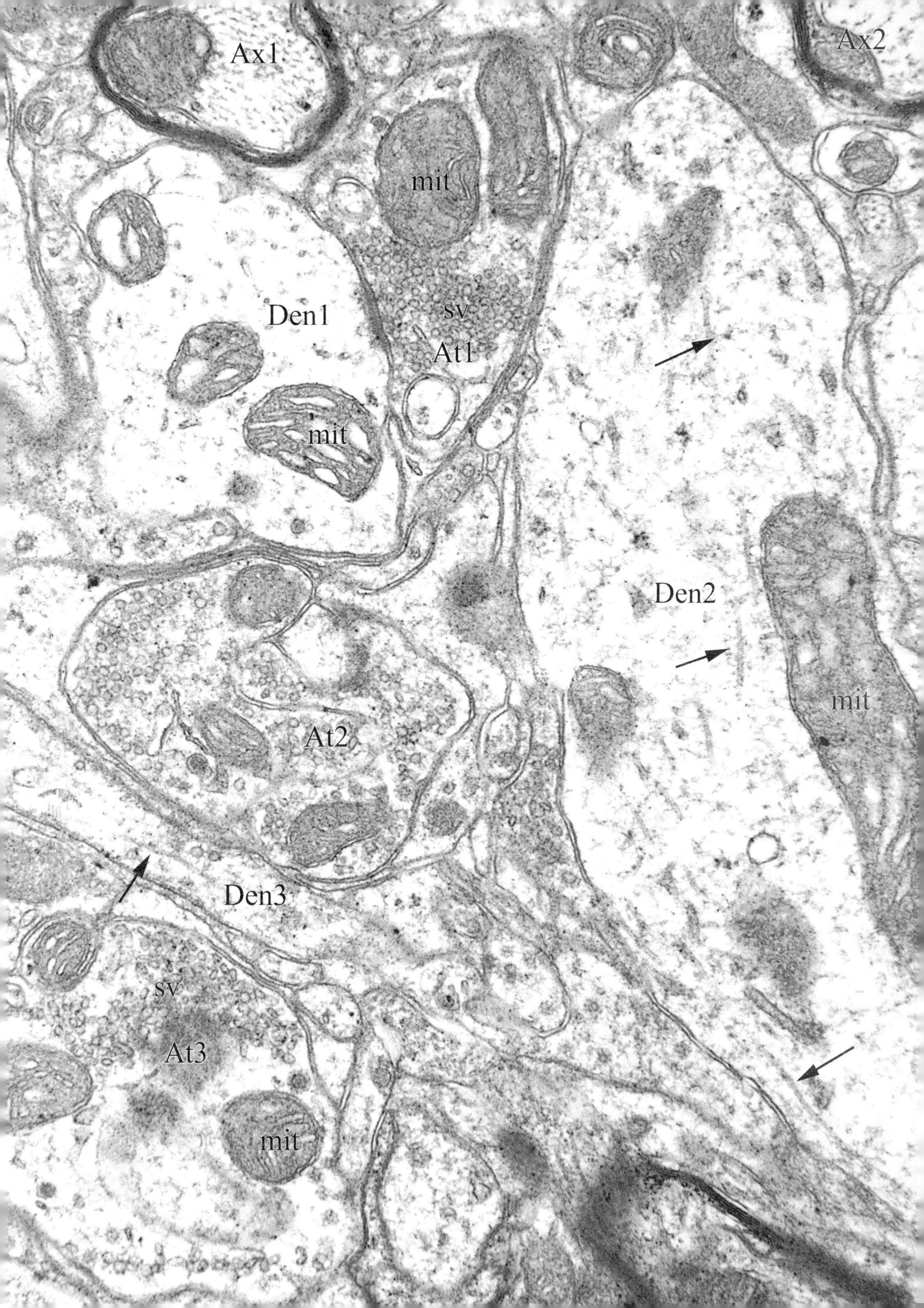

Ax1
Ax2
mit
sv
At1
Den1
mit
Den2
mit
At2
Den3
sv
At3
mit

三、树突的电镜特征

1. 树突内基质成分与核周体相同，含有尼氏体、线粒体、高尔基复合体、滑面内质网、神经丝和微管等。尼氏体在近胞体处与核周体中结构相同，树突基部尼氏质分布在轴心和周围，随着树突远离胞体尼氏体逐渐减少。

2. 具有不规则的轮廓，有棘刺样附属结构突出，内含肥大的线粒体，大量微管，出现突触后特化结构。

3. 较常用的区别树突的标准是成簇的核糖体，尤其当它们与粗面内质网的囊池或小管同时出现时基本可以确定树突的存在。

第二节 轴　突

轴突是神经元的一种特殊突起，除视网膜的无长突细胞、嗅球的颗粒细胞等特殊神经元外，所有神经元都有一个轴突。轴突较细，表面光滑无棘，直径较恒定。轴突分支少，分支直径往往与主干相同，通常在距细胞体较远或近终末处分出，多呈较钝角发出，有些呈直角。

一、轴丘

胞体发出轴突的部分称为轴丘（axon hillock，AH）。光镜下为一无尼氏体的半圆形淡染区，特殊染色法可见纤维束聚集向轴突走向；电镜下轴丘内粗面内质网明显减少，主要的细胞成分是游离核糖体、线粒体、神经丝和微管。随着轴突的延伸，粗面内质网和核糖体逐渐减少甚至消失。在小神经元中，轴丘和胞体没有根本差别（**模式图－10**）（**图3-8**）。

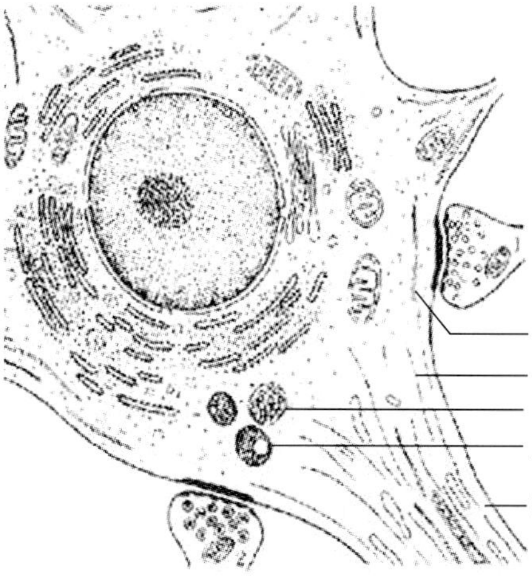

模式图－10　神经元轴丘

在轴丘处可见细胞内微管、神经丝向轴突始段聚拢，当轴丘变窄这些纤维聚集成束，低压电镜下见束状、簇状微管呈致密伸长状态，呈平行排列。微管束的多少与轴突起始段的直径成正比，小的轴突始段可包含一个微管束。这些微管间距离约25nm，其间有横桥连接成阶梯状。因切片时多个微管重叠呈高致密状，这一结构可以作为区别轴突与树突起始段的特征。另一个特征性结构是质膜下致密衬层，低压电镜示此处质膜变厚，但在高解析度下见致密层不与质膜接触，间距 6 ~ 10nm，由颗粒物质构成，边界不清，厚 15 ~ 25nm，呈齿状外观。因此，微管束和致密衬层可作轴突始段的标志。在有髓轴突中，微管束和致密衬层始于直径与轴突相等处，到达髓鞘开始处。在无髓轴突中，微管束和致密衬层消失的位置正好是轴突始段与轴突其余部分的分界。不同神经元轴突始段的长度差别较大，始段常较轴突细，髓鞘出现处直径加倍。当轴突起自大树突旁，可见微管仅在大树突靠近轴突起始处一侧发生聚集束状，另一侧微管正常均匀排列。

轴丘和轴突的始段可有对称性突触结构，此处致密衬层消失，代之以突触后致密体。皮质锥体细胞轴突始段可发出棘，并可借棘形成突触，结构和树突棘上的突触相似。致密衬层在棘基部消失，棘内可含棘器类似结构，有 2 个或多个扁平囊组成，间距 40nm，中间隔 20nm 厚的颗粒状致密层，此结构常与轴膜平行，称为囊器。

二、轴突中的膜性结构

包括内质网（只有滑面内质网进入轴突）、线粒体、小泡（包括多囊体和溶酶体）。在轴丘处可见滑面内质网的囊管从粗面内质网伸出进入轴突。滑面内质网分两类，一类在轴突中心，狭长，不规则囊状管状与长轴平行，多见于 20 ~ 50nm 直径的轴突纵切面中；另一种位于轴突靠外周，靠近轴膜呈弯曲的扁平囊状。在粗大轴突截面中，多见两种囊性结构相连续；小轴突中仅见到中央的囊泡，甚至是单独的囊泡。边缘处可见圆形或扁平囊状内质网囊，在微管神经丝间分布，有时小的囊泡的截面可能与微管的横截面混淆。内质网的发出的囊、管状结构从胞体到轴突末梢都有分布，可能是一个连续的结构。

轴突中线粒体细长与长轴平行，分支少见，可有纵向排列的嵴膜；另外，短的线粒体多出现在终扣（terminal boutons）处，与突触小泡的累积有关。

三、轴突骨架

包括微管、神经丝、微丝（由肌动蛋白组成）。在蛙的外周神经中可观察到三种区域：微管区、神经丝聚集区和膜下区。微管区和神经丝聚集区界限分明，两区都有内质网分布，但线粒体和小泡成分仅见于微管区。

神经丝是中间纤维，横切面观：壁厚 3nm，中心明亮。纵断面观：呈两平行暗带间夹一明亮带。脊椎动物的神经丝有三种多肽组成，分子量分别为 68kD、150kD、200kD。神经丝间可见横桥连接，横桥由一种 195kD 的多肽（是构成神经丝的多肽成分之一）组成，直径 4 ~ 6nm，长 20 ~ 60nm。神经丝核心还有 73kD 的多肽和 105kD 的两种多肽。

微管较粗，直径20~26nm，壁厚6nm，中心明亮。微管壁由13个亚单位组成。微管由α和β微管蛋白组成，α和β微管蛋白二聚体形成原纤维，再由13个原纤维环绕形成管状，相邻的原纤维依次错开，形成二聚体螺旋外观。微管蛋白的组装需要GTP存在，且与微管相关蛋白（MAPs）和tau蛋白两种蛋白相关。tau蛋白仅出现在神经元轴突，70kD左右，介导微管蛋白连接并促进聚合。而MAPs具有与tau蛋白类似的作用，连接微管与其他细胞结构。微管发出的突起有些长20nm，较直，为tau蛋白组成，而MAPs组成的较长大于30nm，可交织成网状。

MAPs有多种亚型，MAP1出现在神经元胞体、树突和轴突，树突中最多；MAP2仅在胞体、树突和树突棘中出现；MAP3见于神经元和胶质细胞，在神经元中仅见于轴突；MAP4仅见于神经元胶质；MAP5见于除神经元末梢、树突棘和突触位置以外的神经元各个部分，MAP5在发育中含量最高，在神经元突起形成过程中起重要作用。

神经丝（neurofilaments，nf）在大轴突中最占优势，中、小型轴突中神经丝与微管的比例下降，而两者的总量似乎与轴突的口径相一致。在细的无髓鞘轴突中神经丝少见或几乎消失，仅见微管且微管的密度随轴突直径的减小而增高。在直径10μm的大轴突中微管面积为15个/μm^2，而到小的无髓轴突中则增至150个/μm^2。相同口径的轴突，中枢轴突中的微管数是外周轴突的两倍。

微管间、微管和线粒体间也有横桥或侧臂，可能由MAP1组成。

图3-8 轴丘及轴突起始段

图的上部是锥体神经元核周体的一部分。轴突由轴丘处从核周体发出。尽管在轴丘处有大量簇状核糖体分布（r），偶有扁囊粗面内质网（ER），但在轴突起始段核糖体锐减，且不见粗面内质网存在。其他胞质内的细胞器，如线粒体（mit）及神经丝则可进入轴突，微管（m）多呈束状分布于轴膜下，但在此放大倍数下，仅可见轴膜着色加重。值得注意的是，有轴突终末（At1-At2）与轴突起始段形成突触，远侧端的At2发自于chandelier细胞。成年大鼠大脑皮质×23000（此图来自Alan Peters et al. *The Fine Structure of the Nervous System*）

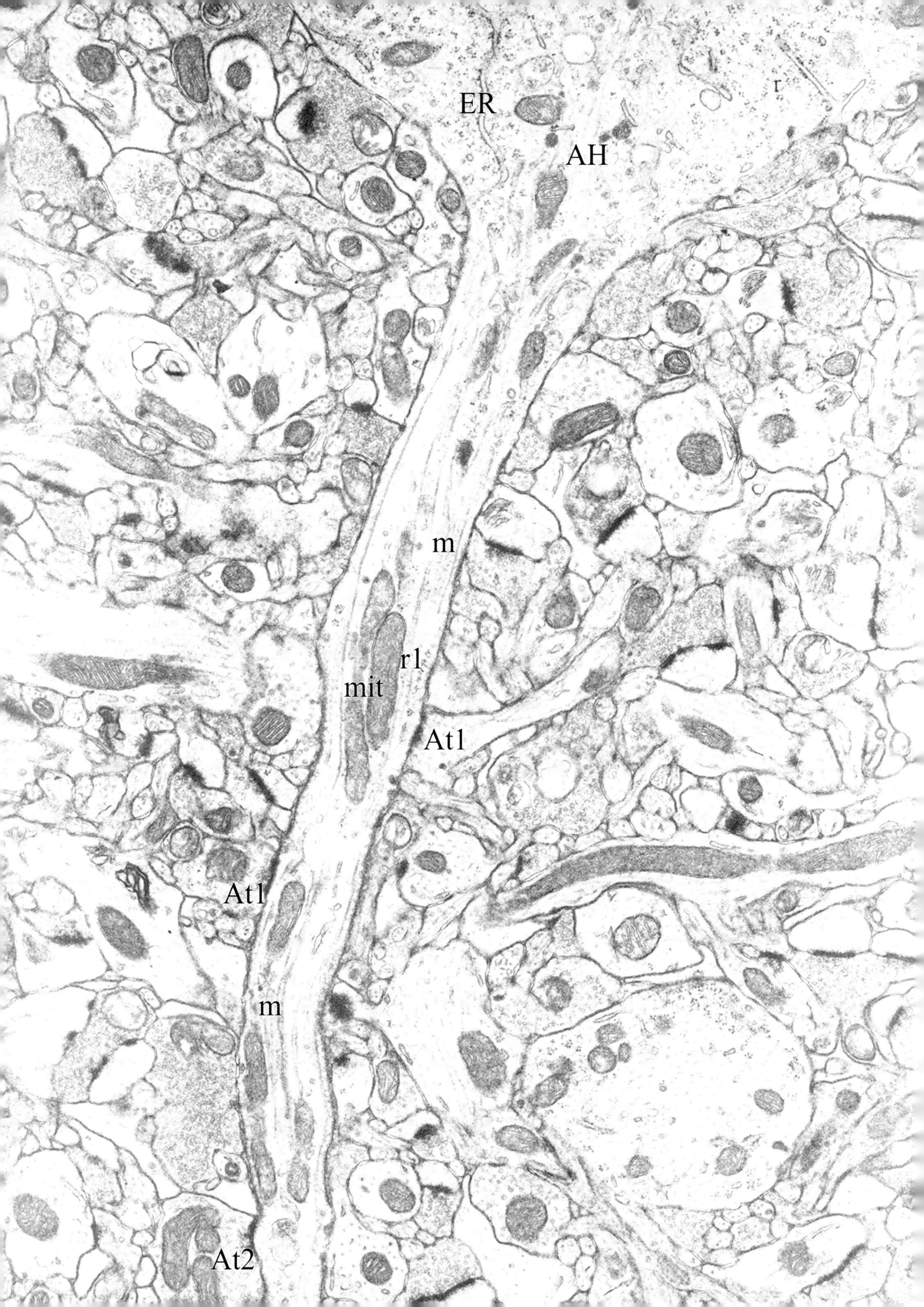

ER
AH
r
m
r1
mit
At1
At1
m
At2

四、膜下区结构

轴膜深层为网状纤维层，主要由肌动蛋白丝构成。它可与其附近的轴浆中微管、神经丝相连接。神经丝、微管、肌动蛋白丝之间由联系分子连接，这样神经丝间、微管间及神经丝－微管间及与细胞器间均存在相互联系。

五、轴膜

轴膜与细胞膜相同，由两条暗带中间夹一条明带组成，不对称，外带可能较内带明亮，原因是内带有特殊的膜内颗粒结构，这种颗粒可能与有髓轴突结间轴膜上的颗粒相同，厚7～8nm（在兴奋时，膜性结构电子致密度升高，厚度增加到12～15nm）。

在以下区域轴膜结构有变化

1. 郎飞结

在两相邻髓鞘段间区的膜内外都有致密层，轴突始段也有类似致密层，但外层较薄，在膜内存在大量膜内颗粒，直径约20nm，P面和E面都有可能与钠通道相关。

2. 结旁区

髓鞘终扣（terminal loops）覆盖轴膜的地方形成连接复合体，蚀刻技术发现，在被髓鞘终扣束缚形成的扇形皱褶脊上排列有特殊的膜内颗粒，可能与结旁区轴膜和髓鞘形成细胞的膜间的连接相关。

3. 化学性突触

在轴膜突触附近的胞膜有致密物聚集。

4. 电突触

轴膜与突触后质膜贴近形成缝隙连接，可见膜内颗粒形成的斑块。

轴浆流，轴突内的物质是流动的，称为轴浆流，轴突内物质成双向运输，称轴突运输，运输的速度较快的称快速运输，而较慢的称慢速运输。慢速运输的速度是每天0.1～0.2mm，从胞体向终末的顺行运输，是由微管、微丝、神经丝在胞体更新过程中形成的微小梁网架，逐渐向轴突末梢移动更新的结果。快速运输的速度是100～400mm/d，双向运输，多为轴质内膜性细胞器、蛋白质和小泡等等的运输。微管是具有极性的，当α和β微管蛋白聚合成微管时，微管两端的聚合速度不同，通常慢速（负minus）端向胞体，而快速（正plus）端向轴突末梢。无论顺行、逆行运输都与微管有关。

六、轴突的电镜特征

1. 轴突较细，表面光滑无棘，分支少，通常在距细胞体较远或近终末处分出。

2. 电镜下轴丘内粗面内质网明显减少，主要的细胞成分是游离核糖体、线粒体、神经丝和微管。随着轴突的延伸，粗面内质网和核糖体逐渐减少甚至消失。

3. 轴突终末呈球状膨大，轴膜增厚形成突触前膜。在突触前部，胞质内含有许多突触小泡、线粒体、滑面内质网以及一些微丝和微管等。

第三节 生 长 锥

神经元发育或再生时末端突出膨大，称为生长锥，是一个运动活跃的扇形终末，在扫描电镜下可见膨大的板状伪足，表面伸出许多细小丝状伪足。突起的主轴内有微管，肌动蛋白主要分布在板状伪足的外层和丝状伪足内，生长锥内还含有肌球蛋白。肌动蛋白丝与生长锥的运动有关，而微管与生长锥的加长有关。生长锥的膜上少见膜内颗粒，并且随着轴突成熟颗粒逐渐增多（**模式图－11**）。

电镜下生长锥内含有滑面内质网、小泡、神经丝和一些微管。神经丝形成核心，由滑面内质网的囊泡包绕，囊管上有微管穿插，肌动蛋白丝形成的网状结构沿质膜的内侧面分布，进入丝状、片状伪足中（**图3-9**）。

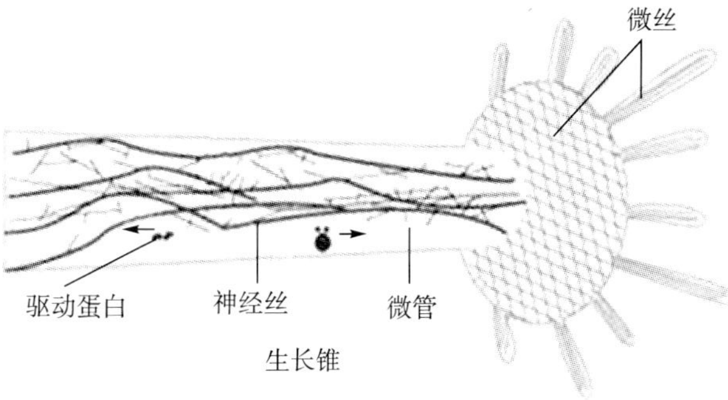

模式图－11 神经元生长锥

在神经毡中通常同时有小的轴突和树突存在，他们的区别主要在于轴突通常成群出现或呈平行排列，或在终末扣结处发散分布，在发散处可见突触小泡数量增多、线粒体增多。

树突通常独立出现，并且常变化方向，树突中含微管很少达到轴突一样的纤细，通常含核糖体末梢可能逐渐减少。由于轴－轴、树－树突触的存在不能完全根据突触的结构断定突起的类型。但事实上轴－树突触最多见，除非突触小泡位于突触后结构中，或此结构有轴突起始部的特征，做出突触后结构为树突的判断还是合理的。

第四节 无髓神经纤维的鞘膜

无髓神经纤维的结构最早由 Gasser 用电镜观察到。通常是直径小于 1μm 的独立轴突嵌入施万细胞的表面，被包裹在独立的凹槽内（**图3-10**）。每个施万细胞以此方式包裹很多个轴突。例如，Elfvin 记录了猫的脾神经一个施万细胞包裹 5～15 根轴突，

Dixon 发现在大鼠三叉神经中可同时包裹 7～21 个节纤维。罕见轴突间互相接触，Holland 发现 96% 以上的下齿槽神经中无髓轴突都被封在独立的沟槽中。一个单独的施万细胞并不包裹一组轴突的全长，神经鞘膜是由一串施万细胞形成的，轴突被一连串施万细胞依次包裹。相邻的施万细胞间可有吻合和重叠，所以一个细胞的胞质可以伴随轴突一起进入另一个施万细胞包裹的区间。连续切片观察发现，多数施万细胞的片状胞质延伸物可以没有分支或分为两支，因此在单一切面上观察到薄切片中所见鞘膜的复杂性主要由于相邻的施万细胞的交错结构，而不是由一个细胞产生的多个分支。每个施万细胞的核通常位于细胞的中部，此处的细胞器和核周体使鞘膜凸起，和形成神经细胞体外周囊的卫星细胞一样，大多数粗面内质网位于核周体中，这里也是高尔基器多见的区域。施万细胞中其他细胞器可见微管、线粒体，偶见溶酶体。许多细胞内还有明显的中间纤维束存在，这些纤维与血清来源的胶质纤维酸性蛋白反应。在牛脾的肾上腺素能神经轴突中发现巨大的线粒体直径 1.5～2.5μm，长 4μm。这种形成鞘层，使几个独立的无髓神经轴突被同一个施万细胞分隔包裹的形式，在猫、大鼠、人等多种属的外周神经系统均被描述过。

图 3-9　培养交感神经元生长锥

插图为相差图片，图底部高度折射的为神经元的核周体（N）及由其延伸出的神经纤维（f）。纤维指向的为生长锥，箭头所示为丝状伪足。

电镜图片所示为同一生长锥，多数丝状伪足均可见（箭头所示）。图底部为神经纤维（f）的末端，其胞质内外周可见微管，中心区域内可见线粒体（mit）和小囊泡（v）。当纤维延伸入生长锥，胞质内可见到密集排列的细胞器、线粒体（mit1）、扁囊状的滑面内质网（SR）和小囊泡（v1），这些小囊泡大多含有致密内容物，另外还有一些致密体呈髓样结构。在生长锥远侧边缘区域内细胞器变的稀少，因此在质膜下无细胞器区内的基质为微丝。新生大鼠颈上神经节，培养 1 天。相差 ×1350，电镜 ×14000（此图来自 *Alan Peters et al. The Fine Structure of the Nervous System*）

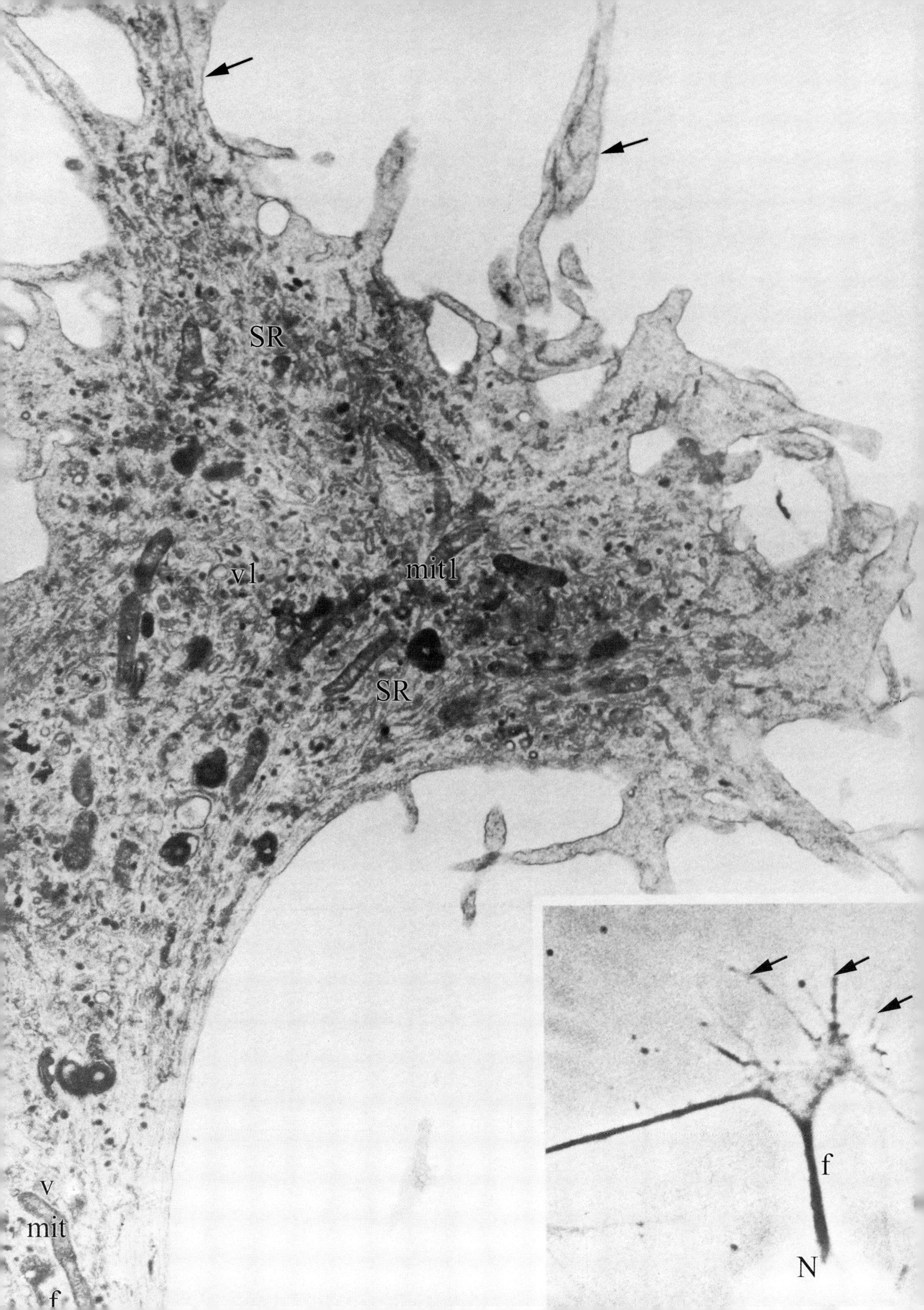
SR
vl
mitl
SR
v
mit
f
f
N

第五节　有髓神经纤维的髓鞘

在光镜切片中进行脂肪或神经角蛋白染色，髓鞘呈现为围绕轴突的管道，并且以规则（均等）的长度形成间断，间断处为朗飞结，相邻朗飞结间的髓鞘称为结间区。在一个外周神经或者一束中枢神经中，轴突直径越大，髓鞘越厚。在外周神经髓鞘形成的早期，这两个因素并无相关性，但之后髓鞘生长过程中，似乎形成了对于不同直径的纤维都符合的比例常数。轴突直径和经髓鞘外部测量的纤维直径间的比例，在外周神经和神经束中不同，在成年大鼠的外周神经比值约为0.6，直径越小的纤维比值越低，在中枢神经系统比值较高，在锥体束和视神经比值约为0.75，可见对于直径相等的轴突，中枢比外周具有更厚的髓鞘（**图3-10和图3-11**）。髓鞘结间区的长度也随神经纤维直径的增加变大。粗略估计，结间区的长度是纤维直径的100～200倍。在脊神经根和坐骨神经的研究发现，经计算，一个髓鞘段的体积与其包裹的轴突的表面积近似正比。但在某些硬骨鱼类，髓鞘结间区的长度成比例地变短，并且结间区的长度随年龄变化，在成年动物可能不同纤维的长度不等。主要的决定因素包括：

图3-10　有髓及无髓神经

上图显示一有髓神经纤维，神经纤维的轴突（Ax）由施万细胞（SC）所缠绕形成排列整齐的半层结构髓鞘（my）。另外在轴突内可见到有横断的微管（m）、神经丝（nf）及髓鞘内层形成的轴系膜（mes）。施万细胞膜延伸轴突部形成舌状突起（T）。成年大鼠坐骨神经×15000（此图来自河北医科大学电镜室）

下图显示无髓神经纤维　图中可见大量的轴突（Ax）被施万细胞（SC）所包绕，它们有共同的基板（B），但并未形成板层样结构，轴突内可见有横断的微管（m）。成年家兔面神经×30000

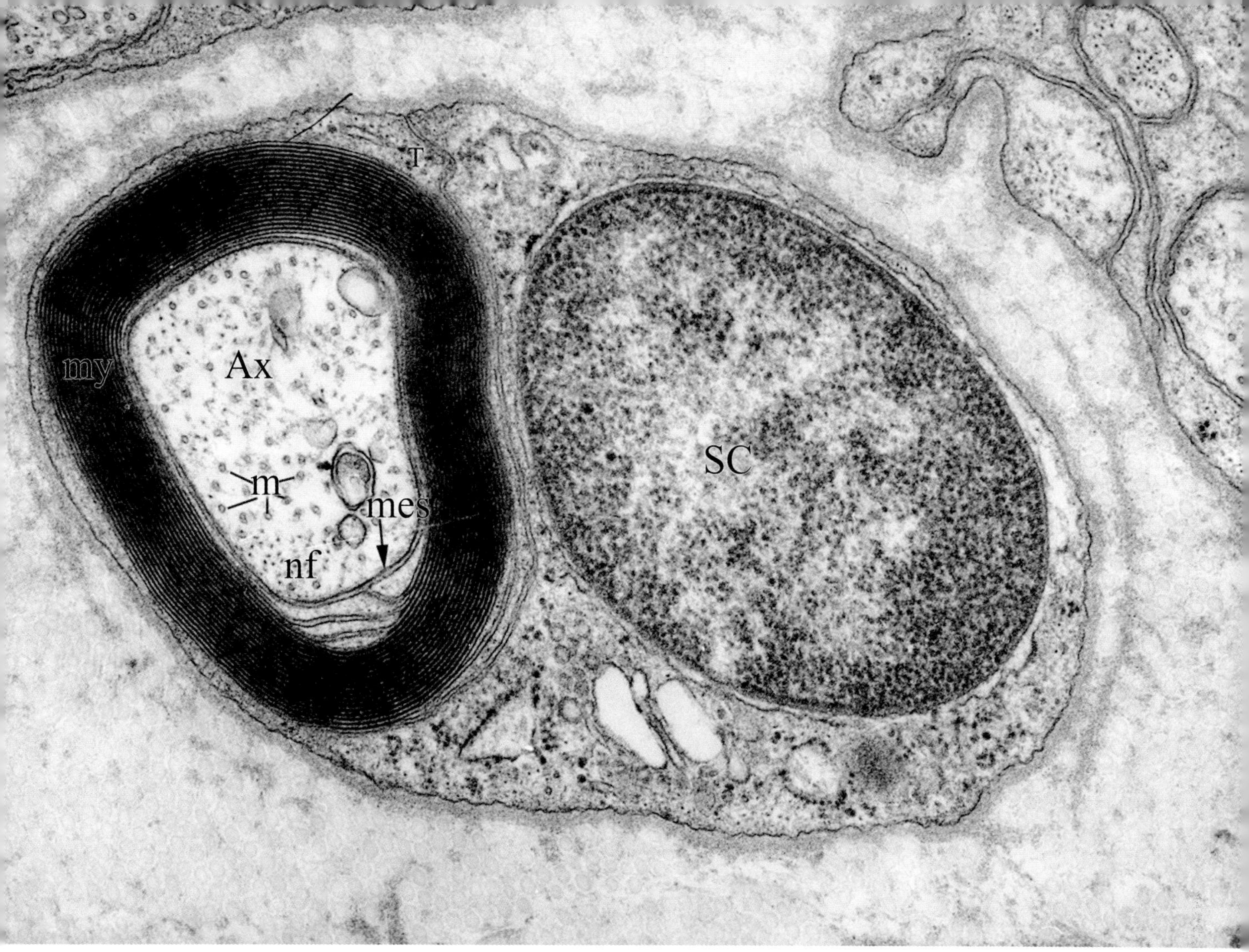

T
my
Ax
m
mes
nf
SC

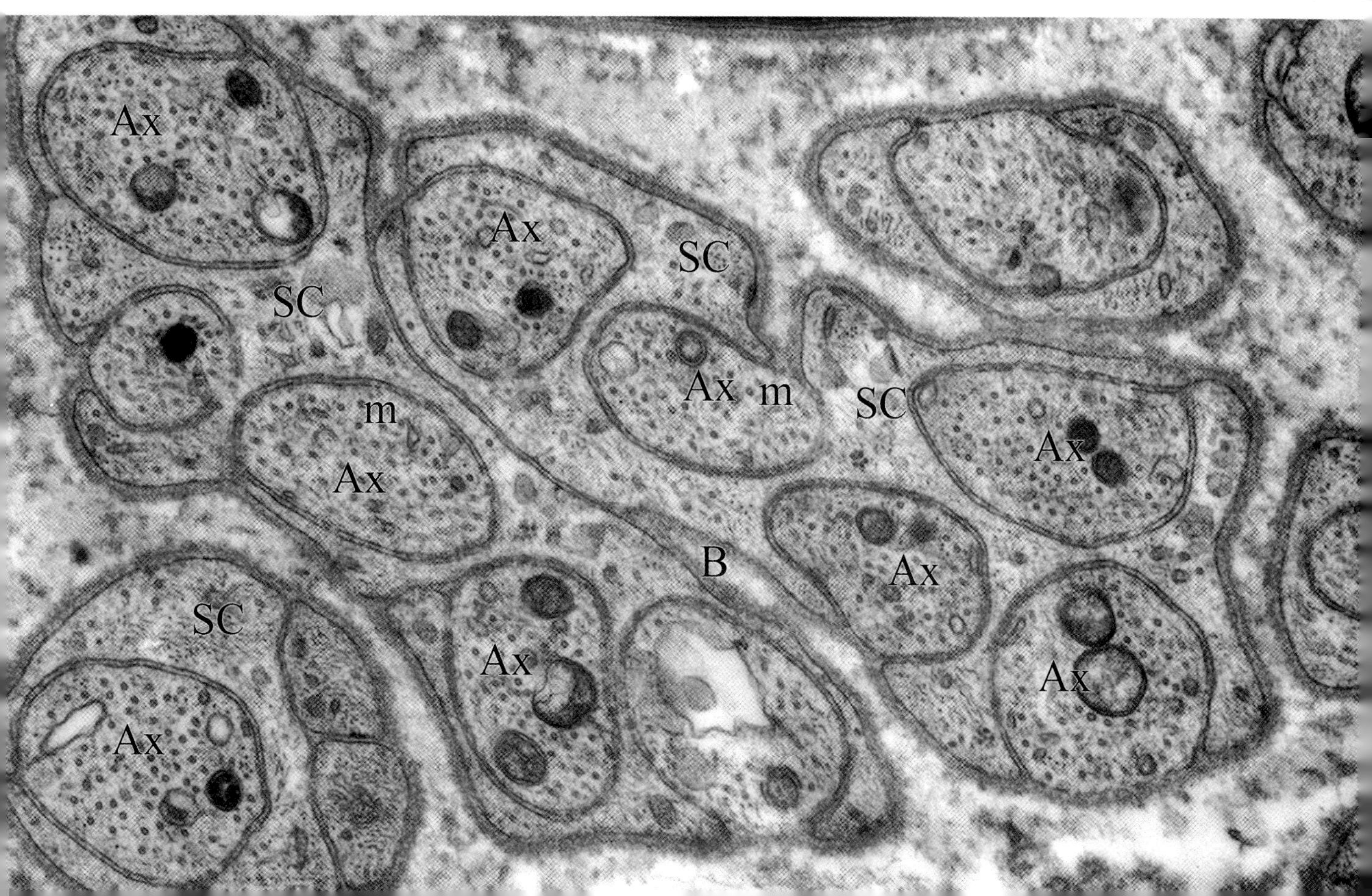

Ax
SC
Ax
SC
Ax
m
Ax
m
SC
Ax
Ax
B
SC
Ax
Ax
Ax

1．一个成熟的轴突在到达其支配区域时完成被施万细胞的包裹。

2．髓鞘形成发生在轴突直径达到1～2μm时。

3．在接下来的轴突长度变化中仅出现结间区的延长，而没有新的结间区的增加。因此支配远端肢体的神经长度变化更大，所以坐骨神经比面神经的结间段更长，即使纤维直径相同。

4．对于单一的神经，总是较大的神经纤维的髓鞘先形成，因此，直径较大的神经的结间区较长，而较细的神经结间区较短，它们的髓鞘生成较晚。

一、外周髓鞘

外周的髓鞘最早被认为是均一的层状结构，和之前在偏振光和X线衍射法观测的结果吻合。在此之后电镜制片技术发展，观察到了更为清晰的片层，高分辨率的图像，发现髓鞘是同心环层结构，片层反复重叠，间隔12nm。这种结间区髓鞘的同心环层结构由外周神经系统中的施万细胞构成（**图3-10**）。在横切面上，每层髓鞘都可见施万细胞的胞质，拉长的施万细胞核位于胞质的外侧，通常处在结间区髓鞘的中间部位，最外层的质膜被一层基膜包裹。中间空隙（intraperiod gap）大约2.5nm宽，经锇酸蒸气处理显示为5.5nm宽的主致密线间的空隙，在常规处理的样品中，宽应该为3.5nm（**模式图－12**）。电镜所见可以解释为主致密线和段间线分别是形成髓鞘的施万细胞膜的胞质（明板）和外叶层（暗板）对合形成。在当时流行的单位膜理论认为，较透明的区域对应脂质双分子层，以现在的质膜流动镶嵌模型则难以解释，或许镶嵌在脂质双分子层内蛋白质的裸露端与嗜锇性相关，使髓鞘片层深染，这与研究显示段间线内含有Po-糖蛋白（含糖蛋白）、髓鞘含有碱性蛋白的结果一致，衍射图像也支持髓鞘碱性蛋白位于致密线。

图3-11 有髓纤维轴突（冷冻蚀刻）

冷冻蚀刻图显示大鼠脊髓有髓纤维轴突（Ax1-Ax4）和围绕其轴突的髓鞘板层（my）。成年大鼠脊髓×14000

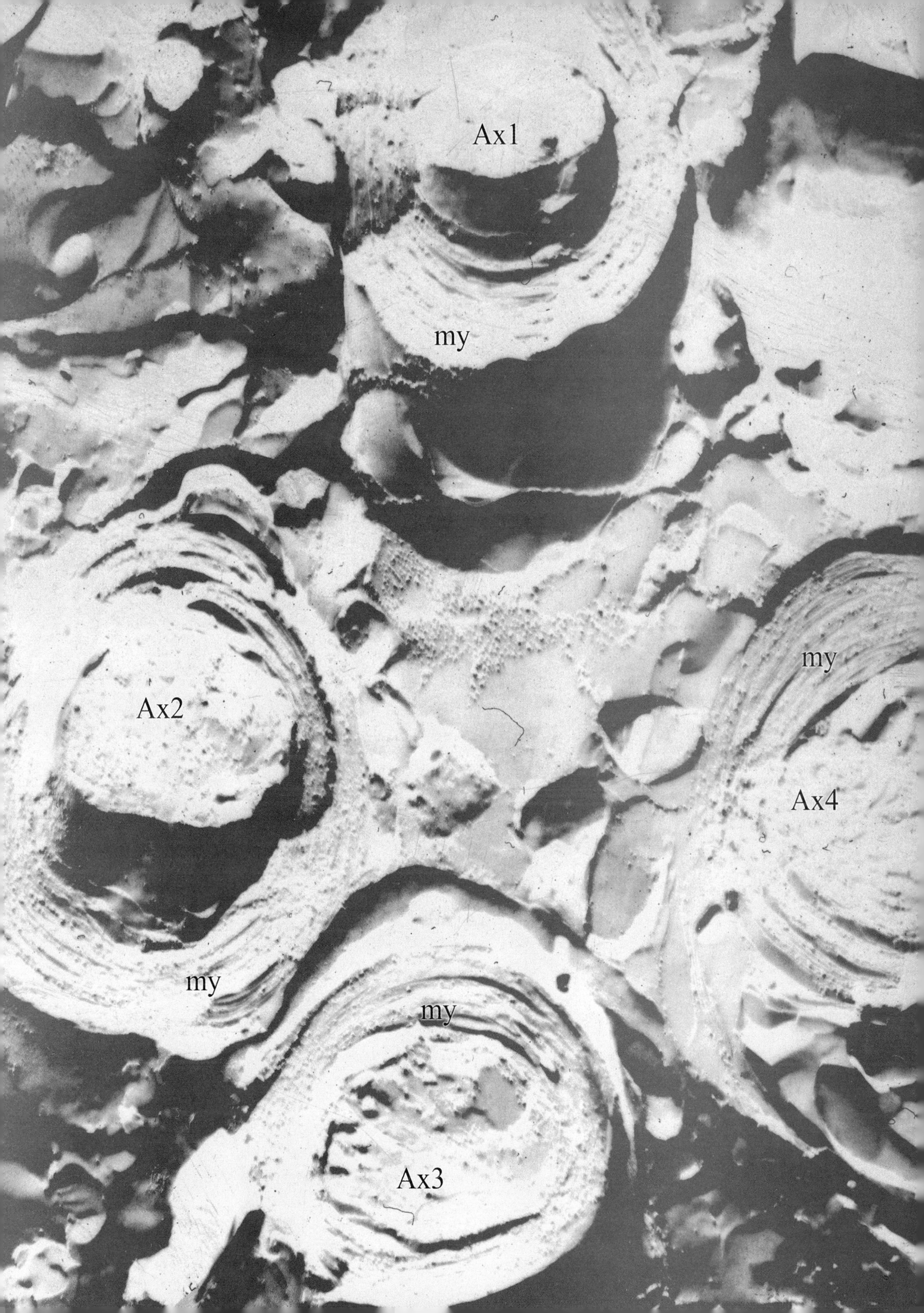
Ax1
my
my
Ax2
Ax4
my
my
Ax3

二、中枢髓鞘

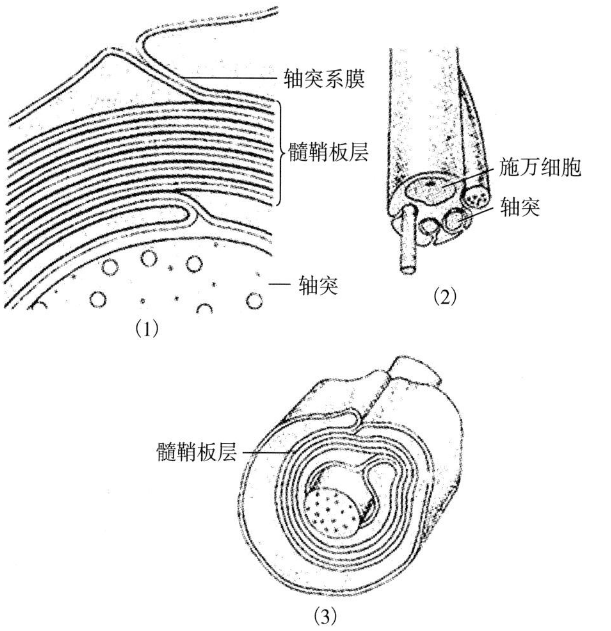

模式图 –12 神经纤维髓鞘

通常，中枢神经系统内的髓鞘中胞质不形成完整层，但在两侧内轴突系膜的一部分圆周上较集中，横截面显示，内轴突系膜和外侧胞质的舌样突起位于同一个象限内，Peter发现这一现象出现在成熟的猫和大鼠视神经中约75%的髓鞘中。中枢其他区域也有类似现象，如前联合前肢，且在外周神经髓鞘发育的早期也存在。在髓鞘形成早期，髓鞘形成细胞，现在通常认为是少突胶质细胞的薄突起开始附在轴突的外表面，中间间隔约12nm的空隙，接着突起延长将轴突完全包裹，此时可有轴突系膜形成，对应外周神经髓鞘形成中的突起游离缘。其时，轴突已经位于髓鞘形成细胞构成的管道中，值得一提的是不管是此时还是接下来的阶段突起中的核都不会环绕轴突。需要注意的是，此时神经胶质细胞和轴突间形成卫星关系的阶段，和外周神经髓鞘形成根本不同。在外周神经施万细胞与大量轴突联系，并且通过细胞分裂数目逐渐增加，最后分隔出单独的轴突包绕形成髓鞘。而在中枢神经，一个少突胶质细胞的某一突起一旦仅包绕一个轴突，立刻启动了不规则的螺旋环绕过程（**图3-11和3-12**）。

图3-12 有髓纤维轴突（冷冻蚀刻）

冷冻蚀刻图显示，大鼠脊髓一纵行有髓纤维轴突（Ax），在轴突内可见到线粒体（mit），以及轴突的两侧断续可见髓鞘板层（my）。成年大鼠脊髓 ×20000

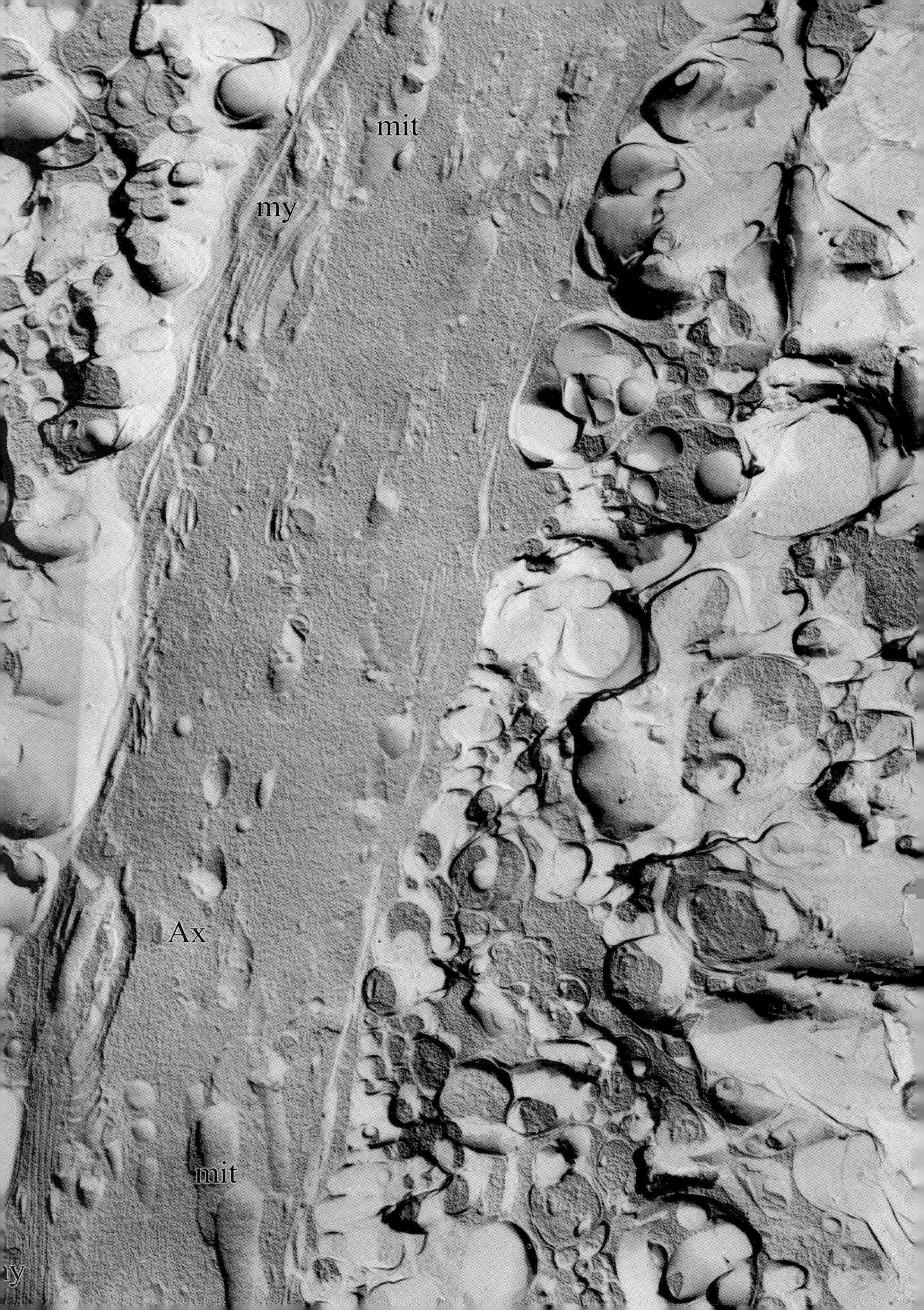
mit
my
Ax
mit
my

三、髓鞘形成机制

髓鞘的螺旋环绕的薄板是如何形成尚不确定，在外周神经系统，一个施万细胞与髓板的每个结间区联系，人们设想轴突系膜的逐层环绕是由施万细胞围绕轴突旋转运动产生的，有些组织培养的结果支持此假设，他们观察到施万细胞的核具有与旋转运动一致的变化。但 Speidel 称在蝌蚪的尾部神经的生长中未观察到类似的旋转运动。Bunge 等最近进行了重复的研究，他们在组织培养中发现外周神经髓鞘形成过程早期施万细胞核的环绕运动很频繁，但是核旋转的数量较少，与髓鞘形成层数不一致。有文章记载电镜观察施万细胞核的运动，基于此，Bunge 等人得出结论认为，在髓鞘形成过程中施万细胞核和神经纤维互相扭转，这是由环绕的髓鞘膜内叶的运动引起的，与轴突系膜外叶的进展无关。事实上，施万细胞核的大体运动方向与螺旋内侧端的环绕方向相同，因此与外侧端的环绕方向相反。这说明轴突系膜环层早期的生长与内侧末端在轴突表面的螺旋主动性进展相关。

另一个影响外周神经完整髓鞘生长的因素是轴突的直径，髓鞘厚度的线性增长通常与发育中轴突口径相关。一个髓鞘截段膜的总面积与其覆盖的轴突表面积最为相关，但需要指出，同一轴突上的髓鞘截段的生长模式不同，并且同一种动物的几个神经纤维群体髓鞘的测量发现其生长速度也不同。完整髓鞘的厚度在实验造成轴突口径变化后发生改变。环绕轴突较细的髓鞘因为水肿或远端压迫而肿胀。如果轴突和髓鞘在结扎远端发生生长迟缓，解除结扎可以加速轴突和髓鞘的增长。

图 3-13 病变神经纤维髓鞘

上图示脊髓内病变的神经纤维髓鞘，视野中可见到大量有髓纤维轴突（Ax），可同时见到围绕轴突（箭头所示）变性的神经纤维髓鞘板层离散状态。成年大鼠脊髓 ×7100

下图示人脑胶质瘤周围病变的有髓神经（Ax）髓鞘，可见变性的神经纤维髓鞘板层形成髓鞘球（箭头所示）。人脑胶质瘤周围组织 ×15000

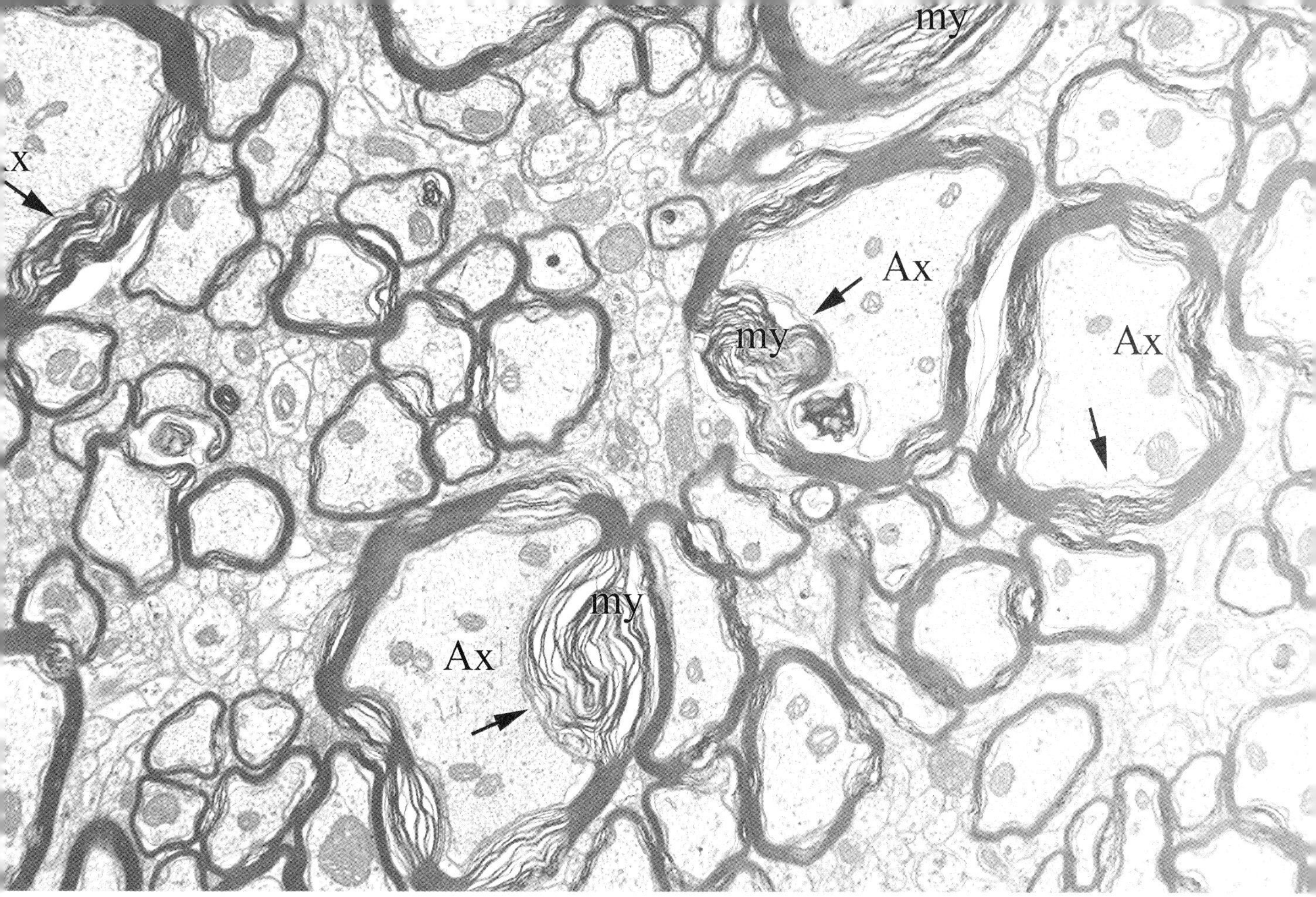
my
Ax
my
Ax
my
Ax

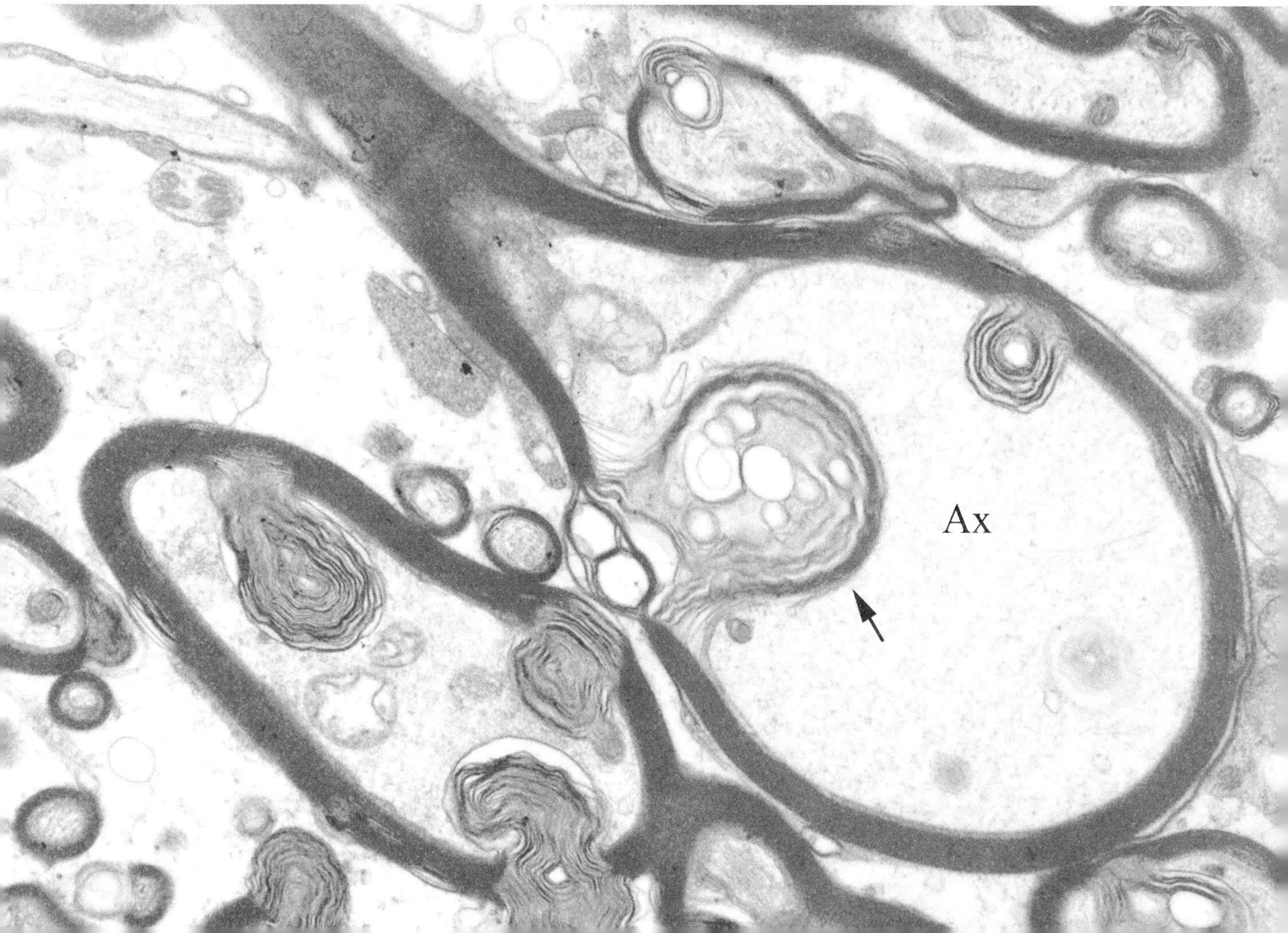
Ax

中枢神经的髓鞘形成不是来自于髓鞘形成细胞的旋转，因为中枢神经系统中髓鞘形成细胞与不止一个的髓鞘结间区联系，意味着通过细胞体旋转形成连续的螺旋不可能。而且，如果假设中枢神经髓髓鞘的生长在螺旋的末端发生，新生成的膜层必须是断断续续的，而不是连续的，发育中的髓鞘横切面显示内轴突系膜和外侧突起位置并非随意，互相有联系。其实他们倾向于位于髓鞘的同一个四分象限内。如果生长是一个连续的过程，观察到的髓鞘螺旋位置应该是随意的。Fraher 提出，内侧和外侧轴突系膜间存在类似外周神经的联系，但是这种分布于同一象限的趋势随着髓鞘的增厚而降低。无论形成机制如何，完整髓膜的形成不是髓鞘形成完成的信号，在轴突被包裹后仍然增加直径，因此髓鞘必须可以扩大与之适应。髓鞘内径的增长受到周围环绕的多层髓板位于各个位点的协同联系的影响。这个想法受到髓鞘中脂质液态结晶情况的支持，在这种状态下蛋白和脂质可以在膜层间容易而快速的运动。另一种可能的机制是髓膜层间互相滑动，这种运动被认为发生在实验性中枢轴突水肿和外周神经结扎后肿胀的近侧端。

在神经系统的某些病变或肿瘤中也可发生神经髓鞘的病理变化，如神经脱髓鞘以及髓鞘板层离散等。需要指出的是在电镜样品制作过程中，由于标本取材固定的不及时或固定不完全时也可出现髓鞘板层离散等现象（图 3-13）。

第四章 突　　触

突触（synapse）是指两个神经元之间或神经元与效应器细胞之间相互接触、并借以传递信息的部位。synapse 来自希腊语，原意是“接触”或“接点”。1897 年英国神经生理学家谢灵顿（Charles Scott Sherrington）在研究脊髓反射时，以 synapse 表示中枢神经系统神经元之间相互接触并实现功能联系的部位。

第一节　突触的分类

神经元之间信息传递的传导主要是化学突触，它需要突触前细胞借助化学信号（神经递质）将信息转送到突触后细胞；另外一种需借助于电信号传递信息，称为电突触。化学突触或电突触均由突触前、后膜以及两膜间的窄缝——突触间隙所构成，但两者有着明显差异。

根据突触接触的部位，一般来说高等哺乳动物最主要的突触接触形式有以下三种：①轴突－树突突触：一个神经元的轴突末梢与下一个神经元的树突相接触。②轴

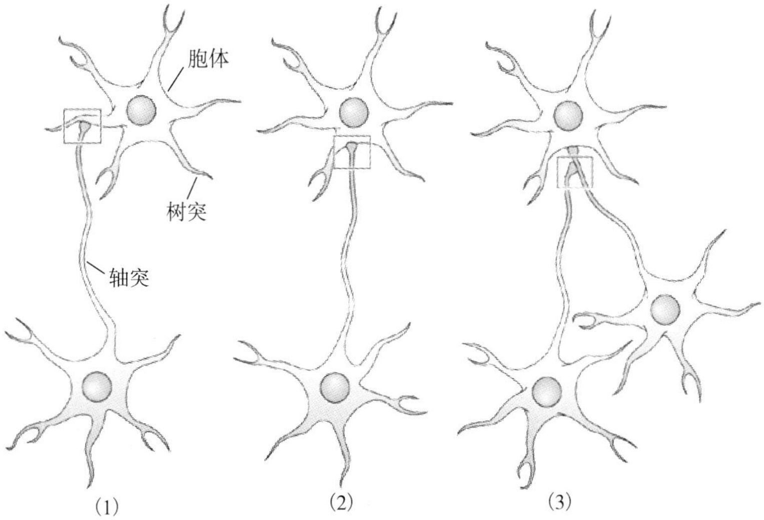

模式图－13　常见的三种突触形式

（1）轴－树突触；（2）轴－体突触；（3）轴－轴突触

突－胞体突触：一个神经元的轴突末梢与下一个神经元的胞体相接触。③轴突－轴突突触：一个神经元的轴突末梢与下一个神经元的轴丘或轴突末梢相接触（**模式图－13**）。除上述三种主要突触形式外，电镜下观察无脊椎动物和低等脊椎动物的神经组织时，发现神经元之间的任何一部分都可以彼此形成突触，如树突－树突型突触、树突－胞体型突触和胞体－胞体型突触等，但这三种突触常为电突触。

根据突触前细胞传来的信号，是使突触后细胞的兴奋性上升或产生兴奋，还是使其兴奋性下降或不易产生兴奋，化学突触和电突触又都相应地被分为兴奋性突触和抑制性突触。

第二节　突触的结构特点

一、化学性突触

光镜下，多数突触的形态是轴突终末呈球状或环状膨大，附在另一个神经元的胞体或树突表面，其膨大部分称为突触小体（synaptic corpuscle）或突触终扣（synaptic bouton）。根据两个神经元之间所形成的突触部位，则有不同的类型，最多的为轴－体突触（axo-somatic synapse）和轴－树突触（axo-axonal synapse），此外还有轴－棘突触（axo-spinous）、轴－轴突触（axo-axonal synapse）和树－树突触（dendrodendritic synapse）等。通常一个神经元有许多突触，可接受多个神经元传来的信息，如脊髓前角运动神经元有2000个以上的突触。大脑皮质锥体细胞约有3万个突触。小脑普肯耶细胞可多达20万个突触，突触在神经元的胞体和树突基部分布最密，树突尖部和轴突起始段最少。

图4-1　突触球

图中显示一个大突触球由多个神经成分构成。图中央为一轴突的终末（At），它与周围的树突（Den1-Den6）形成突触连接。轴突终末（At）内充满着清亮的球形小泡，构成了突触前区的主要成分。它与周围的树突Den1～5形成了5个非对称连接，同时在突触后膜下分别可见到有致密物质聚集（箭头所示）。在突触前后膜之间为突触间隙（＊）。图中Den6与轴突终末形成对称性突触连接（箭头所示）。大鼠间脑室旁核×40000

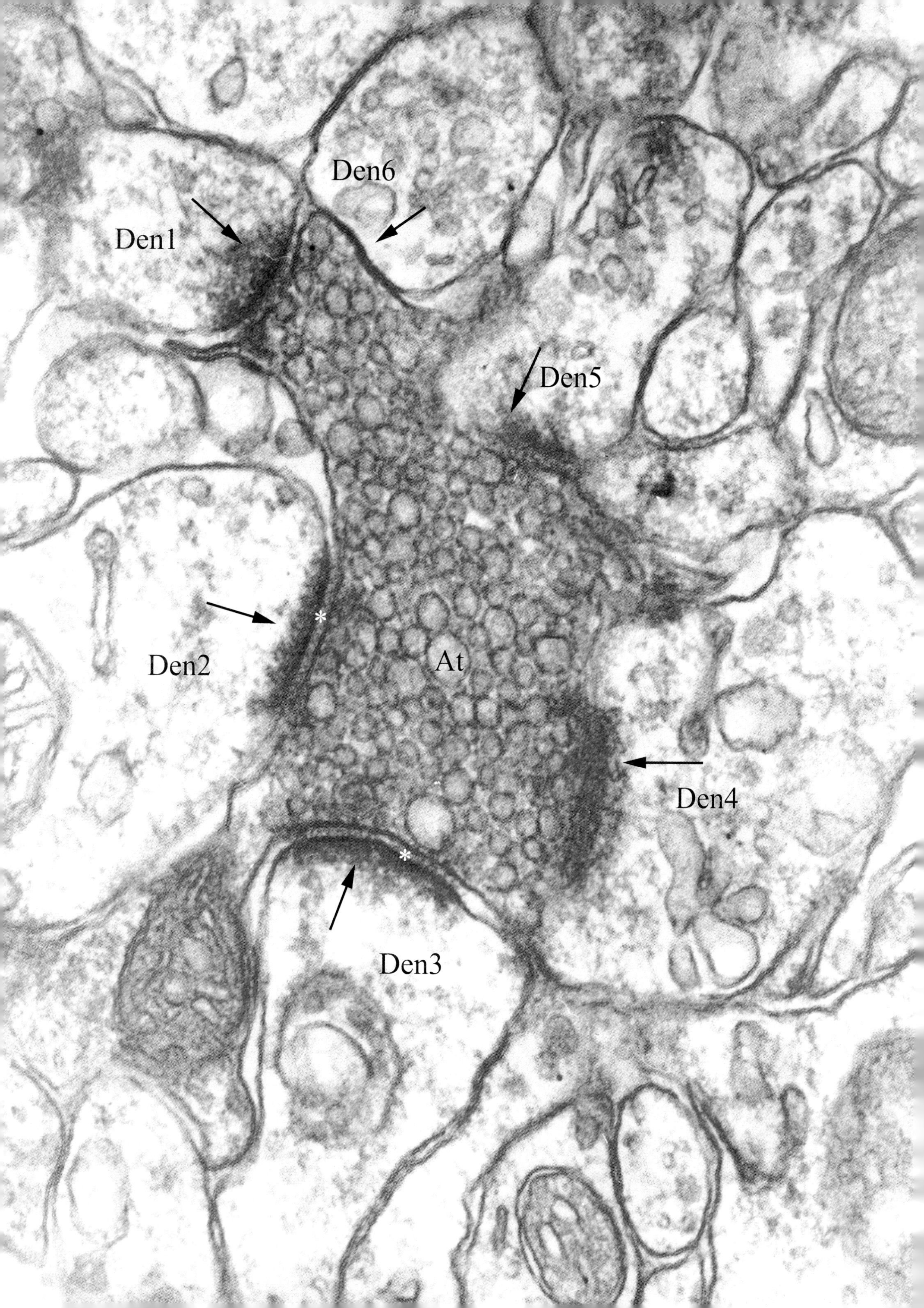
Den6
Den1
Den5
Den2
At
Den4
Den3

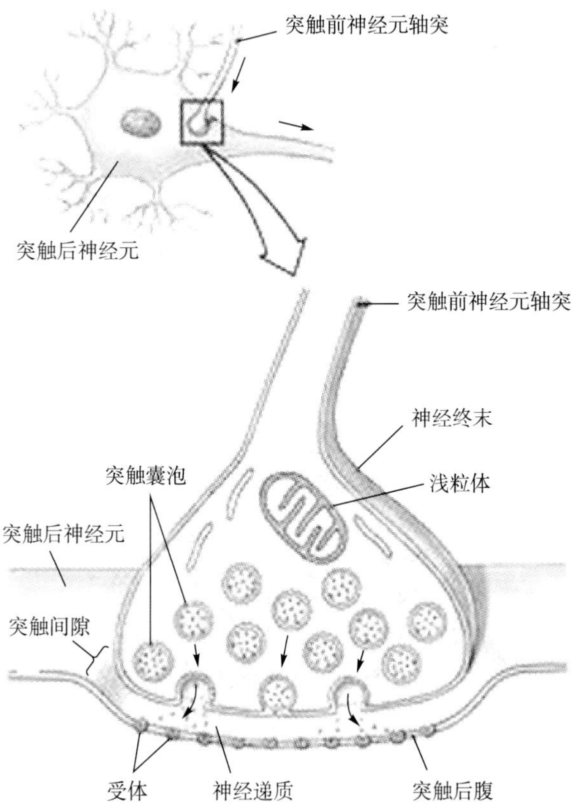

模式图－14 化学性突触的结构组成

电镜下观察，突触由三部分组成，即突触前部、突触间隙和突触后部。突触前部和突触后部相对应的细胞膜较其余部位略增厚，分别称为突触前膜和突触后膜，两者之间的狭窄间隙称为突触间隙（**模式图－14**）（**图4-1**）。

1. 突触前部（presynaptic element）

神经元轴突终末呈球状膨大，轴膜增厚形成突触前膜（presynaptic membrane），厚6～7nm。在突触前部胞质内含有许多突触小泡（synaptic vesicle）、线粒体、滑面内质网以及一些微丝和微管等。突触小泡是突触前部的特征性结构内含化学物质，称为神经递质（neurotransmitter）。不同突触内的突触小泡其所含神经递质不同，形状、大小也皆不相同。

图4-2 小脑皮质中轴突树突

图中轴突终末（At1-At4）中含有大量的突触小泡，它们与相邻的树突（Den1-Den3）形成突触连接，其中致密髓鞘包绕的为有髓神经纤维（Ax1-Ax3）。成年大鼠小脑皮质×20000

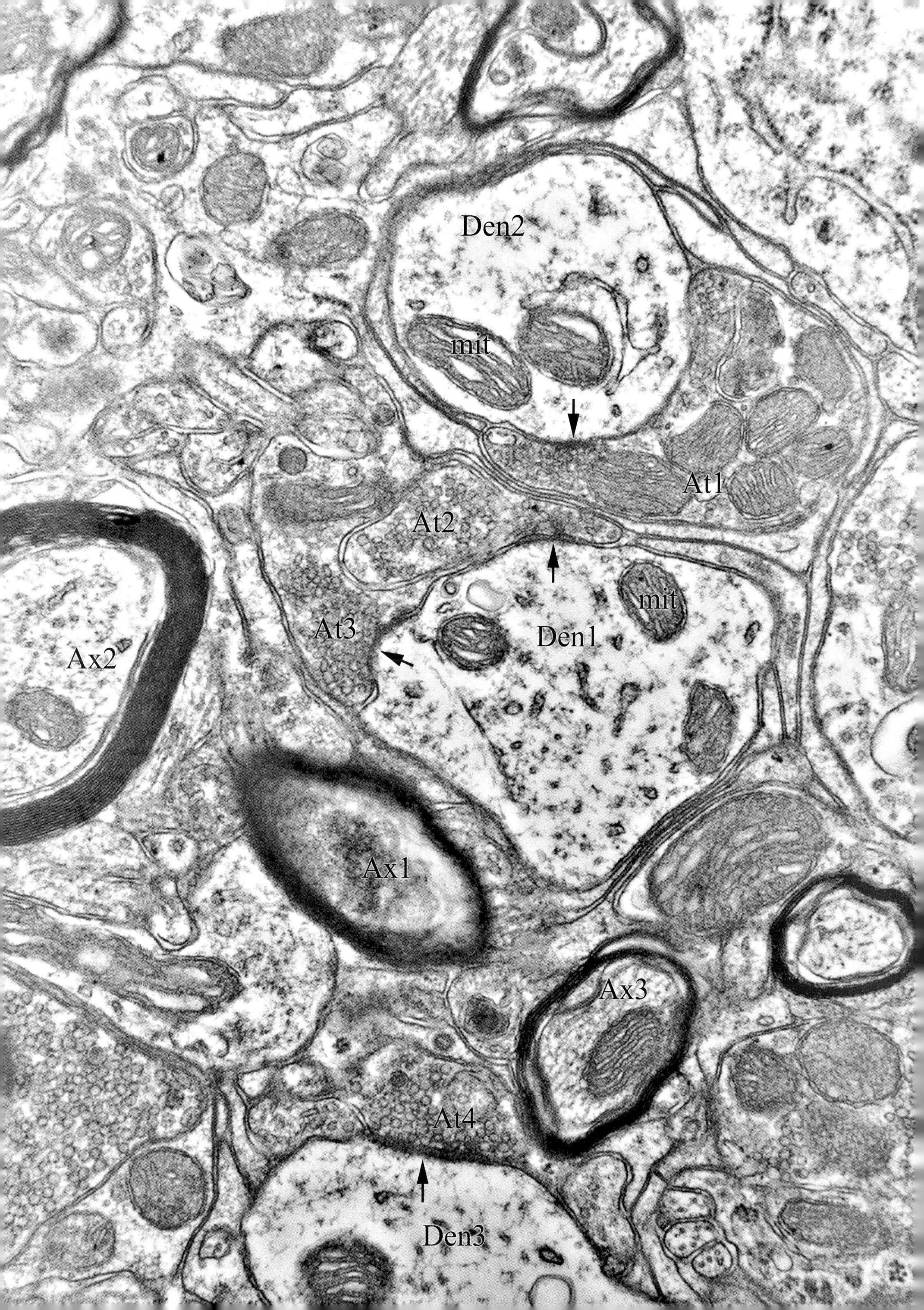

Den2
mit
At1
At2
At3
mit
Den1
Ax2
Ax1
Ax3
At4
Den3

常见突触小泡类型有：

（1）球形小泡（spherical vesicle）：直径 20 ~ 60nm，小泡清亮，其中含有兴奋性神经递质，如乙酰胆碱。

（2）颗粒小泡（granular vesicle）：小泡内含有电子密度高的致密颗粒，按其颗粒大小又可分为以下两种：

1）颗粒小泡直径 30 ~ 60nm，通常含胺类神经递质，如肾上腺素、去甲肾上腺素等。

2）大颗粒小泡直径可达 80 ~ 200nm，所含的神经递质为 5-羟色胺或脑啡肽等肽类。

（3）扁平小泡（flat vesicle），小泡长径约 50nm，呈扁平圆形，其中含有抑制性神经递质，如 γ-氨基丁酸等。

各种神经递质在胞体内合成，形成小泡，通过轴突的快速顺向运输到轴突末端。研究发现，在中枢和周围神经系统中，两种或两种以上神经递质可共存（coexistence neurotransmitter）于一个神经元中，电镜下可观察到，在突触小体内可有两种或两种以上不同形态的突触小泡共存。如交感神经节内的神经细胞，有乙酰胆碱和血管活性肠肽（acetylcholine and vasoactive intestinal polypeptide）。前者支配汗腺分泌，后者作用于腺体周围的血管平滑肌使其松弛，增加局部血流量。神经递质共存的生理功能是协调完成神经生理活动，使神经调节更加精确和协调。越来越多的研究表明，递质共存不是个别现象，而是一个普遍性规律，有许多新的共存递质和新的共存部位已被证实，其中多为非肽类递质（胆碱类、单胺类和氨基酸类）和肽类递质共存。

图 4-3 小脑皮质中突触及树突

上图视野中部为轴突终末（At）与相邻树突（Den）形成的非对称性突触连接，轴突终末可见球形小泡（sv）和线粒体（mit），Ax 示有髓轴突。成年大鼠小脑皮质 ×30000

下图所示为中脑黑质中一个轴突终末（At）与相邻的神经元胞体形成轴体对称性连接，在突触前区内可见清亮小泡和颗粒小泡（箭头所示）。在突触后区内可见粗面内质网（ER）、线粒体（mit）及核糖体（r）。成年大鼠中脑黑质 ×44000

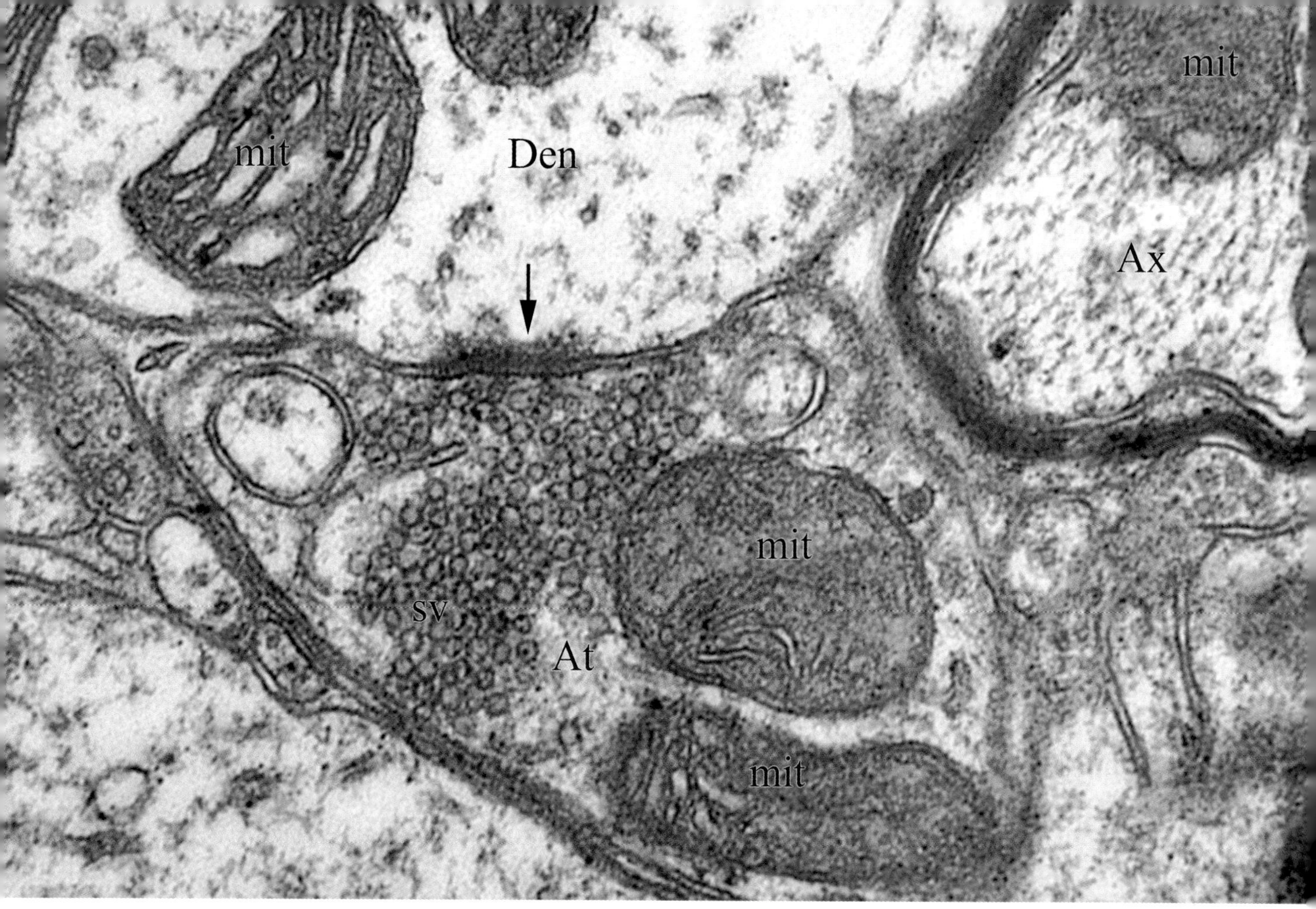
mit
Den
mit
Ax
mit
sv
At
mit

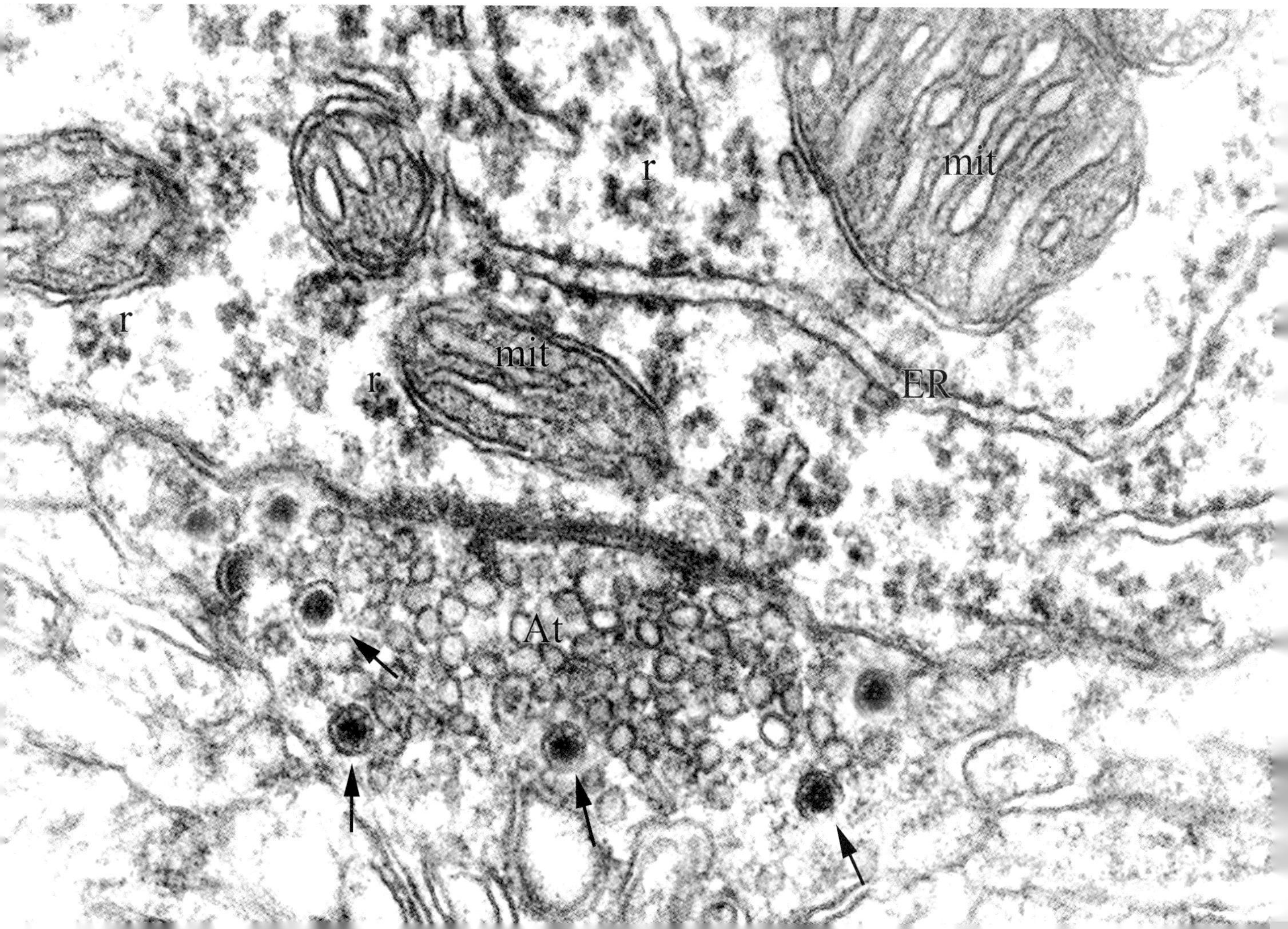
r
mit
r
r
mit
ER
At

关于突触小泡的包装、储存和释放递质的问题，现已知突触体素（synaptophysin）、突触素（synapsin）和小泡相关膜蛋白（vesicle associated membrane protein，VAMP）等三种蛋白与之有关。突触体素是突触小泡上 Ca^{2+} 的结合蛋白，当突触前兴奋时，Ca^{2+} 内流并与突触体素结合，引发胞吐作用即调节突触小泡的释放。突触素是神经细胞的磷酸蛋白，有调节神经递质释放的作用，小泡相关膜蛋白（VAMP）是突触小泡膜的结构蛋白，可能对突触小泡代谢有重要作用。

2. **突触后部**（postsynaptic element）

多为突触后神经元的胞体膜或树突膜，与突触前膜相对应部分增厚形成突触后膜（postsynaptic membrane）。突触后膜比突触前膜厚，20～50nm。在突触后膜上有受体和化学门控的离子通道分布。

根据突触前膜和后膜的胞质面致密物质厚度不同，可将突触分为Ⅰ和Ⅱ两型（**模式图－15**）。

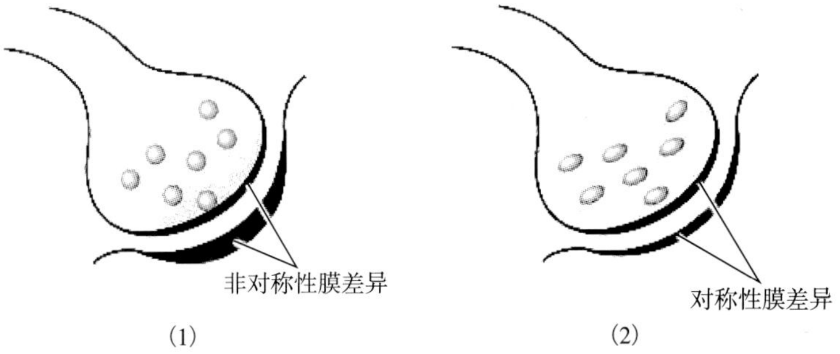

模式图－15 突触膜分化物的两种类型：

（1）Ⅰ型突触，不对称，通常为兴奋性；（2）Ⅱ型突触，对称，通常为抑制性

（1）Ⅰ型突触（type Ⅰ synapse）：后膜胞质面致密物质比前膜厚，因而膜的厚度不对称，故又称为不对称突触（asymmetrical synapse）；突触小泡呈球形，突触间隙较宽（20～50nm）；一般认为Ⅰ型突触是兴奋性突触，主要分布在树突干上的轴－树突触（**图 4-1、图 4-3 和图 4-5**）。

（2）Ⅱ型突触（type Ⅱ synapse）：前、后膜的致密物质较少，厚度近似，故称为对称性突触（symmetrical synapse）。突触小泡呈扁平形，突触间隙也较窄（10～20nm）。有人认为Ⅱ型突触是一种抑制性突触，多分布在胞体上的轴－体突触（**图 4-2**）。

3. **突触间隙**（synaptic space）

是位于突触前、后膜之间的细胞外间隙，宽 20～30nm，其中含糖胺多糖（如唾

液酸）和糖蛋白等，这些化学成分能和神经递质结合促进递质由前膜移向后膜，使其不向外扩散或消除多余的递质。

突触的传递过程，是神经冲动沿轴膜传至突触前膜时，触发前膜上的电位门控钙通道开放，细胞外的 Ca^{2+} 进入突触前部，在 ATP 和微丝、微管的参与下，使突触小泡移向突触前膜以胞吐方式将小泡内的神经递质释放到突触间隙。其中部分神经递质与突触后膜上的相应受体结合，引起与受体偶联的化学门控通道开放，使相应的离子经通道进入突触后部，促使后膜内、外两侧的离子分布发生改变，使突触后膜出现去极化变化，称兴奋性突触后电位（excitatory postsynaptic potential，EPSP），或使突触后膜出现超极化变化，称抑制性突触后电位（inhibitory postsynaptic potential，IPSP）。EPSP 是突触前膜释放兴奋性递质，作用突触后膜上的受体，引起细胞膜对 Na^{+}、K^{+} 等离子的通透性增加（主要是 Na^{+}），导致 Na^{+} 内流，出现局部去极化电位，称兴奋性突触（exitatory synapse）；IPSP 是突触前膜释放抑制性递质（抑制性中间神经元释放的递质），导致突触后膜主要对 Cl^{-} 通透性增加，Cl^{-} 内流产生局部超极化电位，称抑制性突触（inhibitory synapse）。EPSP 和 IPSP 都是局部电位，而不是动作电位，是突触后膜离子通透性变化所致，与突触前膜无关。因此，突触的兴奋或抑制决定于神经递质及其受体的种类，神经递质的合成、运输、储存、释放、产生效应以及被相应的酶作用而失活，是一系列神经元的细胞器生理活动。

高等动物中枢每一突触后神经元上通常形成大量的突触（包括兴奋性和抑制性的），猫脊髓前角的一个运动神经元胞体上形成 1200 ~ 1800 个突触，约占据神经元胞体表面的 38%。神经元通过对 EPSP 和 IPSP 进行空间总和（即对在神经元不同位置上出现的 EPSP 和 IPSP 进行总和）和时间总和（即对每个突触重复发生的突触后电位进行总和），如果兴奋性突触活动总和超过抑制性突触活动总和，并达到能使该神经元的轴突起始段发生动作电位、出现神经冲动时，则该神经元呈现兴奋，反之则表现为抑制。在突触传递中递质一旦释放，无论是否已与受体结合，便又迅速地被分解或被重吸收到突触扣内或扩散离开突触间隙，使突触得以为下次传递作好准备。神经与肌肉之间的信息传递也是通过化学性递质的释放实现的，称神经肌肉接头。突触后膜也叫运动终板，其中包含具有大量神经递质受体的接头褶（**模式图 -16**）。当神经冲动传到神经末梢，触发前膜中的 Ca^{2+} 通道开放，一定量的 Ca^{2+} 顺浓度差流入突触扣。在 Ca^{2+} 的作用下一定数量的突触泡与突触前膜融合后开口，释放的递质，神经递质扩散至肌细胞膜，与相应受体结合，形成递质受体复合体，触发受体改变构型，开放通道，使某些特定离子得以沿各自浓度梯度流入或流出，触发肌肉收缩反应（**图 4-4**）。

化学突触的特征：是一侧神经元通过出胞作用释放小泡内的神经递质到突触间

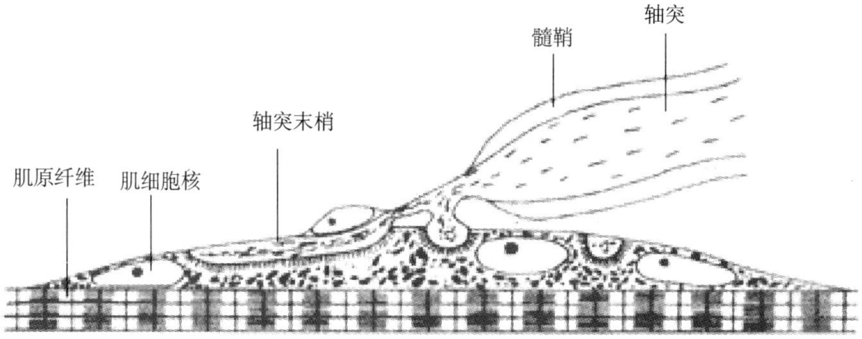

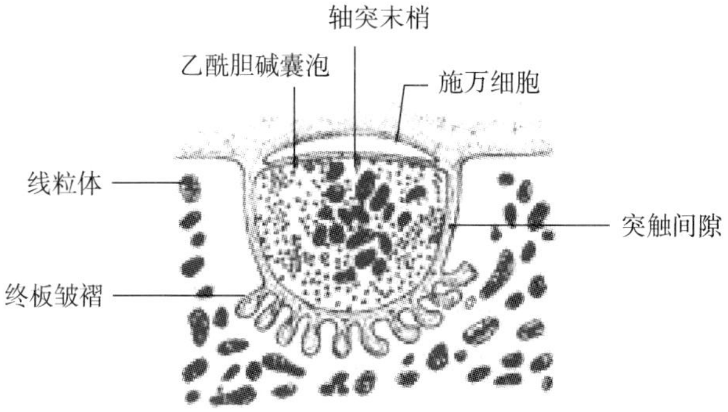

模式图 – 16 神经肌肉接头

隙，相对应一侧的神经元（或效应细胞）的突触后膜上有相应的受体。具有这种受体的细胞称为神经递质的效应细胞或靶细胞，这就决定了化学突触传导为单方向性。突触的前后膜是两个神经膜特化部分，维持两个神经元的结构和功能，实现机体的统一和平衡。故突触对内、外环境变化很敏感，如缺氧、酸中毒、疲劳和麻醉等，可使兴奋性降低。茶碱、碱中毒等则可使兴奋性增高。

图 4-4 运动终板

上图显示：图上部为神经终末（At）与肌细胞（M）形成的运动终板，两者间为基板（B）并延伸入肌膜皱褶嵴。轴突终末内含有丰富的突触小泡（sv）和线粒体（mit）。Nuc 示肌细胞核，SC 为施万细胞。大鼠眼外肌 ×3150

下图显示：位于视野中部的为基板（B），它位于神经终末（At）和肌细胞膜之间的突触间隙内。轴突终末内含有丰富的突触小泡（sv），它们在轴膜活化区（*）聚集。尽管突触前膜相对光滑，肌膜则多皱褶（箭头所示）。在肌膜皱褶嵴的胞质面有致密物分布。M 示肌纤维。大鼠膈肌 ×75000

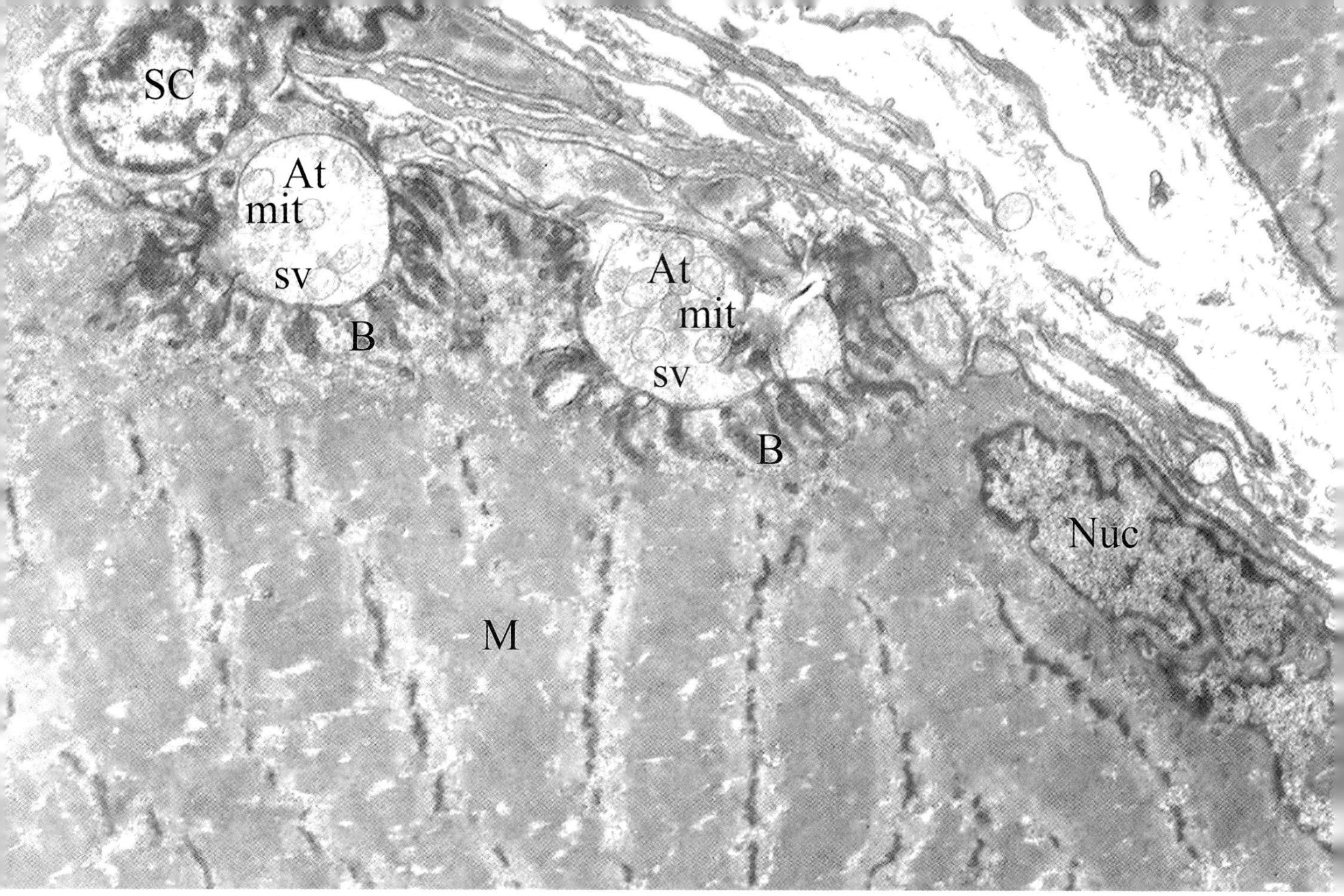
SC
At
mit
sv
B
At
mit
sv
B
Nuc
M

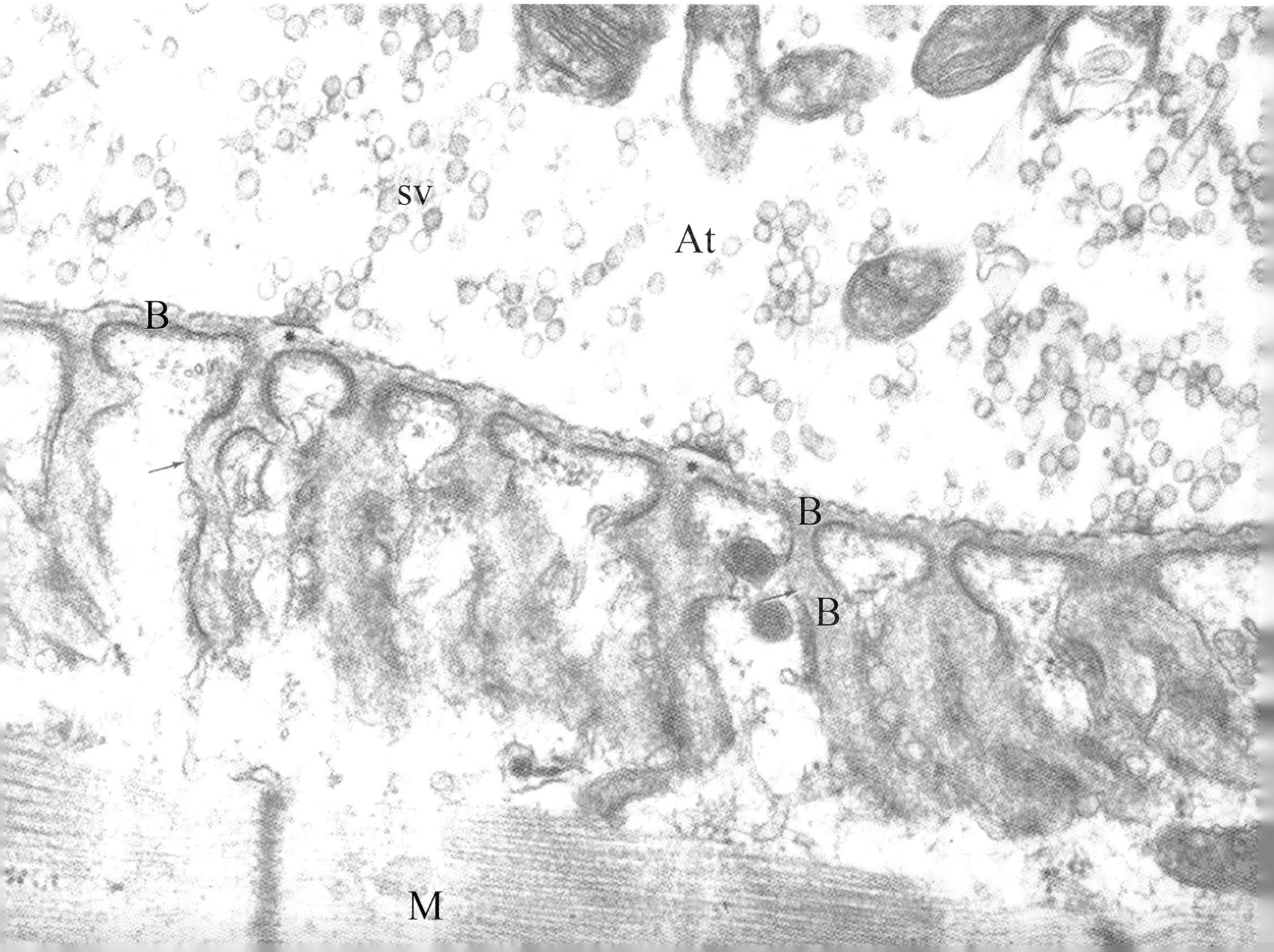
sv
At
B
B
B
M

二、电突触

电突触是神经元间传递信息的最简单形式，在两个神经元间的接触部位存在缝隙连接，接触点的直径为0.1～10μm以上。也有突触前、后膜及突触间隙。突触的结构特点，突触间隙仅1～1.5nm，前、后膜内均有跨膜蛋白颗粒，呈六角形的分布，顶端露于膜外表，其中心形成一微小通道，此小管通道与膜表面相垂直，直径约为2.5nm，小于1nm的物质可自由通过（如离子、氨基酸等）。缝隙连接相邻两侧突触膜是对称的中，并不增厚，膜两侧胞质内无突触小泡，膜蛋白颗粒顶端相对应，直接接触两侧中央小管彼此相通沟通两细胞胞质，允许带电离子通过而传递电信号。电突触传导不需要神经递质，而是以电流传递信息，电突触只起电阻的作用，而且电阻率低，对任何一方传来的信号都能传递，所以电突触是双向传递的。电子显微镜观察表明，这种突触连接存在于神经细胞之间外，也主要见于脊椎动物心肌和平滑肌细胞间。且这类传递没有方向性，也有人不承认它们是真正的突触。后来陆续发现了单向传递的电突触，既有兴奋性的也有抑制性的，从而证实了电突触的存在。如螯虾腹神经索中，外侧巨纤维与运动巨纤维间形成的巨突触就只允许兴奋以电紧张的形式从突触前传到突触后，这是有整流作用的突触。这类突触也见于海兔和水蛭的神经系统中。某些鱼脑干中的毛特纳细胞轴丘上也发现了抑制性电突触。

图4-5 对称及非对称性突触连接

上图示脊髓灰质内一个粗大的树突（Den）与周边多个轴突终末（At1-At2）形成对称性突触连接，图中At3与树突（Den）形成非对称性突触连接；箭头示突触连接，树中可见微管（m）和线粒体（mit）。成年大鼠脊髓灰质 ×22000

下图所示小脑皮质，图中一个树突（Den）与多个轴突终末（At1-At4）形成突触（如箭头所示），其中树突与At1形成非对称性突触，At2-At4形成对称性突触，树突中可见数个线粒体（mit）分布。成年大鼠小脑皮质 ×32000

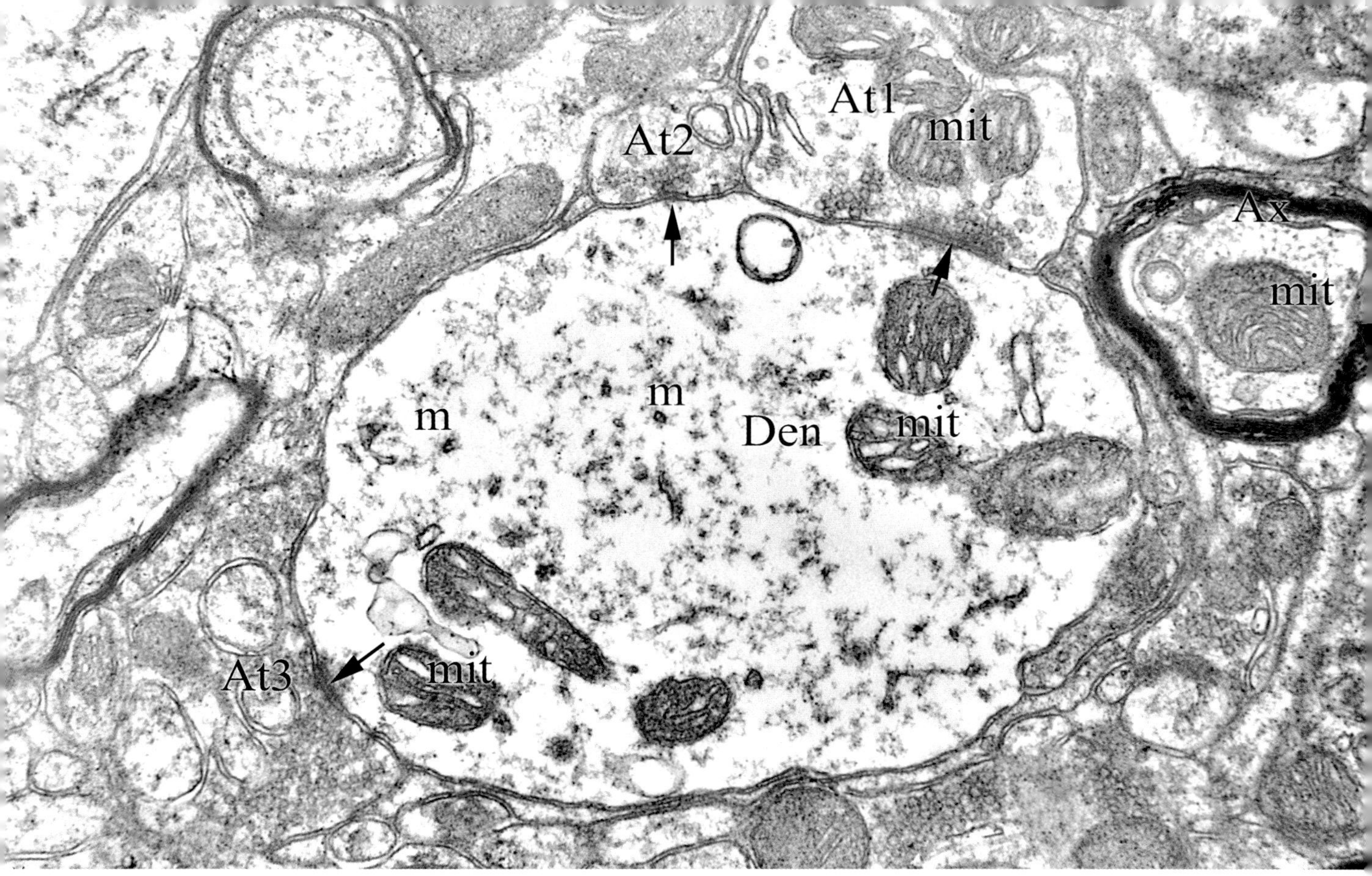
At1
mit
At2
Ax
mit
m
m
Den
mit
At3
mit

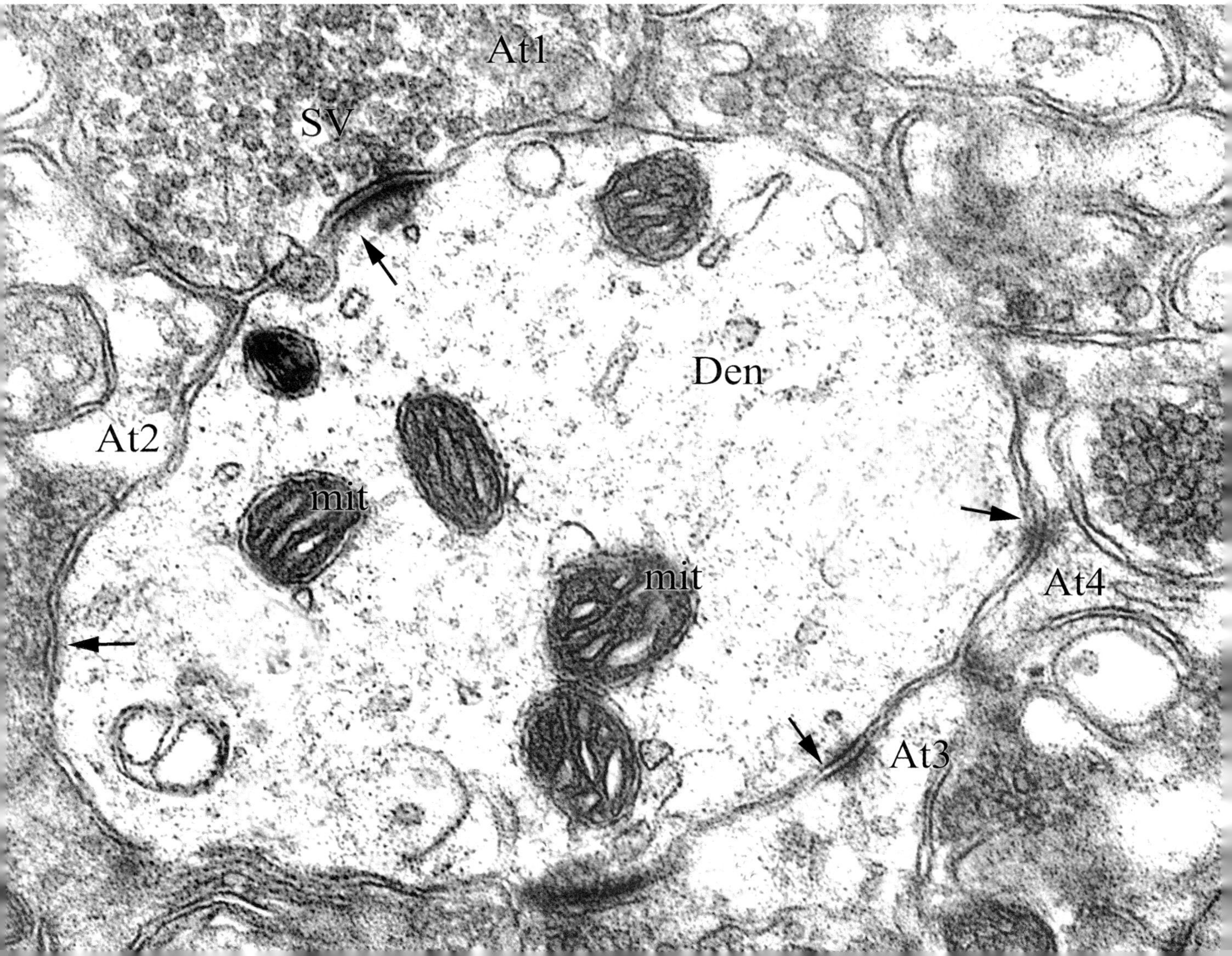
At1
SV
Den
At2
mit
mit
At4
At3

通过化学突触时均呈现一定的时间延搁——突触延搁。突触延搁指从兴奋传导到突触前末梢到突触后电位出现的时间间隔。哺乳动物中枢突触的突触延搁0.2～0.3ms，青蛙神经节内的长达2～3ms；神经细胞电突触间电阻小通透性好，局部电流极易通过，且传递间距小，传送更有效，基本上无突触延搁。因此电突触传递的特点是快速同步，其功能是促进不同神经元产生同步性放电。另外，化学突触传递因受递质代谢的限制易出现疲劳；电突触的传递则和纤维传导一样是不疲劳的。但电突触对内、外环境变化很敏感。在疲劳、乏氧、麻醉或酸中毒情况下，可使兴奋性降低。而在碱中毒时，可使兴奋性增高。

现在已证明，哺乳动物大脑皮质的星形细胞，小脑皮质的篮状细胞、星形细胞、心肌细胞、视网膜内水平细胞、双极细胞以及某些神经核，如动眼神经运动核、前庭神经核、三叉神经脊束核等均有电突触分布。电突触的形式多样，可见有树－树突触、体－体突触、轴－体突触、轴－树突触等。

图4-6 神经毡

上图所示为大脑皮层的树突（Den），树突内可见棘器（sa）。它与含有球形突触小泡的轴突终末（At）形成非对称突触。周围的神经毡中含有其他树突棘与轴突终末形成的突触连接。成年大鼠大脑皮质×30000

下图：图中部可见神经终末（At），神经终末内可见密集的突触小泡（sv）和线粒体，它与相邻的树突（Den）形成的两个非对称突触（箭头所示），其突触后膜可见高致密物分布。周围的神经毡中含有其他树突与轴突终末形成的非对称性突触连接。成年大鼠大脑皮质×30000

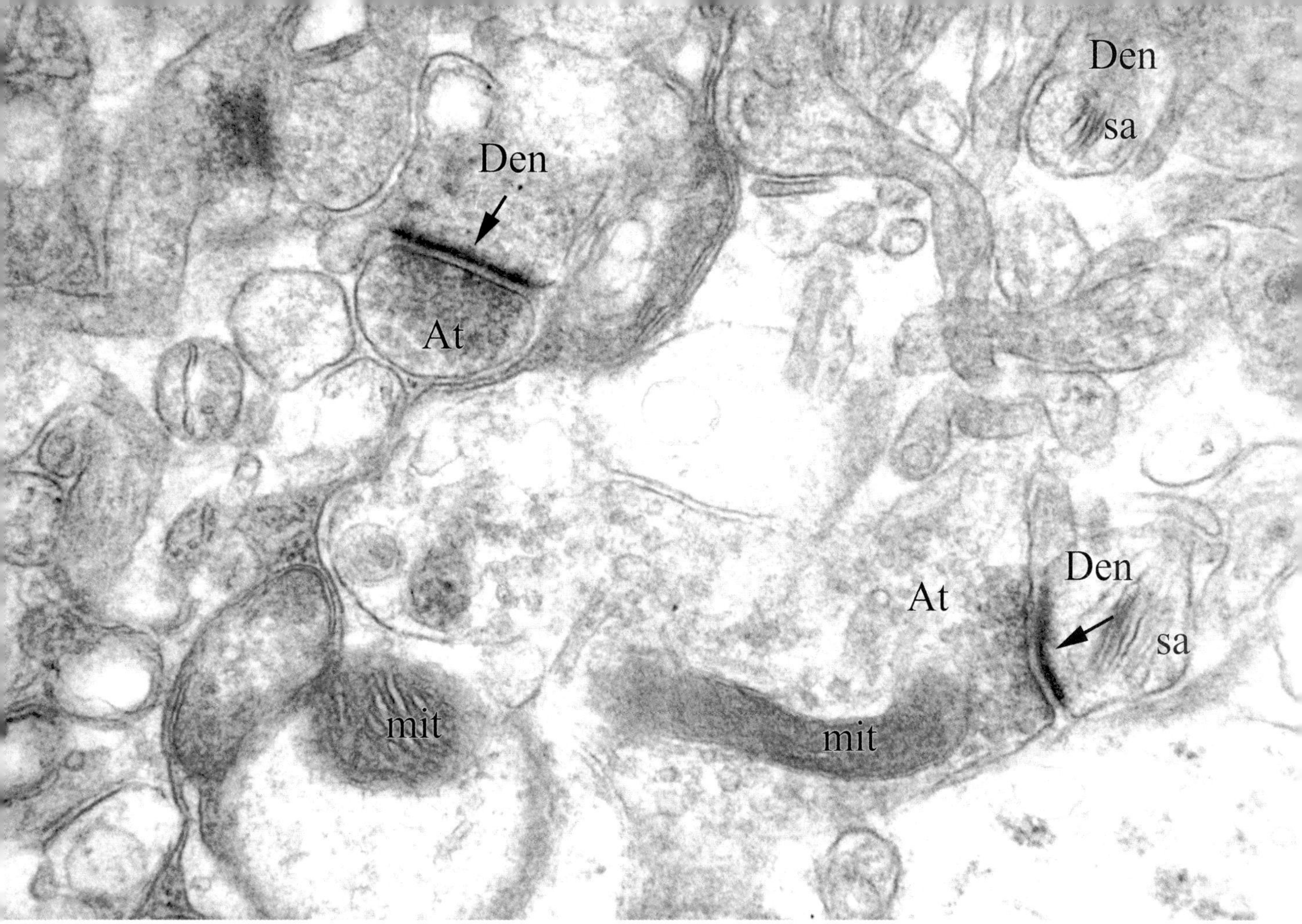
Den
sa
Den
At
At
Den
sa
mit
mit

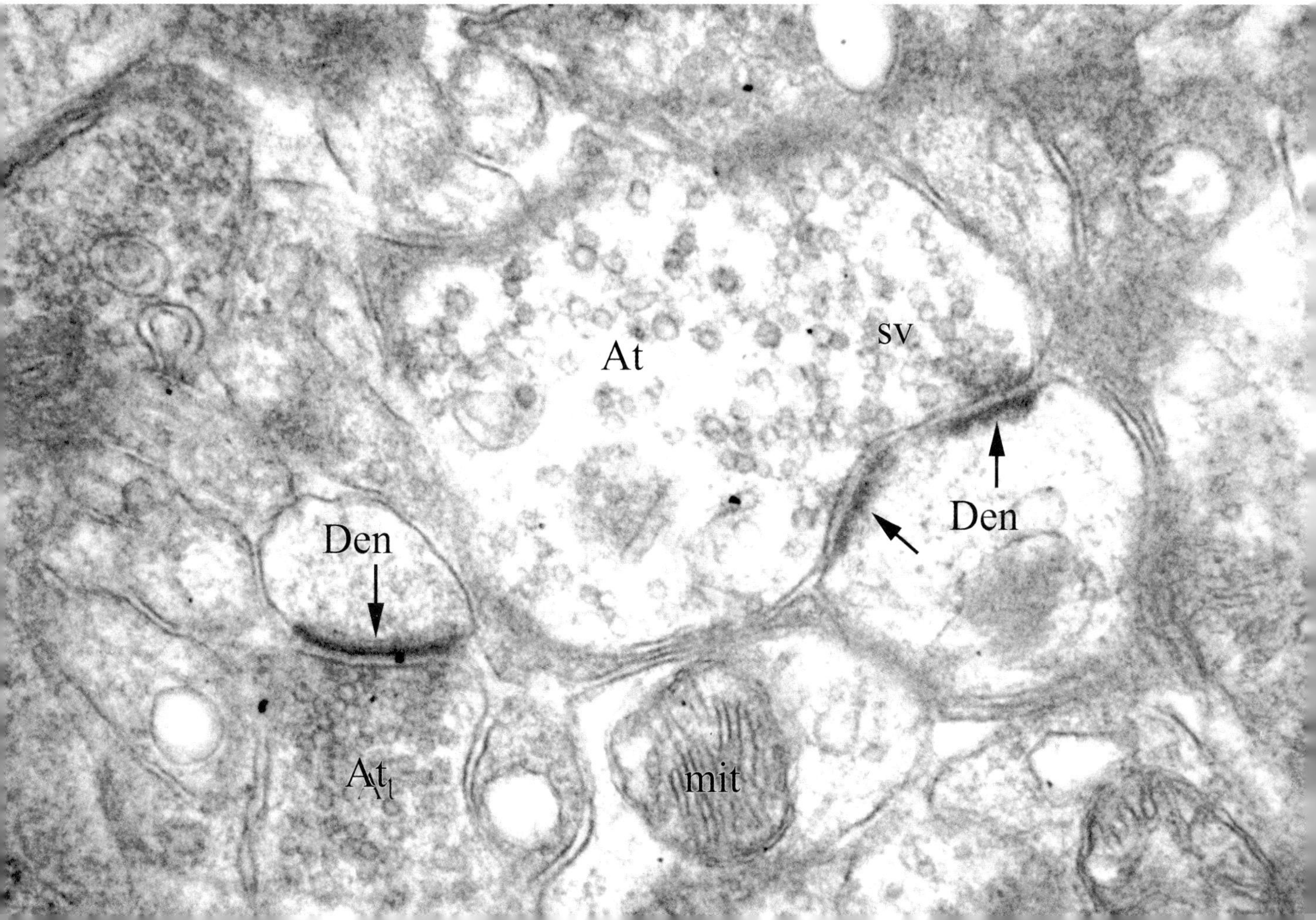
sv
At
Den
Den
At1
mit

第五章　神经胶质细胞

在中枢神经系统的不同区域，神经胶质细胞的类型和多少有很大差异。根据组织起源可分为两类。大胶质细胞（macroglia）与神经元均来自于神经板构成神经胶质的主要部分，包括星形胶质细胞和少突胶质细胞两种。小胶质细胞（microglia）较小，一般认为它起源于造血组织的单核细胞（**模式图－17**）。

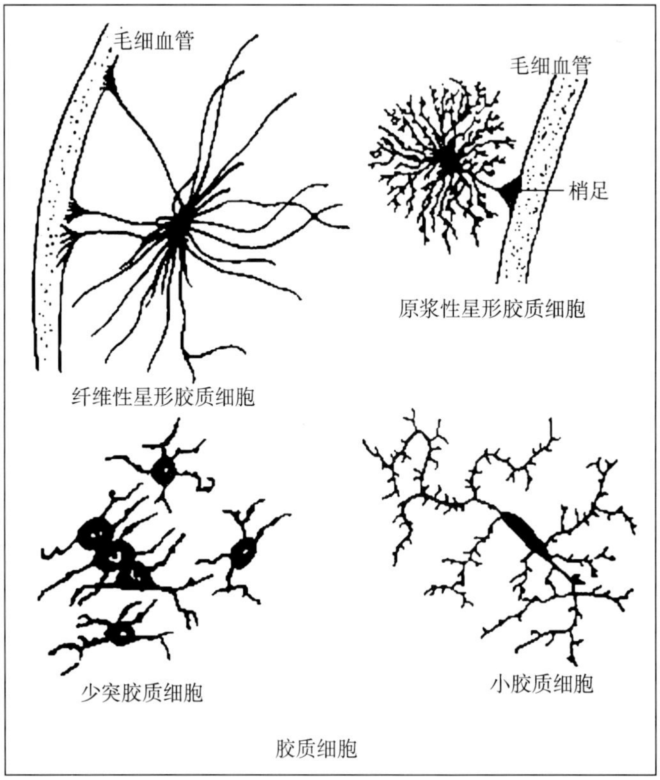

模式图－17　各类胶质细胞

第一节　星形胶质细胞

1913 年，Cajal 在光镜下观察到，有一种星状的细胞，它的突起在神经纤维网中分支，伸长的突起在周围的神经毡中连接成网状，有的突起末端膨大形成终足终止于血管基板，还有些突起在神经组织表面膨大构成胶质界膜，这种细胞就是星形胶质细胞。后来，Weigert根据形态特点将星形胶质细胞分为两种，一种星形胶质细胞胞质内含有丰富糖原、溶酶体和高尔基复合体，突起内含有丰富的胶质中间丝［胶质原纤维酸性蛋白（glial fibrillary acid protein GFAP）］，这类细胞称为纤维性星形胶质细胞，主要存在于白质中。另一类主要存在于灰质中，通常纤维含量较少被称为原浆性星形胶质细胞。但当后者处于病理状态下也含有大量纤维。

在电镜下用来鉴别星形胶质细胞（astrocytes）的两个主要特征是：

1. 胞质内有纤维成分。

2. 在血管周围形成终足或在神经组织表面形成界膜。

在早期的电镜观测中通常星形胶质细胞被认为是胞质水肿，胞质成分聚集成块状的细胞。这些特征很容易与细胞水肿相混淆（主要为固定不佳造成）。现代技术已经改变了这种状况，星形胶质细胞不再是胞质水肿，而表现为细胞器均匀分布胞质中。

一、纤维性星形胶质细胞（fibrous astrocytes）

在电镜下，纤维性星形胶质细胞超微结构特征是：

1. 相比白质中其他细胞更为明亮。

2. 核多为豆（肾）形或不规则形，核膜多深褶皱，核质的密度均匀，仅在靠近核膜处呈团块状，有时可见明显核仁。

3. 胞质中最明显的特征是大量的纤维和细丝，布满核周体，并且伸入突起，呈平行的排列。细丝的直径8～9nm，分布在较亮的基质中，横断面呈中空的管状，壁厚2～2.5nm，包含4个密集的亚单位，中心明亮。纤维的外表面并不光滑，而是有细小的纤维伸出，似乎在相邻的纤维间形成桥联。这种胶质纤维和神经纤维结构类似但是更细，并且通常形成紧密束状。这是一种中间纤维蛋白——胶质细胞纤维酸性蛋白，它是形成胶质细胞纤维的主要成分（图5-1～图5-3）。

纤维性星形胶质细胞虽也具有通常的细胞器，但较其他胶质细胞稀少。除线粒体以外，其他细胞器主要分布在细胞核周围与纤维交错分布。粗面内质网分布不均匀，由少量短的囊泡组成，核外膜表面不均匀的分布着核糖体，仅有少量游离核糖体分布在核周体中，形成玫瑰花环或螺旋形排列，有的独立存在。高尔基器多位于胞质最丰富的部位，由多个空泡状或囊腔组成，与粗面内质网类似，它只在核周体分布，不会进入突起。线粒体通常较长，散布于核周体中，突起中的线粒体沿突起排布，长轴与纤维平行。线粒体形态多样，有的呈分支Y字形，细微结构和普通线粒体相同，均含有密集的基质颗粒。Mugnaini 等认为线粒体和光镜下看到的神经胶质体是同一结构。如 Mugnaini 1964 年报道大鼠纹状体中星形胶质细胞的线粒体中嵴间隙扩大并充满长的、平行排列的细丝，每个细丝由一个 3nm 直径的纤维（filament）卷曲成规则螺旋状，宽约 14nm。Morales 等 1971 年在对猫和仓鼠星形胶质细胞线粒体的观察中发现纵行切面的结构与前面类似，但是横截面显示那些平行结构是长的、菱形的嵴膜，包在与其平行的细丝中。Hashimoto 后来研究发现，在出生时线粒体中存在细小的基质颗粒和散在的嵴膜，之后这些线粒体变大，同时纤维成分增多并且排列规则，在这些变化发生时粗面内质网与线粒体贴近。

在纤维性星形胶质细胞的胞质中含有均一的致密小体，偶尔也可见非均一的致密小体，两种内含物可能与各种溶酶体相关，同时还可见过氧化物酶体。较小的致密颗粒直径 20～40nm，游离于胞质内可能含有糖原。在经过灌注固定的样本中，这种颗粒常见于位于血管表面的原浆性和纤维性星形胶质细胞的终足部位。由于电镜样本制备过程中糖原难以固定，而灌注固定可以使固定剂迅速到达终足部位，因此推测如果在最佳的固定条件下纤维性星形胶质细胞的胞质中糖原分布可能呈现更为均匀。1972 年，Phelps 发现延长戊巴比妥麻醉时间可以使星形胶质细质中含有的糖原大量增加。我们认为糖原积累的部位主要在于突触密集并且靠近神经元核周体的部位。Phelps 还发现在很多情况下，比如外伤、X 线辐射、麻醉、低温、突触变性及应用一些镇静药物均可导致星形胶质细胞中糖原增加。在成熟的星形胶质细胞胞质中仅有少量线粒体、微管和原纤维（fibrils）散在分布，但在新生的大鼠的视神经中未成熟的星形胶质细胞中存在大量的微管，随发育成熟微管逐渐被典型的胶质纤维取代。

图 5-1 星形胶质细胞

图中显示的细胞为星形胶质细胞，具有一个椭圆形的细胞核（Nuc），核内染色质（Chr）呈均匀分布，在核膜处呈团块状。星形胶质细胞的最大特点是在胞质内可见到成束状排列的纤维（f）和细丝。胞质内除线粒体（mit）外还可见到高尔基复合体（G），以及呈扁平囊状散在分布的粗面内质网（ER）。成年大鼠大脑皮质 ×12000

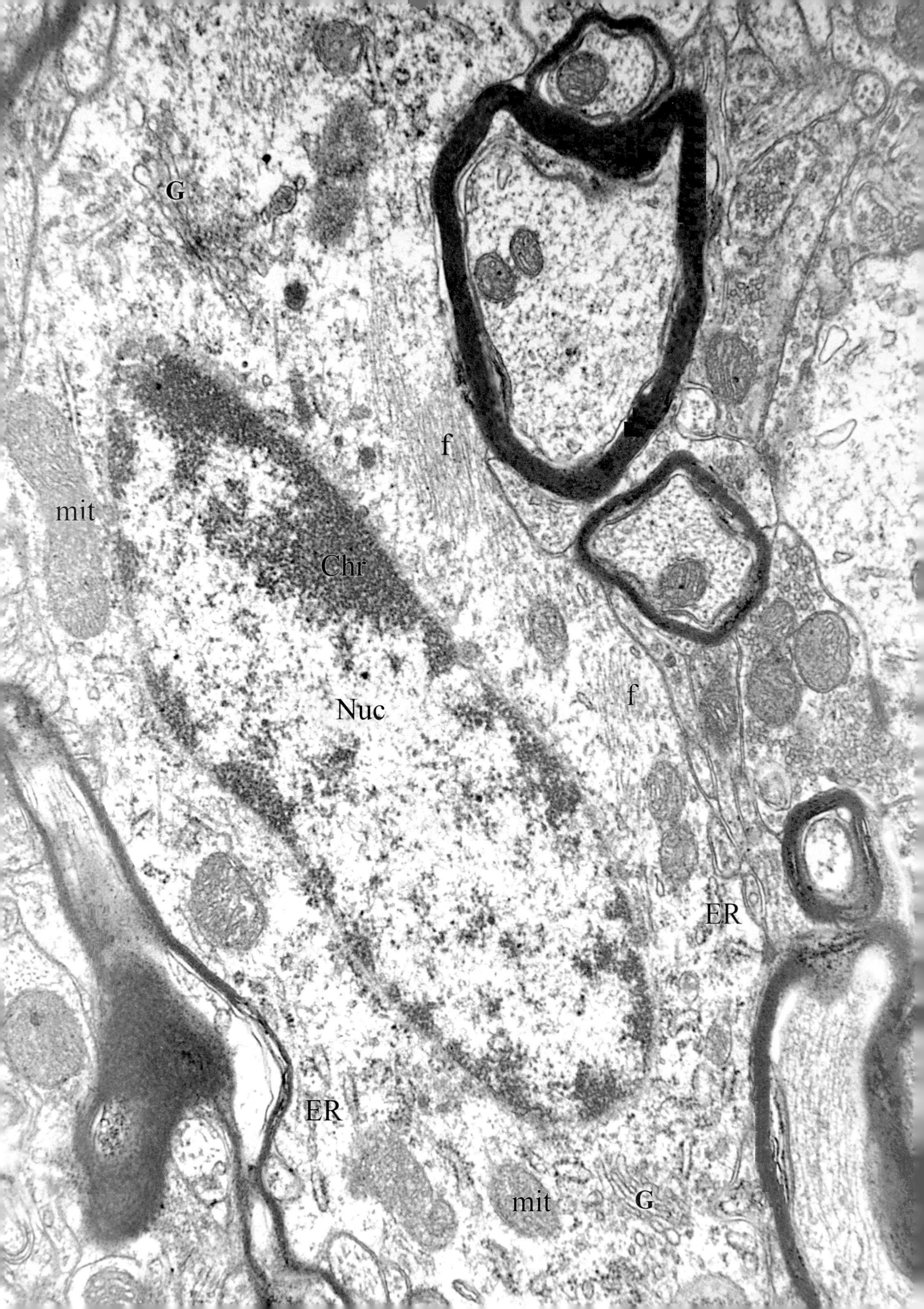
G
f
mit
Chr
Nuc
f
ER
ER
mit
G

在纤维性星形胶质的核周体可见中心粒，胞质中常可见到纤毛的剖面，这些纤毛似乎一个细胞只有一个。由纤维性星形胶质细胞核周体发出的较宽的突起分支成为很多小的突起，突起中含有大量纤维、糖原颗粒和一些小泡。在对视神经中纤维性星形胶质细胞的研究中发现：主要突起从胞体呈放射状发出，这些突起和他们的分支与其他细胞的突起一起形成板层将神经纤维分隔成束状，有些突起也会深入到神经纤维束中。与原浆性星形胶质细胞相比，白质中的纤维性星形胶质细胞的突起不呈薄片状，它们像是被拉伸的圆柱状突起，剖面呈圆形、方形或椭圆形，并且也不像原浆性星形胶质细胞的突起具有高度不规则的轮廓，它们很少改变形状适应周围相邻神经元的形状。

纤维性星形胶质细胞的突起在白质中的毛细血管表面膨大形成终足，这些终足在神经纤维和血管内皮细胞间形成了一个厚度不均、完整的穿插层。有些部位是由突起形成的薄层，有些部位是由星形胶质细胞的胞体构成。在胶质细胞与血管内皮间宽40～100nm，之间有基板分隔。最宽处可见基板分为两层，一层附在血管内皮细胞表面，另一层附在胶质细胞上，两层间可见胶原纤维和外膜细胞。与血管周围类似，中枢神经系统表面的胶质界膜同样是由星形胶质细胞的突起和胞体组成的完整隔层，厚度可以达到15μm。这里的胶质界膜将神经组织和软膜隔开，星形胶质的外层被基板覆盖，通常邻近基板处出现胞质密集的斑点（半桥粒）。在大鼠脑中形成胶质界膜的星形胶质细胞突起的外表面与软膜细胞的轮廓一致，但在人和猴子的大脑皮层表面胶质界膜和软膜细胞并不贴合，通常被一个充满胶原纤维和细胞突起的空隙所分隔。

图5-2 星形胶质细胞和少突胶质细胞

图中显示两个胶质细胞，图中央的细胞为星形胶质细胞（As），具有一个较大的呈肾形的细胞核几乎占居了整个细胞胞质。核内染色质除在核膜有少量聚集外，其他呈均匀的分布在核内。在星形胶质细胞的胞质内可见到成束状排列和被横断的纤维（f），还有其他细胞器：溶酶体（Ly）、线粒体（mit）等。

在该细胞的左上方可见一少突胶质细胞（Ol），细胞核呈椭圆形，核内染色质（Chr）成团块状分布在核膜处。细胞电子密度明显较星形胶质细胞高，有较多的游离核糖体（r），粗面内质网呈扁平囊状（ER）。成年大鼠脊髓 ×7100

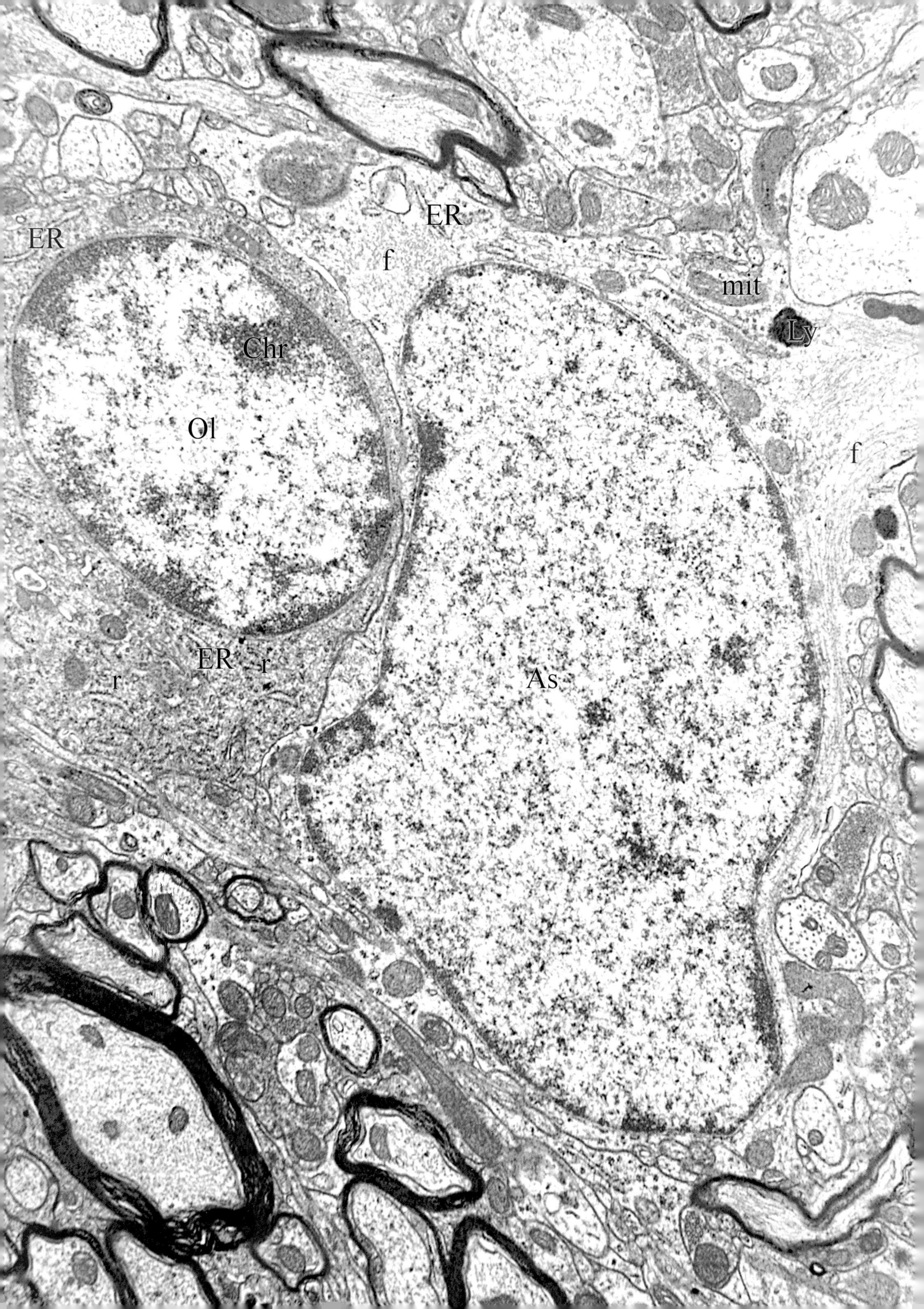
ER
ER
f
mit
Ly
Chr
Ol
f
ER
r
r
As

二、原浆性星形胶质细胞（protoplasmic astrocytes）

原浆性星形胶质细胞胞质内的纤维较纤维性星胶质细胞少，它的特征是纤维不充满胞，但常聚集成束。此外，不同脑区的原浆性星形胶质细胞的胞质所含纤维数量也不同。例如，在小脑和大脑皮层有时可观察到无纤维的原浆性星形胶质细胞存在。而在极个别情况下（如猫的下橄榄核中），发现极为类似纤维性星形胶质细胞的含有大量纤维的原浆性星形胶质细胞。

原浆性星形胶质细胞和白质中的纤维性星形胶质细胞类似，内质网不发达，由较少的小囊池组成，因为游离核糖体少，所以浆液较明亮。并且胞质内也可见糖原颗粒、伸长的线粒体、微管，偶见中心粒，有时可见一个纤毛。所有这些胞质成分都可以在巨大的突起中出现，但在小的突起中线粒体、内质网、微管都会消失。因此在小突起中仅有核糖体、糖原颗粒、纤维束存在。

另一方面，与纤维性星形胶质细胞不同，原浆性星形胶质细胞的胞体和突起的轮廓不规则，外形通常由周围的神经毡决定，它伸出的突起分布于神经纤维的空隙中。事实上，典型的轴突和树突的截面图中几乎见不到原浆性星形胶质细胞的包绕。通常原浆性星形胶质细胞的突起短小、呈薄片状，浆膜间距离数十纳米，包绕突触周围；有时可以重叠成板层状，例如丘脑中包绕突触球（synaptic glomeruli）的板层。1968年，Stensaas 等通过系列切片重构了原浆性星形胶质细胞突起的构造。与纤维性星形胶质细胞相同，它们也在毛细血管表面形成终足，并可参与大脑表面胶质界膜的构成。突起间同样存在缝隙连接和黏着斑。细胞核通常呈圆形或椭圆形，核基质分布均匀。

图 5-3 纤维性星形胶质细胞

图中显示脊髓内纤维性星形胶质细胞，细胞核（Nuc）核内染色质（Chr）除在核膜有少量聚集外，其他呈均匀分布。在纤维性星形胶质细胞的胞质内可见到大量被横断的纤维（f）、呈囊状的粗面内质网（ER）、线粒体（mit）等。在图左下有一神经细胞，胞体内含高尔基复合体（G）、溶酶体（Ly）、线粒体（mit）等。成年大鼠脊髓 ×22000

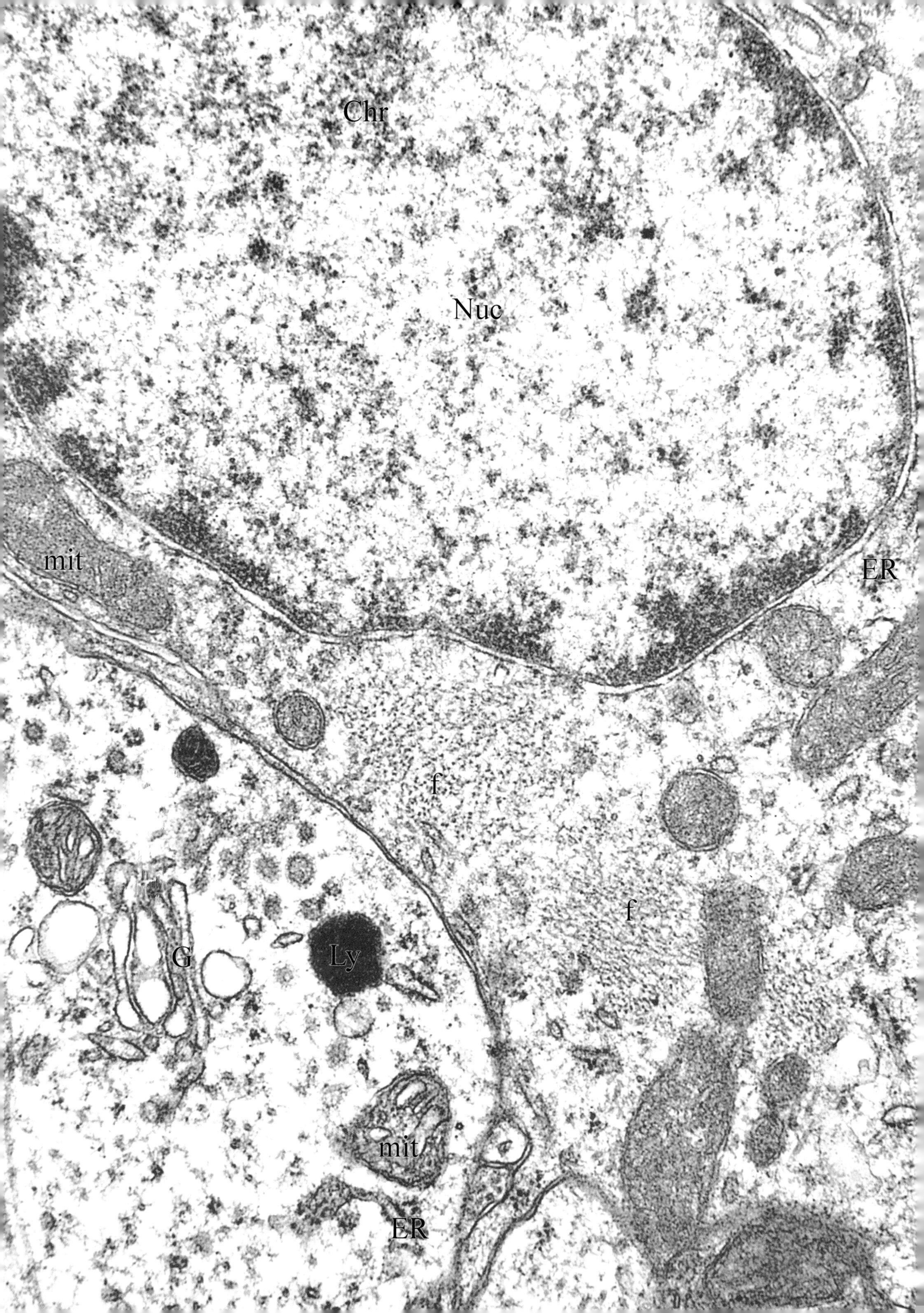
Chr
Nuc
mit
ER
f
f
G
Ly
mit
ER

三、星形胶质细胞的功能

星形胶质细胞是中枢神经系统主要的胶质细胞。长期以来认为它们只不过是神经组织内一种支持成分，但近10年来的研究逐渐揭示出这类细胞的许多特殊功能，对其功能和重要性有了更深入的了解。其中不少新资料是从体外培养实验研究中获得的。

1. 支持和隔离作用

早在1985年，Weigert提出星形胶质细胞在中枢神经系统内起结构的支持作用的概念。中枢神经系统内神经元及其突起之间的空隙几乎全由星形胶质细胞填充，中枢神经系统的神经组织与其他组织相邻的界面（如血管壁和脑与脊髓表面），也均有星形胶质细胞的突起形成的终足构成连续的界膜或鞘包绕。星形胶质细胞及其突起富含胶质丝，在白质内的细胞突起常以垂直方向与神经纤维交错，似编织的经纬线，其间配布神经元及其突起，这说明星形胶质细胞在中枢神经系统内起支架作用。此外，星形胶质细胞还有分隔脑及脊髓内部各区域的作用，它们亦分隔神经元，特别是分隔成群的突触，起隔离和绝缘作用。在中枢神经系统内常见成群的轴突终末终止在一个神经元的某一局部（如树突干）上，这些轴突终末被星形胶质细胞的突起包裹，形成突触球（synaptic glomerulus），使之与其他神经元及其突起分隔，可防止对邻近神经元的影响。在一群神经元的表面有不同来源的传入神经终末，这些终末分别被星形胶质细胞的突起呈鞘样覆盖，从而避免彼此间的影响和干扰。在大多数中枢神经元轴突的起始段及郎飞结的“裸区”，亦被星形胶质细胞的突起包裹。这些隔离和绝缘作用主要由原浆性星形胶质细胞的薄片状突起完成。星形胶质细胞虽然包裹着突触群，但不插入突触间隙内。

2. 调节神经元的代谢和离子环境

星形胶质细胞可摄取神经元释放的神经递质，参与神经递质的代谢，使神经元网络能够平稳地发挥作用。例如谷氨酸和γ-氨基丁酸（GABA）分别是脑内重要的兴奋性和抑制性神经递质，当它们被相应的谷氨酸能神经元和GABA能神经元释放到突触间隙后，包括与突触后膜相应受体作用后的这些递质都需迅速排除，才能保持突触传递的敏感性。星形胶质细胞可摄取这些递质，通过谷氨酰胺合成酶把摄入的谷氨酸和GABA转变为谷氨酰胺，后者再被转运到神经元，作为制造谷氨酸和GABA两种神经递质的主要前体原料。所以，星形胶质细胞对脑内谷氨酸和GABA的代谢具有重要的作用。此外，星形胶质细胞还能释放摄入或合成的某些神经递质，如GABA、牛磺酸、血管加压素和血管紧张素等，因此星形胶质细胞亦有调节神经递质释放的功能。

神经元周围环境的离子组成及其稳定性对神经元正常生理活动至关重要。神经元膜内、外侧的 Na^+、K^+ 流是产生神经冲动的物质基础。当神经元发生兴奋时，神经元内的钾外流进入细胞外间隙，细胞外间隙过多的钾很快被星形胶质细胞吸收，从而使细胞外间隙内钾浓度不会明显升高，以保持钾的平衡，故可把星形胶质细胞看作是神经元外的“钾库”。星形胶质细胞也因吸收细胞外间隙过多的钾而发生去极化，其膜电位可比神经元的高（在脊椎动物，可高达 -90mV，而神经元一般为 -70 至 -75mV）。冷冻蚀刻电镜技术显示星形胶质细胞表面膜有密度高的钾离子通道，说明它对钾离子有高的通透性。进入胶质细胞的钾离子可通过细胞间的缝隙连接很快的扩散。

由于星形胶质细胞的突起充填在神经元之间，其终足包围毛细血管，致使中枢神经系统内存在有比其他器官狭窄得多的细胞间隙，仅宽 15 ~ 20nm。这些细胞间狭窄的迂回曲折的通道，不仅为营养物质从血管和脑脊髓液到神经元之间的扩散提供一个细胞间通路，而且也是离子和某些小分子物质在细胞间迅速扩散到脑室或蛛网膜下腔脑脊液的通道。虽然在星形胶质细之间有细胞间的连接结构，但这些连接结构不是闭锁式的紧密连接，而是可让小分子物质及离子通过的缝隙连接。所以即使星形胶质细胞的终足形成连续完整的一层，物质仍能从它们之间通过。有证据指出，脑脊液与脑之间的物质交换比毛细血管与脑之间更迅速。

3. 具有大多数神经递质的受体

神经元通过释放神经递质与相应受体作用而产生各种复杂的反应。有趣的是，星形胶质细胞也具有大多数神经递质的受体，如肾上腺素能受体、5-羟色胺能受体、乙酰胆碱能受体和一些神经肽能受体等。因此，神经递质同样可以引起星形胶质细胞产生复杂的反应，影响星形胶质细胞的代谢。在星形胶质细胞膜上的神经递质受体，最普遍的是 β-肾上腺素能受体，它的密度甚至比神经元还高，尤其是 β_1 亚型受体。当 β-肾上腺素能受体与特异性神经递质结合后，可激活腺苷酸环化酶，产生大量 cAMP，促使星形胶质细胞内贮存的糖原分解为葡萄糖以供神经元利用，这是星形胶质细胞与肝细胞和肌细胞相同之处。此外，还能刺激星形胶质细胞释放牛磺酸，局部调节神经元活动增强细胞的氧化代谢、能量代谢和 ATP 酶活性。星形胶质细胞亦有 α-肾上腺素受体，刺激 α_1 受体可以引起磷酸肌醇分解，产生第二信使肌醇三磷酸（IP3）和二酰基甘油（DAG），前者控制细胞内钙的转运，后者激活蛋白激酶 C（PKC）。星形胶质细胞膜上的 5-HT1 受体与 β-肾上腺素能受体一样，可激活腺苷酸环化酶产生 cAMP；5-HT2 受体和乙酰胆碱 M 型受体影响细胞内儿茶酚胺水平和单胺氧化酶对儿茶酚胺的代谢；而血管紧张素Ⅱ对星形胶质细胞，则是激活与生长因子有关的生化信使系统，故很可能是一种星形胶质细胞的促生长因子。

4. 合成和分泌神经营养因子等活性物质

星形胶质细胞能合成和分泌大量神经营养因子——NGF、碱性成纤维细胞生长因子（bFGF）、层粘连蛋白、纤维粘连蛋白及其他细胞外基质组分，有维持神经元生存和促进神经突起生长的作用。此外，它亦能分泌前列腺素及几种白细胞介素，如IL-1、IL-6、IL-3等，它们可能与神经系统的分化有关。

5. 对脑免疫反应作用

在机体的免疫系统中，B淋巴细胞可藉其表面的膜抗体识别外来抗原，并与之结合而引起免疫应答。但T淋巴细胞识别外来抗原需要依靠一些抗原呈递细胞的帮助，这些细胞把摄入的抗原分解为小分子后再与其表面膜上的MHC Ⅱ（主要组织相容性复合体Ⅱ）蛋白分子结合，然后才呈递给T淋巴细胞（主要是T辅助细胞）。这样T淋巴细胞才能识别该抗原引起免疫应答。星形胶质细胞是脑内的抗原呈递细胞，它与体内其他的抗原呈递细胞如巨噬细胞、淋巴器官的树突细胞、皮肤的Langerham细胞等一样，细胞膜上具有此类细胞特有的MHC Ⅱ类蛋白分子。因此，星形胶质细胞还可能与多发性硬化症和其他涉及免疫系统的疾病有关。

6. 修复作用

中枢神经系统受损伤后，损伤部位常由星形胶质细胞，特别是纤维性星形胶质细胞进行修复。星形胶质细胞一方面参与吞噬损伤处溃变的细胞碎屑，另一方面通过增生形成胶质瘢痕。增生的星形胶质细胞又称反应性星形胶质细胞，它们不仅胞体增大，其突起数目及细胞间连接也增多，缝隙连接更多见。增大的星形胶质细胞的核比正常细胞的大，胞质内含大量细丝及糖原、脂肪等内含物，亦可见到被吞噬的髓鞘碎片，溶酶体增多，细胞的代谢活动增强。反应性星形胶质细胞能释放大量神经营养因子，刺激神经元及其突起的生长，有利脑损伤的修复。

7. 引导神经元的迁移

在神经系统发育期，胶质细胞（如辐射状胶质细胞和Bergmann胶质细胞等）可引导神经元向一定部位迁移，使神经系统建立完善的连接。辐射状胶质细胞是胚胎时期最早出现的胶质细胞，亦称室管膜星形胶质细胞或早期伸展细胞。它们的胞体位于脑室壁，细胞基底部伸出细长的有短侧突的辐射状突起伸向脑表面，突起可引导发育中的神经细胞从神经上皮层迁移到其最终部位。辐射状胶质细胞的基底突起以后消失，即成为覆盖脑室的室管膜细胞；但某些部位的细胞基底突起没有消失，即成为伸展细胞。

Bergmann胶质细胞位于小脑皮质。胚胎时期，小脑的始基称小脑板，小脑板最初由神经上皮、套层和边缘层组成。神经上皮的部分细胞迁移到小脑板的表面并增殖，形成外颗粒层。小脑板层的成神经细胞，靠近表面者分化为颗粒层细胞，沿 Bergmann 纤维向内迁移，抵达普肯耶纤维层的深部形成内颗粒层。出生后，外颗粒层因大量细胞迁移而变得细胞稀少，即成为小脑皮质的分子层，内颗粒层亦随而改称为颗粒层。所以，Bergmann 胶质细胞构成小脑的纤维支架，对外颗粒层细胞的大量内移起到引导作用。

此外，在胼胝体发生中亦可观察到星形胶质细胞起桥梁作用，引导神经纤维从脑的一侧生长到另一侧。若缺乏星形胶质细胞形成的桥梁，则不能形成胼胝体，即两大脑半球神经纤维均不能生长到对侧。但若植入一块有星形胶质细胞生长的生物膜，神经纤维则会重新生长。若将胼胝体切断，然后放置上述的星形胶质细胞滤膜，亦可引导神经纤维生长到对侧脑半球重建胼胝体。

从星形胶质细胞被发现以来，研究者提出了他们的多种可能功能，但其确切功能仍无定论，Federoff 等提出星形胶质细胞并非一类均质的细胞，它们是一个由位于不同部位具有某些共性，但又具有独特的形态和功能的众多细胞组成的家族。

第二节　少突胶质细胞

1921 年 Rio Hortega 最先提出了少突胶质细胞（oligodendrocyte）的概念，它在金属浸镀染色切片中发现了一种突起较少的神经胶质细胞，它们具有圆形或多边形胞体，突起较少，且比星形胶质细胞的突起纤细，在普通染色的样本中它们的细胞核更为规则，比星形胶质细胞的核嗜碱性强（染色深）。

一、少突胶质细胞的分布

1. 白质，在神经纤维之间，排列成行，称为束间少突胶质细胞。

2. 灰质，位于有髓神经纤维附近。

3. 灰质，位于神经元附近的卫星细胞，少突胶质细胞和星形胶质细胞可能位于类似的位置，但是很少见。

二、电镜下少突胶质细胞特点

1. 呈现出中等的密度，与明亮的星形胶质细胞形成鲜明的对比。

2. 细胞核有圆形、椭圆形和不规则形，核染色质成团块状。束间少突胶质细胞核染色质团块较多见，而灰质中的少突胶质细胞的核质通常呈均质状。束间少突胶质细胞核内染色质团形成紧贴核膜分布的边缘状。由于样本处理使核周的囊泡肿大，所以看上去比星形胶质细胞的核要大。

3. 由于细胞核多为偏心分布，可见细胞一侧有大团胞质，但是在多数的切面中胞核周围只有一圈薄层胞质围绕。

4. 在核周体中粗面内质网发达，扁平的囊泡呈圆周状排列在细胞核周围，较多独立的囊腔多叠加在一起，尤其多见于胞质丰富的一侧。

5. 核膜表面布满了核糖体，胞质中游离核糖体较多，有时聚集成玫瑰花环状。尽管胞质中有很多核糖体（游离的和膜表面的），但是它们并不是构成电镜下胞质密度的主要成分，胞内基质的特殊的密度由占据所有剩余空间的大量小的苍白颗粒构成。

6. 高尔基体很发达，它的囊腔和小泡布满了核周体，和粗面内质网类似，也向胞质一侧集中。

7. 由于胞质基质的特殊密度，使得线粒体不很明显。它们具有通常的结构，多数较短，嵴垂直排列。

8. 与星形胶质细胞不同，少突胶质细胞很少含有纤维和糖原颗粒，最显著的细胞成分是微管。它们与神经元中的微管相似，直径约 2.5nm，在细胞核周围的胞质中排列没有明显的方向；在突起中它们呈平行排列；由于突起中布满微管，有时难以和神经元树突相区分，但是少突胶质细胞的突起上没有突触、较暗、微管排列更为紧密。

9. 因少突胶质细胞的突起少见，所以在电镜下则很少能观察到突起从胞体发出。

10. 少突胶质细胞的胞质中有时可以见到致密小体，有些呈均质状态，有些则内涵颗粒、细丝、膜结构和碎片。有的致密体具有异质结构，内含 1～2 个清晰的矩形区域。这些异质的内含物不会见于星形胶质细胞（**图 5-4～图 5-6**）。

图 5-4 少突胶质细胞（大脑皮质）

图中显示两个少突胶质细胞呈现中等电子密度，细胞核（Nuc）呈圆形，核内染色质（Chr）呈团块状分布，并在核膜处有聚集。细胞胞质较少并染色较深，胞质内充满了大量游离的核糖体（r），并有呈囊状的粗面内质网（ER）散在其中。胞质内还可见到线粒体（mit）、脂褐素（Lf）和溶酶体（Ly）。成年大鼠大脑皮质 ×7100

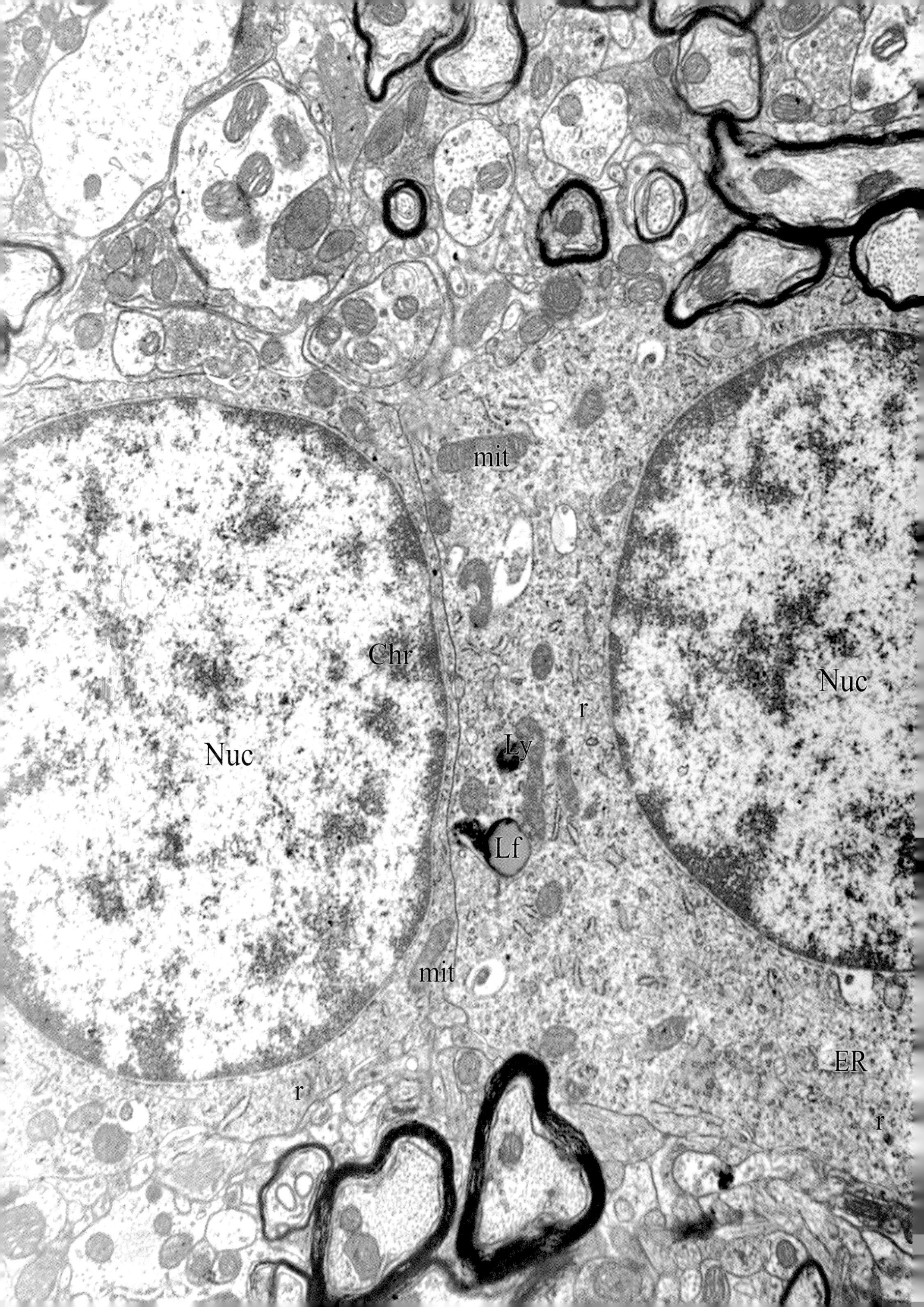
mit
Chr
Nuc
r
Nuc
Ly
Lf
mit
ER
r
r

由于少突胶质细胞的胞质致密度和核染色质聚集程度的差别，它们在电镜下呈现出不同的亮度，在普通光镜染色的样本中，可以区分出明亮型、中间型和暗型三种，暗型细胞最小，具有最致密的核染色质和胞质，并且最容易与小胶质细胞混淆。在使用氚化胸腺嘧啶观察青年大鼠脑胼胝体中分化细胞的实验中，发现这三种细胞间存在活力由强向弱的逐渐变化趋势，暗型细胞成熟度最高，成熟度越高越暗。在发育的视神经中，在髓鞘形成之前未成熟的或者是活动的少突胶质细胞呈大细胞，具有明显的胞质突起，在髓鞘形成过程中结旁突起中管泡状结构明显增加，这可能与髓鞘生成有关。

总的来说，少突胶质细胞和星形胶质细胞的显著区别在于：

1. 少突胶质细胞胞质和胞核更致密。
2. 胞质中不存在细纤维和糖原。
3. 突起中存在大量的微管结构。

卫星少突胶质细胞与束间少突胶质细胞具有相同的形态特点。卫星少突细胞多位于中枢大神经元附近与神经元表面贴近，中间有20nm左右的间隔，相邻面平滑，无明显特异性结构。也无证据表明在这个接触面存在物质交换。少突胶质细胞并非唯一的神经元卫星细胞，小胶质细胞和星形胶质细胞都可以是卫星细胞，由于缺乏细胞标志物证据支持，早期被认为是卫星少突胶质细胞的细胞怀疑是小胶质细胞。

图 5-5 少突胶质细胞（大脑皮质）

图中显示脑皮质中少突胶质细胞，细胞核（Nuc）呈圆形，核内染色质（Chr）呈团块状分布并在核膜处有聚集。细胞质呈中等密度，胞质中布满了游离核糖体（r）。在核周体中粗面内质网（ER）发达，呈扁平囊泡状排列在细胞核周围。胞质内还可见到线粒体（mit）。成年大鼠大脑皮质 ×11000

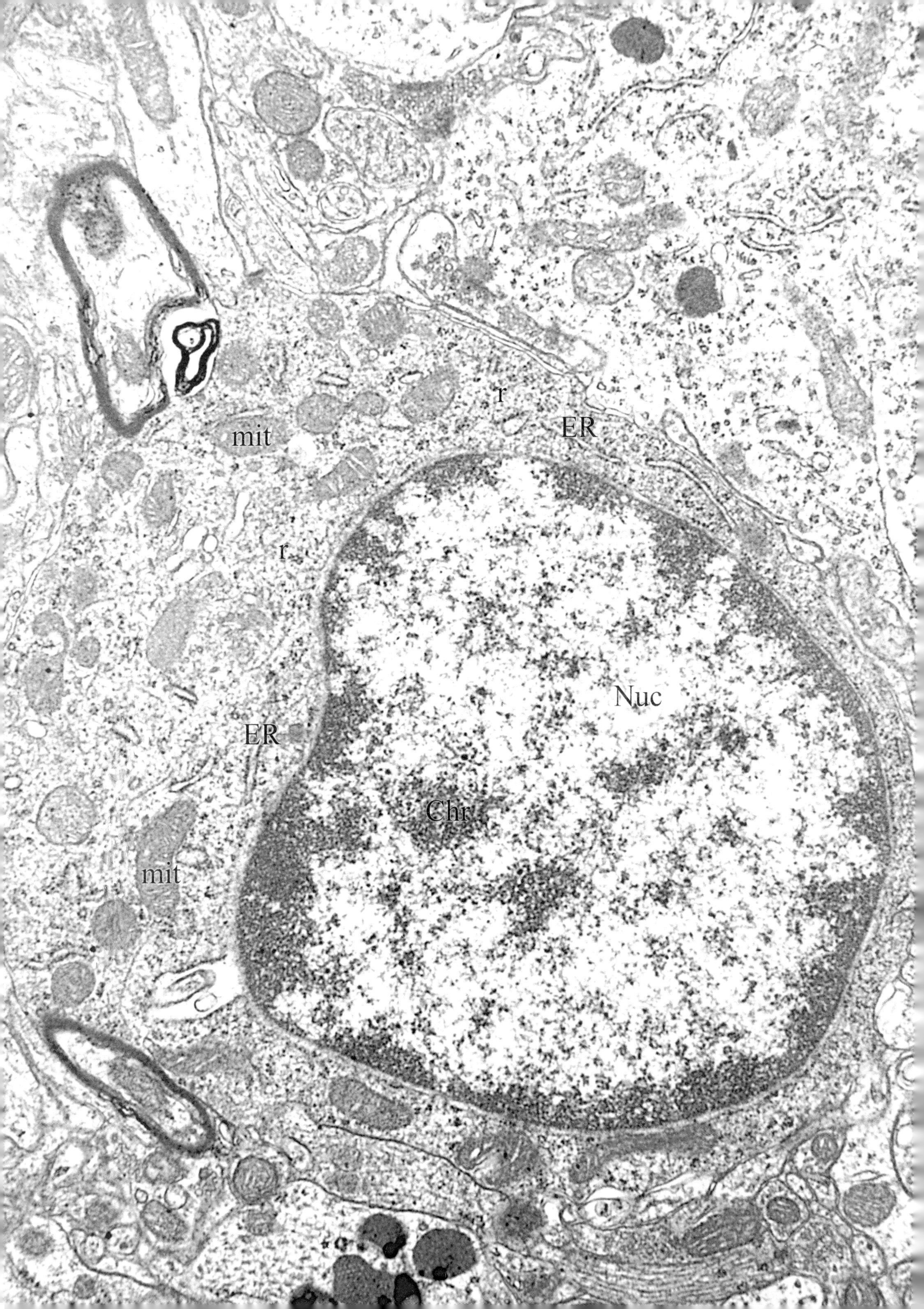
r
ER
mit
r
Nuc
ER
Chr
mit

三、少突胶质细胞的功能

少突胶质细胞是中枢神经系统的髓鞘形成细胞，故形成髓鞘是它的主要功能中枢神经。当髓鞘形成时，少突胶质细胞的突起接近神经元的轴突，突起末端扩展成扁平薄膜反复包卷轴突，质膜的胞质面相对融合，形成较粗的主致密线；质膜的外侧面融合形成较细的周期内线，呈现粗、细线相间排列的螺旋板层即髓鞘。髓鞘的厚度决定于少突胶质细胞突起包卷轴突的周数；轴突越粗包卷的周数越多髓鞘也越厚；一般是轴突直径每增大 0.2μm 则多一层髓鞘板。少突胶质细胞有许多突起，因此每个细胞可形成不止一条神经纤维的髓鞘结间体。大鼠视神经内的一个少突胶质细胞能形成 40～50 个结间体。少突胶质细胞的突起与结间体之间连接处极薄，甚至在电镜下也只是偶尔见到，所以一般情况下见不到少突胶质细胞突起与髓鞘之间相连的关系。中枢有髓神经纤维的郎飞结“裸区”的结构与轴突起始段一样，轴膜外表面没有少突胶质细胞覆盖，由星形胶质细胞的突起包裹，轴膜与突起之间有 20nm 宽的间隙，轴膜下有致密层。在郎飞结处偶尔见轴突终末附着，有髓纤维的侧支亦是由郎飞结处发出。在结旁区，可见两端的髓鞘板层因含胞质而形成的舌状胞质囊贴附在轴膜上，胞质囊和轴膜之间留有 2～3nm 宽的狭窄间隙，轴膜表面有几个短突起伸入间隙。

图 5-6 脊髓内少突胶质细胞

显示脊髓内少突胶质细胞，细胞质呈中等密度，细胞核（Nuc）呈圆形，核内染色质（Chr）成团块状分布在核膜处。胞质中游离的核糖体（r）较多，有时聚集呈玫瑰花环状。在核周体中粗面内质网（ER）发达，呈扁平囊泡状排列在细胞核周围。胞质内还可见到高尔基复合体（G）和线粒体（mit）。成年大鼠脊髓 ×14000

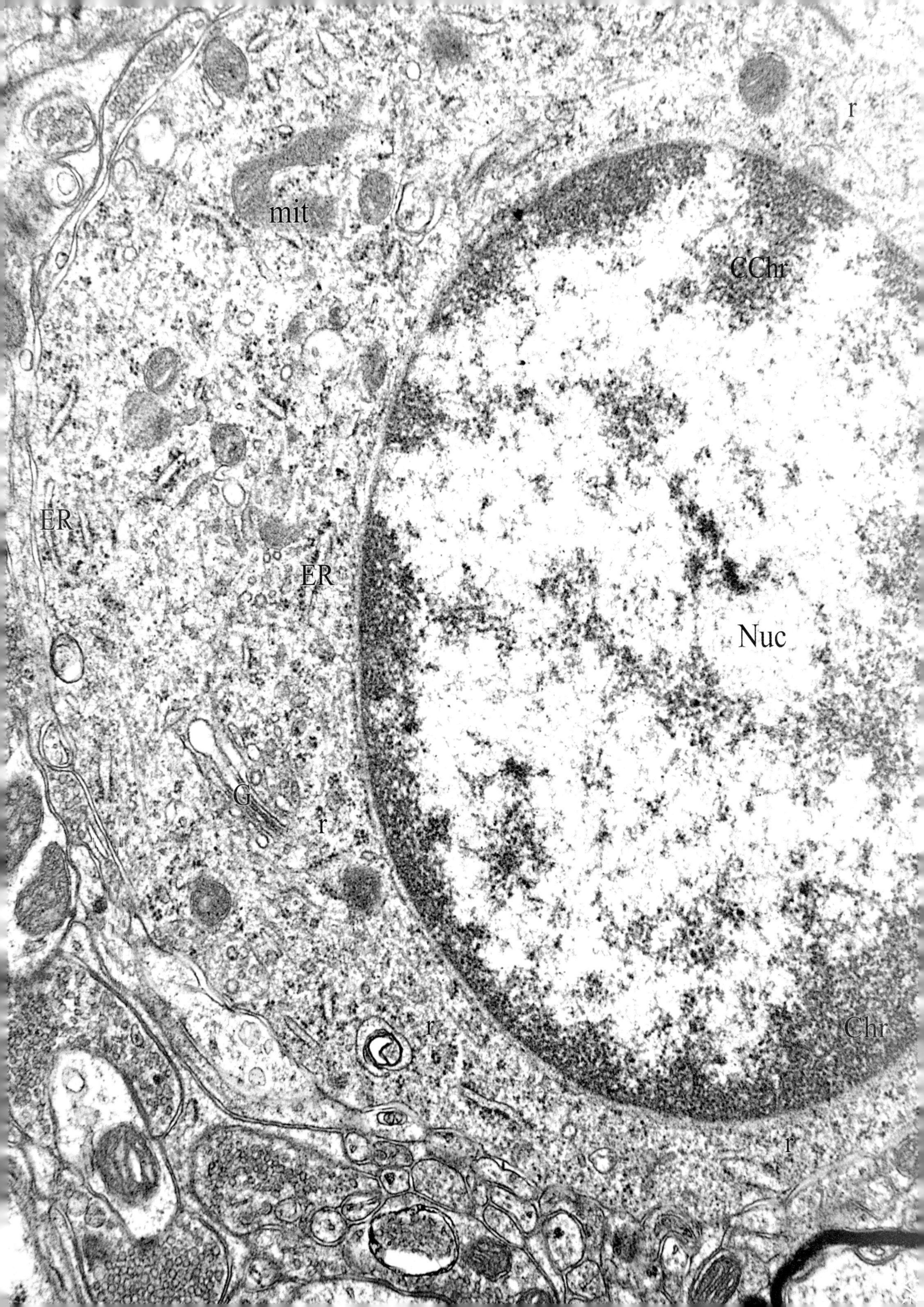
r
mit
CChr
ER
ER
Nuc
G
r
r
Chr
r

中枢神经系统的有髓或无髓神经纤维均无基板，即无神经膜管形成。中枢神经系统最初出现的神经纤维是无髓鞘的。人胚约第14周开始形成髓鞘，出生前3个月加速形成髓鞘，至出生后仍有大量髓鞘继续形成。髓鞘形成的进程与神经系统的功能成熟相关，如人中枢神经系统控制随意运动的主要下行通路，其髓鞘形成是在出生时才开始，至小儿行走时全部纤维才完全形成髓鞘，此后不再形成新的结间体，只是现存的结间体随着脑和脊髓的发育和神经纤维的生长而增长。

少突胶质细胞除形成髓鞘外，尚有一些与星形胶质细胞相同的功能，如摄取神经递质GABA，在神经系统损伤时参与吞噬活动等。另外，少突胶质细胞有抑制神经元突起生长的作用，如在体外培养中可观察到神经元轴突末梢的生长锥一旦与少突胶质细胞接触，生长锥的运动立即停止，甚至崩解；若与星形胶质细胞接触则不出现此现象。少突胶质细胞的这种抑制作用与其表面膜的膜蛋白有关，中枢髓鞘的膜蛋白亦有此抑制作用。因此认为，少突胶质细胞可以抑制中枢神经的再生。但在中枢神经系统发生时，由于少突胶质细胞的分化和髓鞘形成的时间在不同脑区、不同的神经纤维束间有差别，所以这种抑制作用可起界限性生理作用，即可防止轴突长入其他纤维束内。

没有证据表明，有介于星形胶质细胞和少突胶质细胞之间的胶质细胞即中间型胶质细胞的存在。Wendell等光镜下的观察到，在猫视神经中有一种含有中间纤维和糖原的胶质细胞，但不具有致密的胞质基质，鉴于这些互相矛盾的特征，他们认为前人描述的中间型胶质细胞很可能是细胞器丰富的星形胶质细胞。但是O-2A细胞作为少突胶质细胞和2型星形胶质细胞的前体细胞，并且含GFAP纤维在未成熟少突胶质细胞中存在，这些都提示未来可能在电镜下见到介于两者之间的胶质细胞。在病理条件下确实存在过渡状态的胶质细胞，Bunge等发现的胞质致密，含纤维的反应性大胶质细胞，认为可能参与脱髓鞘轴突的髓鞘化过程。

图5-7 小胶质细胞

该图显示大脑皮质中小胶质细胞，细胞质呈中等密度。具有一个椭圆的细胞核（Nuc），核内染色质（Chr）呈团块状更加明显，分布在核膜下及核质中。细胞质较少，密度较高，有丰富的粗面内质网（ER），胞质内还可见到高尔基复合体（G）和线粒体（mit）。成年大鼠大脑皮质 ×12000

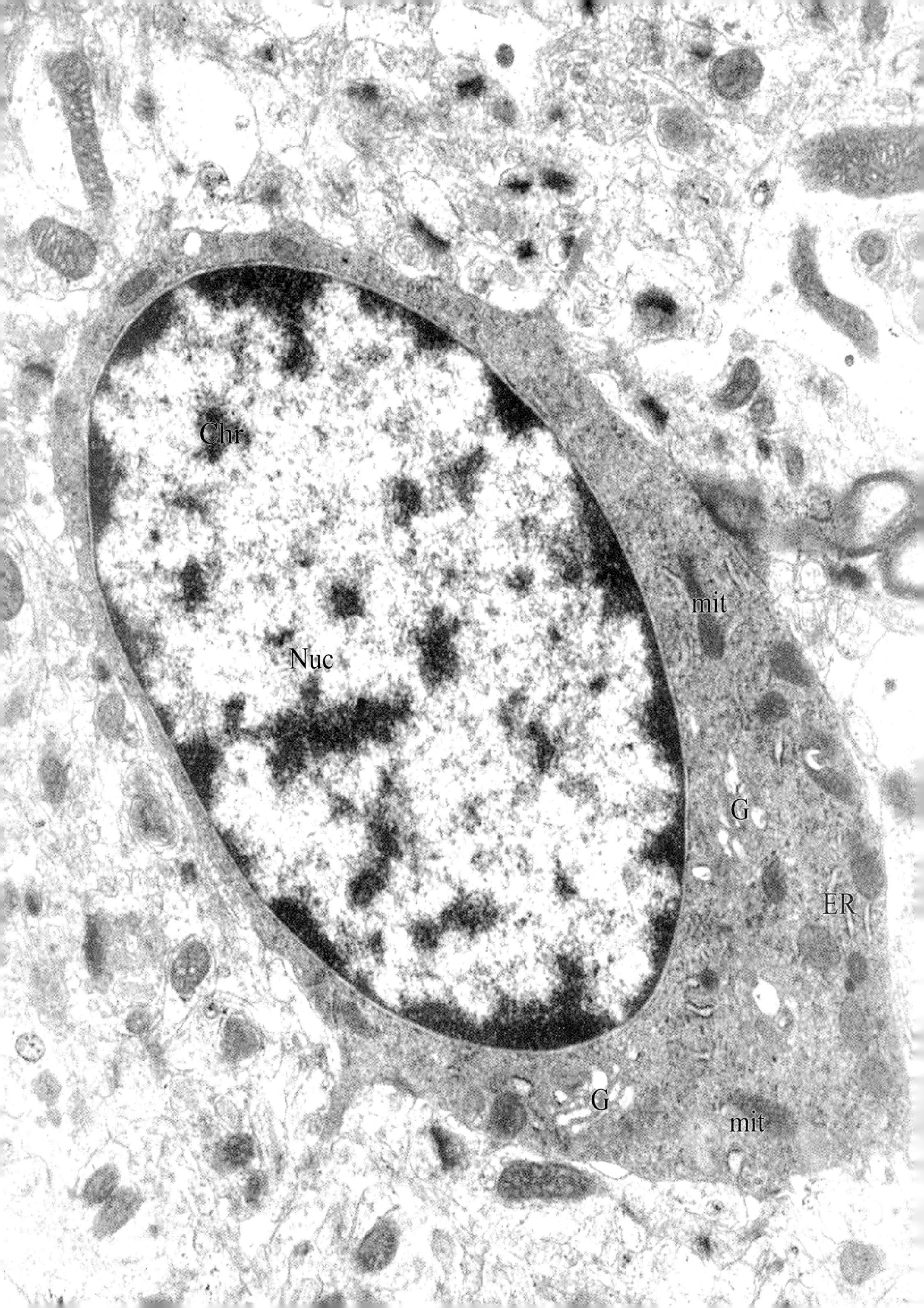
Chr
Nuc
mit
G
ER
G
mit

第三节　小胶质细胞

一、小胶质细胞的分布

Cajal 将神经胶质细胞划分为三类，前两类对应两种星形胶质细胞，第三类包括少突胶质细胞和小胶质细胞。直到 1919 Rio 发明碳酸银染色法，才在形态学上明确给出了这两类细胞的差别。根据他们的研究，小胶质细胞较星形胶质细胞小，他们有长形或三角形的核，强嗜碱性，核周体稀疏，发出波状的突起，突起分支发出棘状小突。可见于白质和灰质中。Rio 认为很多小胶质细胞散在分布于中枢神经系统，但是另一些则优先分布于神经元附近和血管周围。光镜下的观察数据，5%～10% 神经胶质细胞是小胶质细胞，因脑区和种属不同有差别。在正常大鼠白质所有神经胶质中 4%～5% 为小胶质细胞，视皮层中 18% 为小胶质细胞，猴的视皮层中占 7%，在大鼠脊髓前角中占 6%。

小胶质细胞被认为是中枢神经系统的巨噬细胞前体细胞，是网状内皮系统的一部分，功能类似肝脏中的库普弗（Kuppfer）细胞和皮肤中的朗格汉斯（Langerhans）细胞。它们起源于中胚层，在大脑发育过程中随着血液微循环的建立迁入脑组织，主要的起源是软脊膜、血管壁和脉络膜。在正常的脑组织中，小胶质细胞被认为是静止的，在脑中的感染或其他变性病变情况下迅速增殖，同时动员来自于脑膜、血管壁和血液的细胞。这两种细胞都收起突起，迁移到损伤位点，在那里转变成巨噬细胞吞噬碎片。当它们装满脂质和细胞残骸，形状可以呈棒状、圆形、颗粒状。它们到底是装运这些碎片到附近血管，或者是释放这些物质入血，还是它们本身穿过血管壁进入血液中还不清楚。小胶质细胞也可以摄入活体染料，如台盼蓝，它们具有和网状内皮组织系统相同的作用。

图 5-8　小血管周围小胶质细胞

该图显示大脑皮质中小血管周围的小胶质细胞，细胞核（Nuc）呈椭圆形，核内染色质（Chr）成团块状分布在核膜下及核质中。细胞质较少密度较高、紧紧包绕着细胞核，在其中也可见到粗面内质网（ER）和线粒体（mit）。紧邻细胞的右侧是一小的毛细血管（Cap），同时可见到血管的内皮细胞（End）。成年大鼠大脑皮质 ×12000

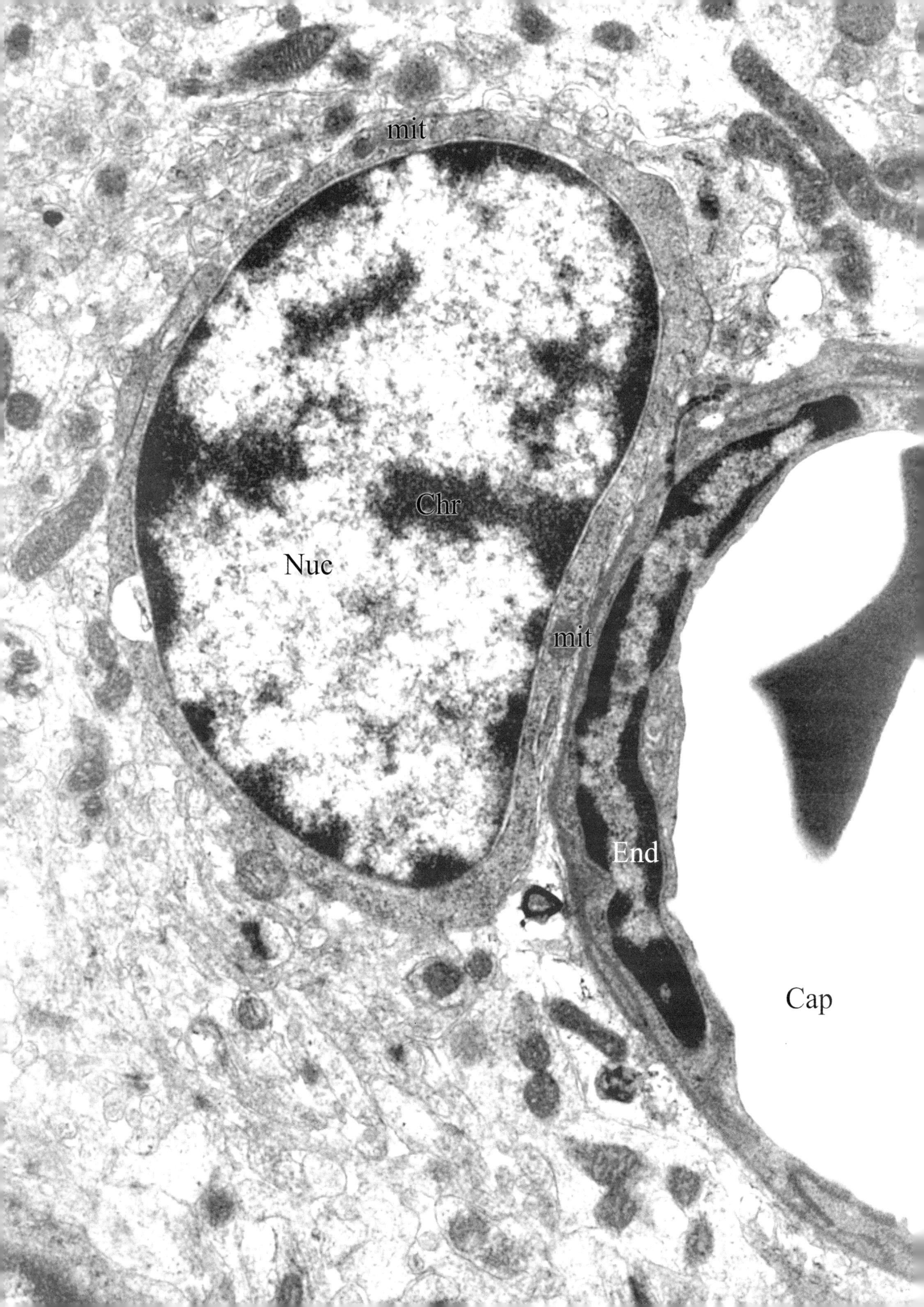
mit
Chr
Nuc
mit
End
Cap

早期小胶质细胞没有在电镜检测中得到证实，原因有两个，一是由于无法确定这种细胞是否是脑的正常组成部分，另一个是因为小胶质细胞与少突胶质细胞很难区分。1970 年 Cammermeyer 在光镜下用银染法证实了正常大鼠脑组织中存在小胶质细胞，所以小胶质细胞才被真正作为中枢神经系统的正常组成细胞。直到 Lectin-labeling 方法被发明，小胶质细胞才在光镜和电镜检测中都得到区分。早期碳酸银法中小胶质细胞和少突胶质细胞染色情况类似，可能因为两者含有类似的成分，所以在某些电镜处理方法中也有可能两者呈现相同的反应。

二、电镜下小胶质细胞的特点

电镜下观察小胶质细胞的位置通常紧邻胶质界膜的下方，并且位于血管旁，与血管表面包裹的星形胶质细胞终足相邻。另外，小胶质细胞在大脑皮层中，常位于神经元周围。显著的电镜结构特征包括小胶质细胞较星形胶质细胞和少突胶质细胞小，核多为长椭圆形，染色质在核膜下形成团块，并且布满核基质中。有时胞核与少突胶质细胞相似，但是小胶质细胞核的染色质团块更加明显，且在核中所占比例更大。因此通常光镜下，小胶质细胞的核较少突胶质细胞染色深（嗜碱性强）。小胶质细胞的胞质仅是围绕胞核的一小条，但是却有宽大的突起，在位于神经元附近时这些突起部分包绕神经元，如果小胶质细胞是单独存在的，这些突起就会伸入神经毡中，小胶质细胞会呈现出与周围神经毡结构相适应的不规则轮廓。胞质的致密度与少突胶质细胞相同，但是不含微管、糖原颗粒、纤维束。小胶质细胞最大的特征可能是其粗面内质网，囊腔长而狭窄，通常满布胞质内。而少突胶质细胞大不相同，它们的粗面内质网由短的囊腔构成（**图 5-7 ~ 图 5-9**）。

图 5-9 小脑皮质中小胶质细胞

该图显示一小脑皮质中小胶质细胞，细胞核（Nuc）呈椭圆形，核内染色质（Chr）成团块状分布在核膜下。细胞质呈中等密度，有丰富的粗面内质网（ER）呈管状排列。胞质中还可见到溶酶体（Ly）和线粒体（mit）。成年大鼠小脑皮质 ×12000

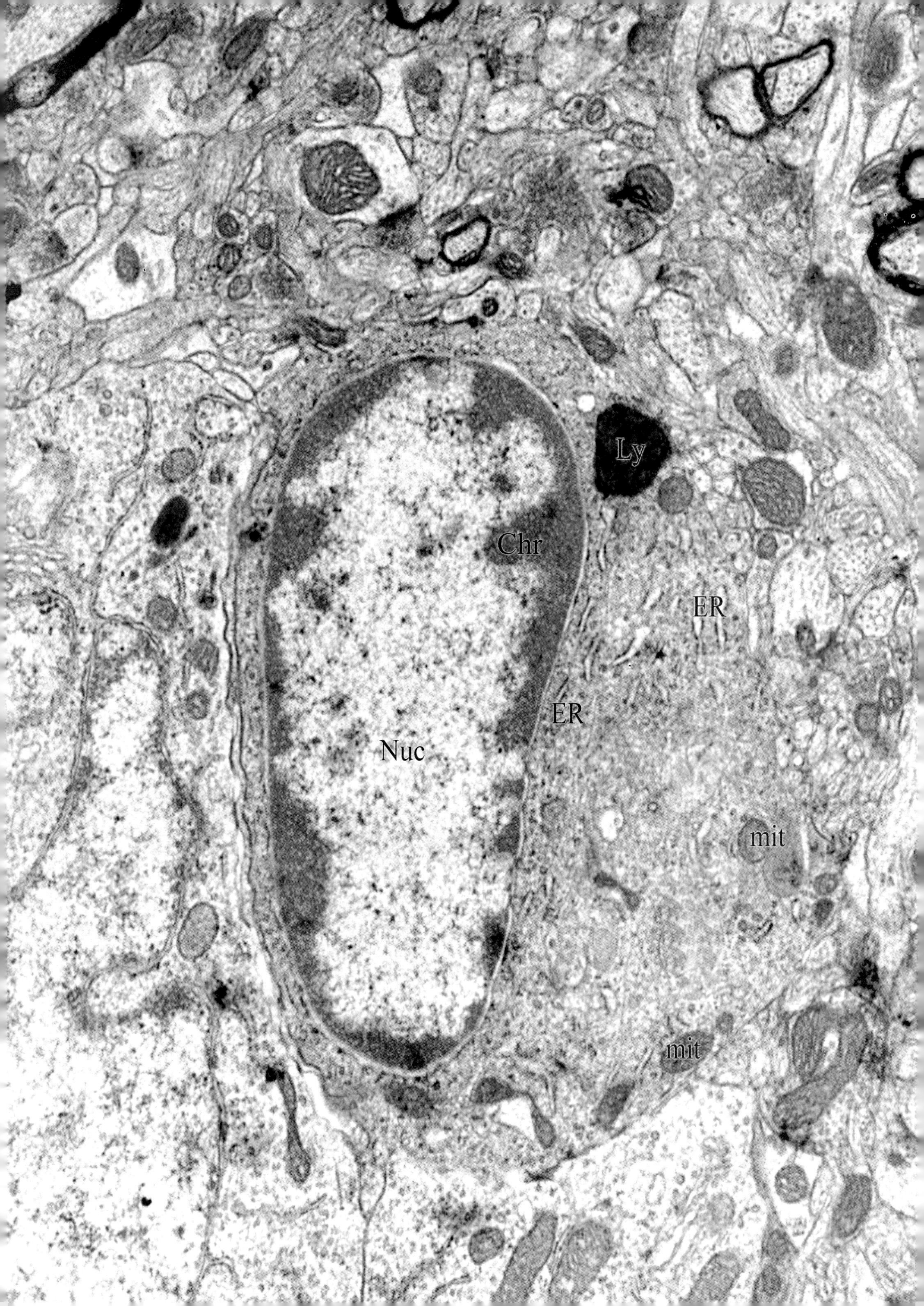
Ly
Chr
ER
ER
Nuc
mit
mit

高尔基体常聚集于核周体的一侧，且与细胞核靠近。致密的片层小体、均质的微泡、溶媒体、脂褐质等成分在胞质中多见，明显多于少突和星形胶质细胞。老年大鼠脑中小胶质细胞内明显增多的高密度内涵物。在老年猴子的脑中，老年斑中也可以见到小胶质细胞中含有摄入成分。由于同种同等年龄的动物脑内此类细胞的数量差异明显，所以推测此类细胞的数量部分取决于动物的脑部感染历史。

第六章　室管膜，脉络丛及血管

第一节　室　管　膜

室管膜（ependyma）是位于脑室表面和脊髓中央管表面的一层上皮细胞，其深层即室管膜下层，将其与脑室周围神经毡分隔开。哺乳动物室管膜源自于脑室带，它在发育早期出现且在发育过程中一直存在。起初，脑室带细胞仅分裂增殖产生更多的脑室细胞，在神经系统发育过程中神经母细胞和神经胶质细胞也来源于它。最终脑室带细胞停止分裂，并特化为室管膜细胞。在胚胎发育期，兔大脑导水管的室管膜层为厚的分层的未分化细胞；至出生前，腔面出现微绒毛形成纤毛。生后不久，室管膜成为假复层柱状层，细胞核位于不同的水平。随后，由规则的单层上皮构成的类似成年动物的室管膜形成。

室管膜细胞是构成哺乳动物脑室壁和脊髓中央管壁的主要细胞。它们具有典型的上皮细胞特点，基底部不深入脑室周围神经毡（**模式图－18**）。伸长细胞最多见于哺乳动物的第三脑室，它们有长的基突伸入神经毡，有时达到脑的表面。在发育过程中，有些室腔细胞的突起伸入外面、软脑膜或中枢神经系统表面，它们被认为是成胶质细胞。在中枢神经系统的某些区域尤其是室腔与脑表面距离较短的位置，此类细胞可以终生存在。在成熟脑中，这种形态的细胞被称为伸长细胞（tanycytes stretch cell）。在哺乳动物，伸长细胞见于的第三脑室壁、中脑导水管壁、脊髓中央管壁和第四脑室底部。主要集中于第三脑室背腹侧。伸长细胞是一类典型的多功能细胞。

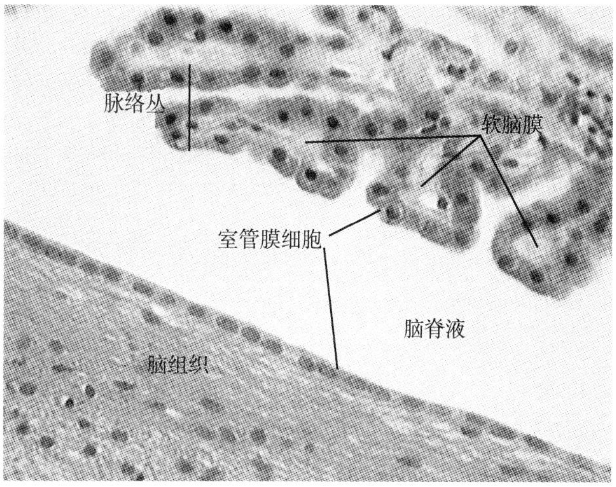

模式图－18　室管膜

另外，还有一些类型的细胞也存在于脑室壁内。除了典型的室管膜细胞和伸长细胞，1972 年 Knowles 还列出了如下三种细胞：①接触脑脊液神经元；②神经分泌神经元；③腺上皮细胞。但是这些细胞的划分可能并不绝对。

一、室管膜细胞（ependymocyte）的形态

在成年动物脑内，室管膜正面（en face）观细胞呈多边形，因位置不同其切面可呈单层立方、柱状或鳞状等不同形状。大鼠室管膜细胞在侧脑室前脚前部最高，在覆盖白质表面部位最扁平。在光镜下，典型的室管膜细胞腔面具有大量纤毛，这些纤毛由位于胞质顶部的基体发出，在细胞的游离面向中央集束排列，纤毛长 15 ~ 20μm，直径 0.4μm。电镜观察每个细胞均由 9 对周围微管围绕一对中心微管组成。纤毛的形态较普通，但基体较特殊，由一排细纤维围绕，这些纤维周围布满雾状细小的颗粒基质。每个基体都附着一个纤毛状小根和一个基足，与多数类型的纤毛上皮细胞的附属物类似。纤毛状小根是一个短圆锥形纤维束，上有间隔 90nm 的周期性横纹。从基体侧面伸出的粗基足是一个短粗的圆锥状结构，顶端常有一团球形无定型物质。这一机构的形态可能与同样出现在胞质顶部的原纤维颗粒聚集物混淆。原纤维颗粒聚集物的形态多样，但通常呈笔直或折叠状，它们有一个纤维状核心，侧面分布相对均匀的致密颗粒。每个聚集体中心都有一个线状凝集的纤维轴心。纤毛的运动呈快速运动，其可推动脑脊液的运动，在第四脑室摆动的方向朝向侧孔和顶。在纤毛中间有许多短细的指状突起，有些类似微绒毛，有些形态不规则，仅像是细胞膜的突起。一些突起中含有小囊泡和细纤维（图 6-1）。

图 6-1 脑室壁

视图中央可见室管膜细胞（Epd），胞体呈方形，胞核位于中央。其腔侧面有纤毛（cil）发出，伸向脑室腔，纤毛基底部的胞质可见线粒体聚集。另外，室管膜细胞腔侧面还可见细小的指状突起，为微绒毛（mv）。在室管膜细胞层的深部可见毛细胞血管，血管壁内层为血管内皮细胞（End），外面有周细胞包绕（P）。在血管与室管膜细胞层之间有星形胶质细胞发出的突起（Asp）分隔。成年大鼠大脑侧脑室 ×28000

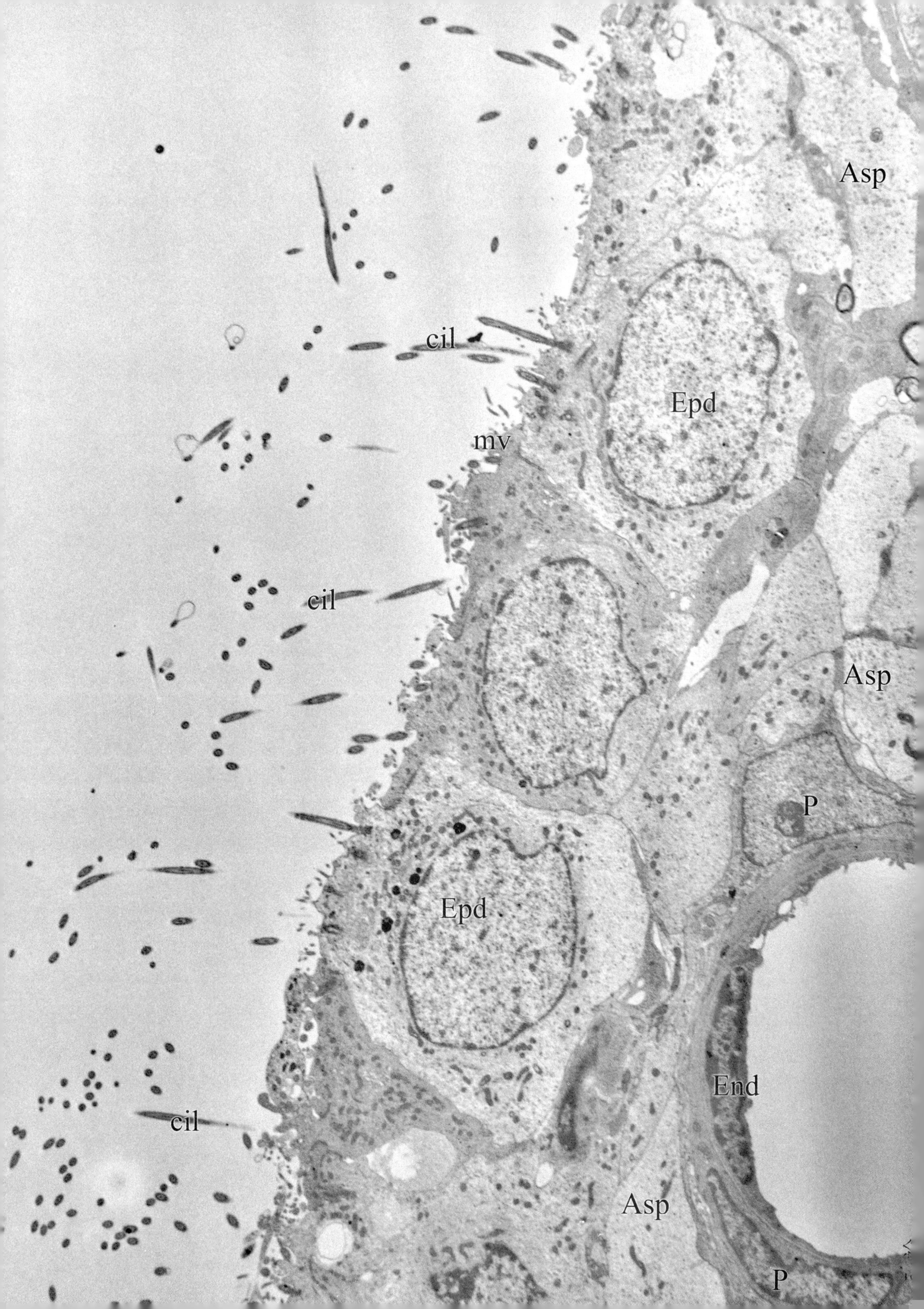
Asp
cil
Epd
mv
cil
Asp
P
Epd
End
cil
Asp
P

室管膜可以使用扫描电镜观察，且室管膜细胞表面的区域特点易辨。在大鼠的第三脑室背侧上1/3，可见室管膜细胞腔面呈密集的纤维网状纤毛，起伏如波浪状，提示纤毛在固定的过程中可能有摆动，由于这些纤毛过于浓密，室管膜细胞的顶部显得很模糊；其中部1/3，纤毛的数量明显减少，室管膜细胞顶部逐渐清晰；而其下1/3，细胞的顶部纤毛几乎消失，呈现大量小而钝的突起，在透射电镜下显示为细的、微绒毛状突起。类似的形态特点，在其他种属及人类的第三脑室室管膜上均可见。

在猫的第三脑室尾部、接近导水管的部位，位于脑室界沟上下的室管膜细胞纤毛形态有明显的差别。界沟背侧的纤毛分布较致密，而靠近界沟处纤毛稀少、成簇状，在侧脑室和第四脑室也有类似的簇状纤毛，在簇状纤毛中间室管膜细胞顶部呈现明显的毡样微绒毛突起。

在透射电镜下观察、室管膜细胞的侧壁形态相对简单，相邻的质膜间可以互相交错，呈现出凹陷和囊泡。在细胞近顶部，光镜下可见终末斑，电镜下这一结构包括两类连接——缝隙连接和黏着带（小带）。黏着带较黏着小带更宽，其环绕细胞，细胞膜间隔约23nm，连接部位的细胞膜上有30nm厚的致密物质斑，在大鼠常2～3个同时出现。缝隙连接也称闭锁小带，偶见于相邻两室管膜细胞间，但通常位于靠近细胞游离面的两个黏着带之间独立存在。这些连接并不能完全的包围一个室管膜细胞，因此并非所有细胞交界处都可以见到，但是它们较多见。

在基底部，相邻的室管膜细胞被一束致密物质分隔，这些致密物质位于一个具有很多指状突起的伸入室管膜细胞的间隙内，其中的基质可能来自于附近的血管基膜，这一间隙被称为基底膜迷路；有时，室管膜细胞基底部伸出片状突起，突起向侧面伸展，经过相邻室管膜细胞下方，将其与室管膜下层分隔开，其中主要是星形胶质细胞的突起和小胶质细胞突起。

室管膜细胞的核较大，常居中，占细胞大部，通常为规则的椭圆形；核仁常偏心，并被明亮细小的染色质颗粒包裹，颗粒中可能含有细丝状物质；细胞器在胞质中分布不均。例如，类似星形胶质细胞的长形线粒体大量存在在细胞顶部，高尔基复合体也局限于细胞顶部。粗面内质网很稀疏，仅由一些小囊池构成，但游离核糖体簇布满胞质。胞质内最常见结构是8～10nm的细丝，有时形成较大的束在胞质内盘曲穿行，从粗细和组织方式上类似星形胶质细胞内的细丝。有时，在胞质中单独或4～10根成小束分布与其他结构互相交错，甚至深入基底微绒毛褶皱的浅表胞质内，但是与星形胶质细胞和伸长细胞不同，这些室管膜细胞的纤维GFAP阴性，可见两者虽然形态类似，但组成不同。另外，室管膜细胞中还布满棉絮状微丝，使得胞质基质成均匀状态，这种微丝更多的聚集在微绒毛的浆膜下方，可能形成一种终末网。细胞中微管相对稀疏，并且分布没有规律（图6-2）。

室管膜细胞质的另一特点是嗜锇、致密小体的存在，大体有两类，并见于顶部胞质中，一种内涵细颗粒和某种可能含铁蛋白的大颗粒，另一种含有异质的颗粒、囊泡和片层，有可能是溶酶体。

二、伸长细胞的形态

根据室管膜细胞基突的形态可分为三种，普通室管膜细胞具有扁平或卵圆的基部；室管膜中的伸长细胞，是一类具有放射状不分支、长基突的室管膜细胞；室管膜星形胶质细胞，基突多次分支。后两种细胞的基突至少到达室管膜下层的毛细血管，形成终足与血管内皮间以基膜分隔。室管膜伸长细胞的基突可以伸展到脑的外表面。它最早在软骨鱼类的脑内发现，这种鱼类脑组织较薄，它们也见于盲鳗和鳃鳗的脑中，起到支持或胶质细胞的作用。在哺乳动物中，伸长细胞主要存在于第三脑室壁尤其是在薄的底部，同时也见于中脑导水管壁、第四脑室底部，甚至见于颈段脊髓的中央管壁内。有研究发现，在第三脑室的伸长细胞的基突或尾部伸入下丘脑各个核团，这些基突的形态多样，有的光滑，有的有棘突和节结；有的没有分支，有的有2～3个细分支，大量的突起终止于血管和神经元。

高尔基染色显示：在啮齿动物脑中伸长细胞成束出现，为了描述方便，伸长细胞通常被分为三部分：体部、颈部和尾部。体部位于室管膜中含有细胞核，具有侧向的胞质突起；颈部伸入脑室周围神经毡，可能与血管接触；尾部没有胞质突起，穿过下丘脑核团，形成小的根球膨大或称终足，终止于血管或者软脑膜表面。这种细胞与星形胶质细胞有些相似。高尔基法无法显示伸长细胞的全貌，原因是伸长细胞所在的脑室壁都无法完全浸透。在电镜下伸长细胞都是以小片的形态出现，通常认为这些伸长细胞与室周器相关，包括正中隆起、最后区、穹隆下器和松果体。所有这些结构都缺乏血-脑屏障，其中含有有孔毛细血管。标志物如辣根过氧化酶无法通过伸长细胞层，但标志物可以通过普通室管膜。可能是因为相邻的伸长细胞间侧面有黏着颗粒，颗粒下方有黏着斑或紧密连接，但在最后区的观察中有人发现并不存在真正的紧密连接，而是一种细胞间距2～3nm的细胞间缝隙，或可能是一种正常室管膜细胞间黏着斑与黏着颗粒之间的过渡形式的连接。在最后区的伸长细胞层不阻止电子致密标志物——辣根过氧化物酶或镧的穿过，但是确实相对于普通的室管膜减慢了穿过的速度。

高尔基法显示的从胞体顶部或颈部伸出的突起束在电镜下是细突起，相邻伸长细胞的这种突起互相交错编织，这些突起形成皱纹，通常与脑室表面平行，而黏着带就位于这些褶皱之间。相似的交错突起也存在于胚胎期的室管膜细胞侧面，但成年后变为侧面光滑。

一个普通室管膜细胞与伸长细胞间的差别是普通室管膜细胞室腔面具有大量纤毛、很少微绒毛，伸长细胞正好相反。伸长细胞具有规则的椭圆形核，而普通室管膜细胞核近圆形。伸长细胞胞质颜色较室管膜细胞深，可能因为胞质中存在一种絮状深色物质。伸长细胞中没有普通室管膜细胞中的螺旋束状的中间纤维，但是微管较多。伸长细胞胞质中游离核糖体成群出现，粗面内质网呈独立的囊池，有大量高尔基器及溶酶体。

无髓的神经元轴突和树突常可见伸长细胞，其胞体之间有时一小束神经元突起楔入，可以被伸长细胞完全包围，但是更多的情况下星形胶质细胞的突起将其与伸长细胞部分隔开。星形胶质细胞也穿过伸长细胞的基部，并形成环绕他们颈部的鞘。伸长细胞的突起长且末梢细，伸入弓状核的神经纤维网中，在弓状毛细血管或正中隆起两侧的脑表面形成终足。这些突起和其他弓状核成分区别明显，其中有很多纵向伸长、沿长轴平行排列的微管，突起的形态不规则。除了微管外，还有方向一致的线粒体、脂滴、滑面内质网聚集形成的同心圆环形片层结构。

图6-2 脑室管膜上皮细胞

图上部为室管膜细胞（Epd），细胞核大，位于胞体中央（Nuc）。线粒体（mit）多聚集于胞核与细胞腔侧面之间，主要为纤毛的摆动供能。在室管膜细胞的基底部有星形胶质细胞（As）和突起（Asp）分布。成年大鼠大脑侧脑室 ×40000

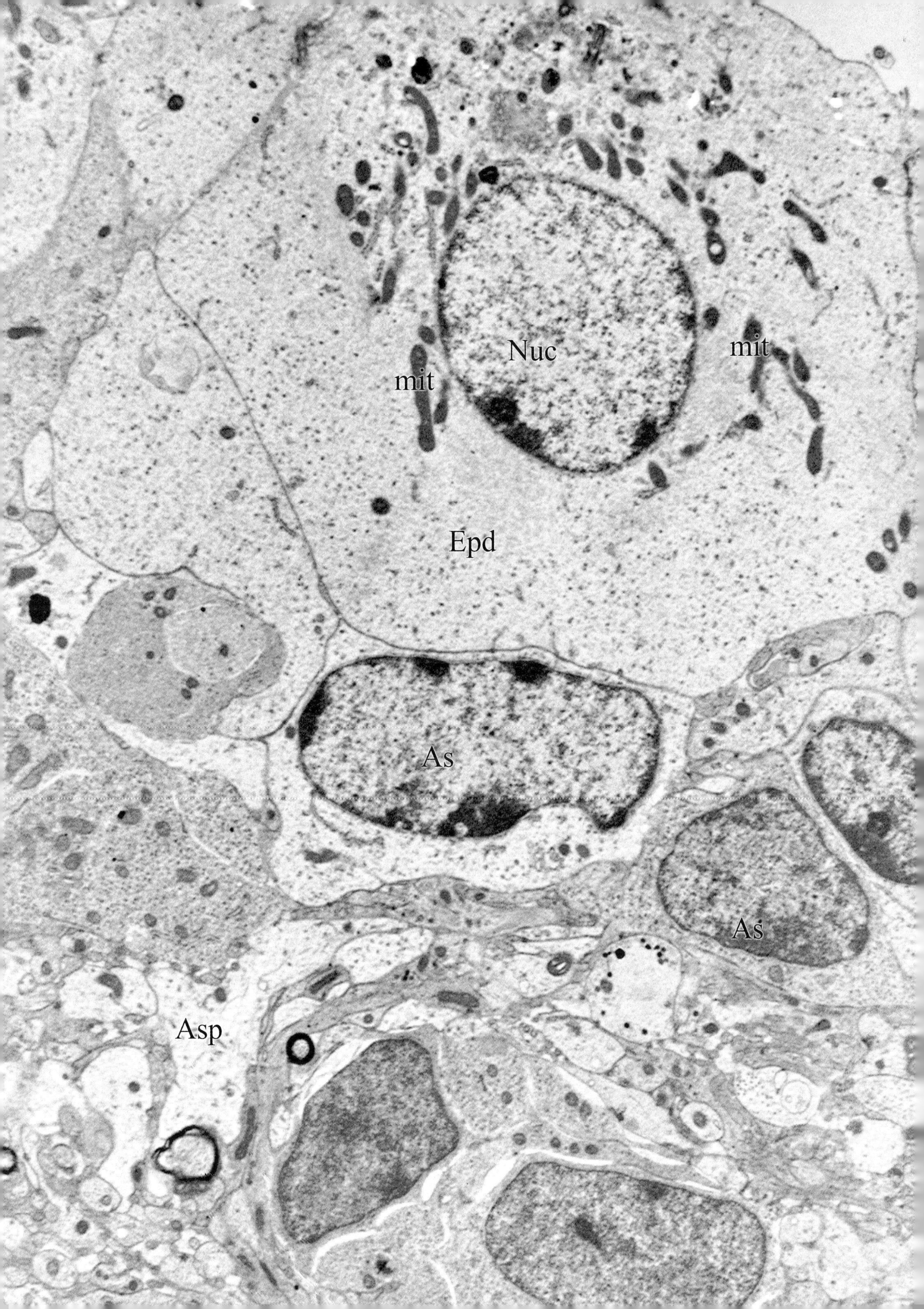
Nuc
mit
mit
Epd
As
As
Asp

伸长细胞的外周突起伸到血管表面形成终足，突起与血管内皮细胞间由一层基板分隔，与星形胶质细胞的血管终足类似。通过高尔基浸染和金染色，发现相邻伸长细胞终足侧壁间形成宽大的褶皱，褶皱包裹构成管道迷路，迷路中充满了与血管周围基板连续的基板。脑室周围区域的物质可进入迷路，迷路中的基膜可以过滤通过其到达伸长细胞膜的物质。构成第三脑室漏斗隐窝的伸长细胞突起与毛细血管室周区相邻，内含连续的不规则囊泡和内涵物。弓状 - 结节漏斗纤维与伸长细胞和神经胶质形成接触，形成的连接类似化学性突触，在正中隆起处可见伸长细胞和轴突间的连接。一些血管周边的伸长细胞突起中可见囊泡和颗粒。终足中内含物并没有统一的成分，有的呈滑面内质网短管，有的呈圆形、椭圆形、立方形或多形性。

三、室管膜内神经末梢

在相邻室管膜细胞的侧面及室管膜游离面可见神经元突起穿过。在兔的第三、四脑室和大鼠侧脑室都发现无髓的神经突起末梢，末端膨大，含有清亮的囊泡或致密核心囊泡，有的神经末梢也含有大量细长线粒体，有些含有一个与线粒体方向平行的独立池。这些神经末梢与室管膜细胞形成突触样接触，尽管其中的囊泡并不明显聚集于接触部位。其他神经末梢与室管膜细胞间接触，形似黏着斑，这种接触与神经纤维和平滑肌细胞或者腺体的连接类似，而不像两种神经成分间的化学性突触。有时神经纤维有髓鞘，而在接近室管膜细胞前失去髓鞘并分支。除位于第四脑室前壁最后区对侧的小的球状末梢，在大鼠侧脑室中也发现神经细胞较大的膨胀、球状末梢突起进入脑室，在膨大处内含大量线粒体、清亮囊泡和致密核心囊泡。这些神经末梢选择性聚集 5-羟色胺，表明他们是单胺能神经元。这些膨大末端中的颗粒内含物可能释放入脑脊液中。

四、室管膜下区（subventricular zone，SVZ）

在成熟灵长类动物，脑室腔室管膜的多数区域被一层星形胶质细胞突起或一层星形胶质细胞核周体分隔。这些星形胶质细胞和它们的突起组成室管膜下层的框架。这些位于室管膜下的大量星形胶质细胞的突起方向规则，在第三脑室内主要与室管膜表面平行排列，而在其他区域不同方向的突起交叉分布。在脑室壁的某些部位，尤其是哺乳动物的侧脑室前柱，室管膜下层中有些小细胞。在大鼠脑内尾状核和胼胝体的夹角处，室管膜下层有 3 ~ 5 层细胞，与脑室内腔由单层室管膜相隔；另一侧，与下面的神经毡间隔一层窄边界层。室管膜下层细胞较室管膜细胞小且核较暗。室管膜下区细胞是胚胎时期室管膜下区的残留，经常处于有丝分裂状态。近十年来，室管膜下区这些分裂活跃细胞可能是成体神经干细胞的来源。1912 年 Allen 报道，在成年大鼠

SVZ存在着可分裂的细胞。1960年代，Altman和Das研究首次发现，在成年脑SVZ可产生新的神经元细胞。1992年，Reynolds和Weiss是第一个运用成年啮齿动物SVZ细胞在体外分离和培养出神经干细胞（neural stem cells）。这些研究推翻了以往的观念，进一步证明在成年脑中存在神经发生（neurogenesis），神经干细胞存在于成年动物的中枢神经系统中。

室管膜下层中还有小胶质细胞，在脑室器区域的室管膜下层细胞与其他区域有明显的形态差别。在兔侧脑室后脚立方形室管膜细胞下面的室管膜下层中含有很多大毛细血管和静脉，这一区域被一层基础膜围绕。

第二节　脉　络　丛

脉络丛（choroid plexus）是指突入脑室内、由室管膜细胞和软脑膜覆盖的血管褶襞，包括血管及外周包绕的结缔组织（**模式图－19**）。

脉络丛位于四个区域，三、四脑室顶部各一个，两侧脑室中间壁各一个。在脉络丛游离面，褶襞内陷入脑室大量分叶状突出，使表面积大增，每个分叶由细小突起组成，突起中央是由毛细血管和少量疏松结缔组织组成的核心，外周由单层上皮细胞包裹。每个脉络丛由动脉供血，在其中分支成毛细血管，然后汇集为回流静脉，这些血管都由结缔组织基质支持。

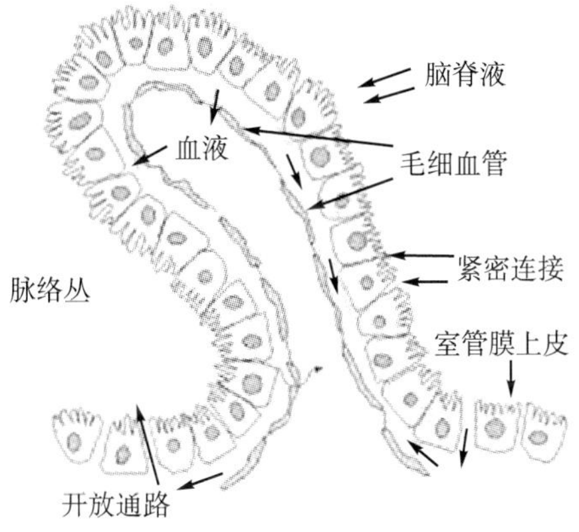

模式图－19　脉络丛

在发育中，软脑膜和蛛网膜下腔的血管一起伸入第三、四脑室顶部及两侧脑半球的中间壁，向前推挤脑室上皮层，使其膨入脑室内。发育早期，脉络丛有假复层柱状上皮覆盖的单层褶皱，这里的间叶细胞基质中布满了血细胞和排列成行的成血管细胞构成的毛细血管。随后，脉络丛开始形成小叶，在大脑半球中它们几乎充满侧脑室。这时，上皮细胞出现形成富含糖原单层细胞，直到成年，上皮细胞逐渐成为立方或鳞状上皮，胞内仍然含有大量糖原。

新生大鼠每个细胞的微绒毛长度和线粒体大小明显增加，提示这个时期脉络丛的分泌活动增强。这时脉络丛分叶开始形成大量小叶和绒毛，具备成熟脉络丛的特点。与此同时，纤维结缔组织也出现变化，基质中的无定型基质减少，这是因为脉络丛的核心血管区来源于蛛网膜，这里也被认为是结缔组织的核心区，而绒毛的基质来自软脑膜。

广义上讲，脉络丛包括两部分，即脉络膜上皮和结缔组织形成的血管核心。

一、脉络膜上皮

成年大脑的脉络膜上皮主要是单层立方上皮，也可见少量假复层和复层上皮，细胞核圆形，位于细胞中央，内含均一淡染的染色质。细胞的腔侧面边缘不平，分布着细长的胞质突起，为不规则的紧密排列的微绒毛。表面突起形态多样，有刷状、分层状等多种。纤毛来自于细胞顶端的基体，为9+2结构，但在猫和鼠的脉络丛可见9+0结构纤毛。在扫描电镜下，独立的脉络膜上皮细胞呈现分界清楚的泡状，细胞直径约10μm；在脉络膜表面排列成规则的穹隆形，腔侧面具有大量细的不规则突起，即透射电镜下所见的胞质突起。在成年动物，难以区分纤毛和其他细胞突起，因为它们的宽度和长度都近似（图6-3）。

图6-3 脉络丛

脉络丛细胞腔室面上有微绒毛（mv）长出。细胞基底部附着的基板（B）下方是纤细的细胞突起（X）。其深层为由室管膜细胞包绕的有孔毛细血管（Cap）。脉络丛细胞核（Nuc）着色浅淡，线粒体（mit）聚集于细胞顶部。高尔基复合体（G）形似一堆扁囊。胞质内最显著的是一些短小的囊泡状的粗面内质网（ER）和一些小泡（v）。左侧的细胞内有两个溶酶体（Ly）。在细胞基底面，细胞间连接（J）有许多复杂的褶皱（箭头所示）。成年大鼠侧脑室×12000（此图来自 *Alan Peters et al. The Fine Structure of the Nervous System*）

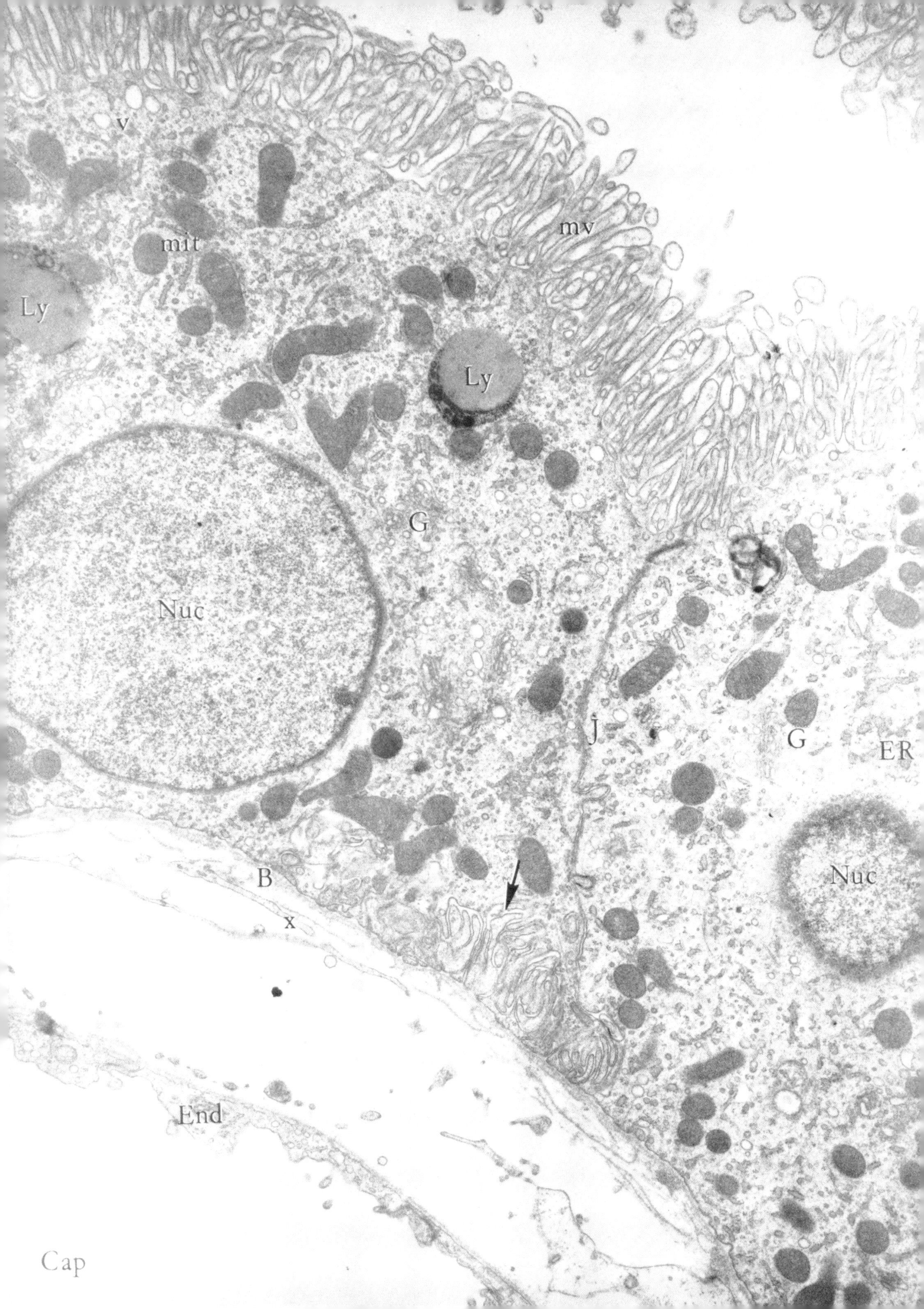

v
mit
Ly
mv
Ly
G
Nuc
J
G
ER
B
x
Nuc
End
Cap

在成年和老年大鼠，脉络膜细胞顶部表面可见毛刺样突出，这些突起可能说明有代谢废物从脉络膜细胞排出，这些毛刺可能被 Kolmer 细胞吞噬，Kolmer 细胞常和毛刺的出现相关。脉络膜细胞的胞质明亮，尽管有些细胞较为暗淡，细胞内线粒体丰富，多集中在细胞顶部。猴脑中的线粒体比大鼠的更为丰富，可能与线粒体负责脉络丛细胞膜旺盛的代谢有关，并且它们同时提供分泌脑脊液时主动运输所需的能量。粗面内质网由短的、不规则的、膨大的囊池组成，布满核糖体，偶见充满胞质且成簇的核糖体散在其间。高尔基复合体分界不清，呈大量成堆囊泡，主要分布于细胞顶侧和细胞核旁。滑面内质网呈现大量的管泡状结构，在较为透明的细胞中最为明显。胞质中偶见许多清亮小泡，直径 30 ~ 40nm。这些小泡多有衣被，一般见于细胞顶部区域，偶见于突起基底夹角的胞质中。它们与细胞膜之间充满了平行的细纤维，类似小肠黏膜上的吸收上皮。在一些脉络膜细胞中，这些细纤维似乎是细胞纤维系统的一部分，聚集成纤维束，走向近似与核膜平行。一些较淡而圆的脉络膜细胞位于基底膜附近，在其他脉络膜细胞下方，可能是未成熟的细胞，也有研究发现脉络膜上可见有丝分裂细胞，这些证据说明脉络膜细胞可以更新，Kaplan 估计完全更替脉络膜细胞一般需要 1 ~ 3 年，而在寿命 20 ~ 30 年间的猴子可能经历数次脉络膜的细胞更替。

有些游离细胞存在于脉络膜上皮表面。在扫描电镜下清晰可见，类似阿米巴样，有数个突起，有的突起长而细，这些细胞是丛上细胞。猫的丛上细胞位于脉络膜细胞微绒毛上，有时可见他们的胞膜包裹脉络膜细胞的微绒毛和纤毛。在大鼠位于微绒毛上为 Kolmer 细胞，胞质内有膜空泡和溶酶体。随年龄增长这些内涵体增多，甚至充满包涵体胞体肿大。这种细胞较年轻动物中存在的细胞突起少，Carpenter 等的研究证明 Kolmer 细胞是巨噬细胞，在实验条件下 Kolmer 细胞迅速摄取脑脊液中示踪颗粒，它们的功能可能是清除脉络膜细胞表面碎片，甚至吞噬脉络膜细胞崩解产物。

二、血管结缔组织

脉络膜上皮位于基膜上，基膜下方有一些苍白细胞，其扁平的突起形成一个薄而连续的层。在这层细胞下是脉络丛的结缔组织核心，由聚集于上皮细胞下方疏松的胶原纤维网络组成，位于绒毛的基部。胶原纤维由结缔组织基质中的成纤维细胞生成，核心处大部分区域被血管占据，除了动脉和细动脉还有大的静脉窦和毛细血管。小动脉和细动脉的血管壁内有一层平滑肌中间层，静脉窦的壁很薄，不含肌层，被弹性纤维覆盖，形成宽的螺旋缠绕静脉。

在绒毛内是供应大脑的大直径毛细血管。窗孔处内皮细胞萎缩，但是并不穿孔，由薄的隔膜联系。如果静脉给予辣根过氧化物酶，反应沉积物通常在内皮细胞腔面形成完整的覆盖层。一些过氧化物酶通过胞饮作用被上皮细胞吸收，因此胞质中充满致密小泡。多数情况过氧化物酶不会通过相邻上皮细胞间的间隙，但有人发现它们进入内皮细胞间的连接，过氧化物酶不可以通过完整的窗孔，但是当窗孔胀破，过氧化物酶可以漏入血管周围的基膜上。其机制尚无定论，也可能通过胞饮作用，或者细胞迁徙运动。二氧化钍也被发现可以进入细胞间连接，如果这种运输是通过运输小泡，那么这种转运应该主要发生在血管壁内皮细胞厚度不低于30nm的部位，因为更薄的内皮细胞中含胞饮小泡。

很多人在脉络丛中观察到神经纤维的存在，但电镜下并没有发现神经的存在，似乎有一组神经纤维与血管的动脉外膜和中膜相连，还有一组与脉络膜上皮联系，这些神经纤维可能是节后纤维，因为切除颈交感干后它们发生溃变。

第三节　血　　管

中枢神经系统的血供来自为数较少的几个主要动脉。它们进入蛛网膜下腔，在进入神经组织前分支成较小的细动脉，最后成为毛细血管床。在多数哺乳动物，这种毛细血管床没有终末动脉，因此脑和脊髓中多数血管侧支间可以自由联系，在回流入小静脉和静脉前毛细血管有多处吻合，来自脑的回流静脉汇入一些静脉窦。中枢神经系统中没有淋巴组织，或许脉络丛分泌的来源于血液的脑脊液就相当于其他组织中的淋巴系统。

中枢神经系统不同部位血管供应各有特点，有些部分如大脑皮层，小脑血管丰富，而脑干和脊髓的神经元仅有稀疏的血管供应。总的来说，血供程度与突触多少相关，突触密集的地方血供更加丰富，因此灰质部分比白质的部分血管更丰富。除了相邻上皮细胞间具有高度分化的黏着带，中枢神经系统的血管与其他组织没有本质区别。

这里没有谈及外周神经系统的血管。

一、毛细血管（capillary）

大脑的毛细血管壁在细胞核占据的部位变厚，其他部位变薄。细胞核染色质较均匀，核膜边缘较密集。细胞核附近是高尔基体，由扁平的囊池构成，通常位于核的一侧，呈平行排列，线粒体较其他组织中内皮细胞（endothelial cells）多，且主要在细胞核附近分布。但偶见线粒体满布胞质。内皮细胞的胞质较浓密，成颗粒状，可能是胞质中核糖体，有些游离的核糖体成串状，还有一些稀疏的散布在罕见的粗面内质网囊池表面和细胞核外核膜上。胞饮小泡较其他组织毛细血管中少，且胞质中罕见致密小体和多泡体。

相邻内皮细胞间的连接非常普遍，有时邻近的两个内皮细胞或者一个内皮细胞的两端围绕毛细血管内腔形成比邻关系，其他情况下相邻内皮的连接处形成重叠，在连接的腔侧可见薄的褶皱或瓣状结构，是由深入血管腔的细胞突起构成。在连接处相邻两侧质膜平行排列，细胞间隙约15nm。连接处靠近腔侧的位置，两侧的质膜常靠近形成咬合带，两侧胞膜外层融合细胞间隙消失。尽管这些连接在毛细血管截面上呈点状，但是它们应该是呈带状围绕毛细血管壁，因为在血管内注入示踪迹发现无法通过血管壁进入中枢神经系统，除了一些特殊区域外，这种封闭的连接可能就是血－脑屏障的形态学基础。在冷冻蚀刻样本中，发现咬合带和其他组织中的紧密连接机构类似。在连接处浆膜的P面有10nm宽的嵴形成的网状结构，对应的E面上则有沟状网络吻合。血－脑屏障的存在也有赖于毛细血管内皮上缺少窗孔和内皮细胞内胞饮小泡的缺失。与肌肉中毛细血管相比，脑中毛细血管内皮细胞中仅有很少量的形态规则的小泡。另外，当辣根过氧化物酶被注入血液，仅有少量血管内皮内的小泡含有标志物，但是与毛细血管不同，脑内细动脉可以允许蛋白通过进入血管周围的基膜，因此如果时间足够，如在静脉注射后24～48小时，示踪迹可以到达细胞外和脑脊液中。

脑毛细血管内皮细胞外侧是一层薄的连续的基膜，与其他组织相似，厚30～40nm。有时，毛细血管基膜和基膜外星形胶质细胞突起末端间分离，形成狭窄的血管外间隙。间隙中可见胶原纤维，猫和猴较大鼠多。双基层通常见于有外膜细胞存在的时候，因为它们位于血管外围间隙完全被基膜包裹。除了星形胶质细胞，很少有直接与血管基膜接触（图6-4、图6-5）。

图6-4 大脑皮质中小血管

图中所示为大鼠大脑皮质中的毛细血管，血管壁内层有单层内皮细胞（End），内皮细胞外围为周细胞（P）。最外层可见周围的星形胶质细胞发出的突起（Asp）包绕。成年大鼠大脑皮质 ×6000

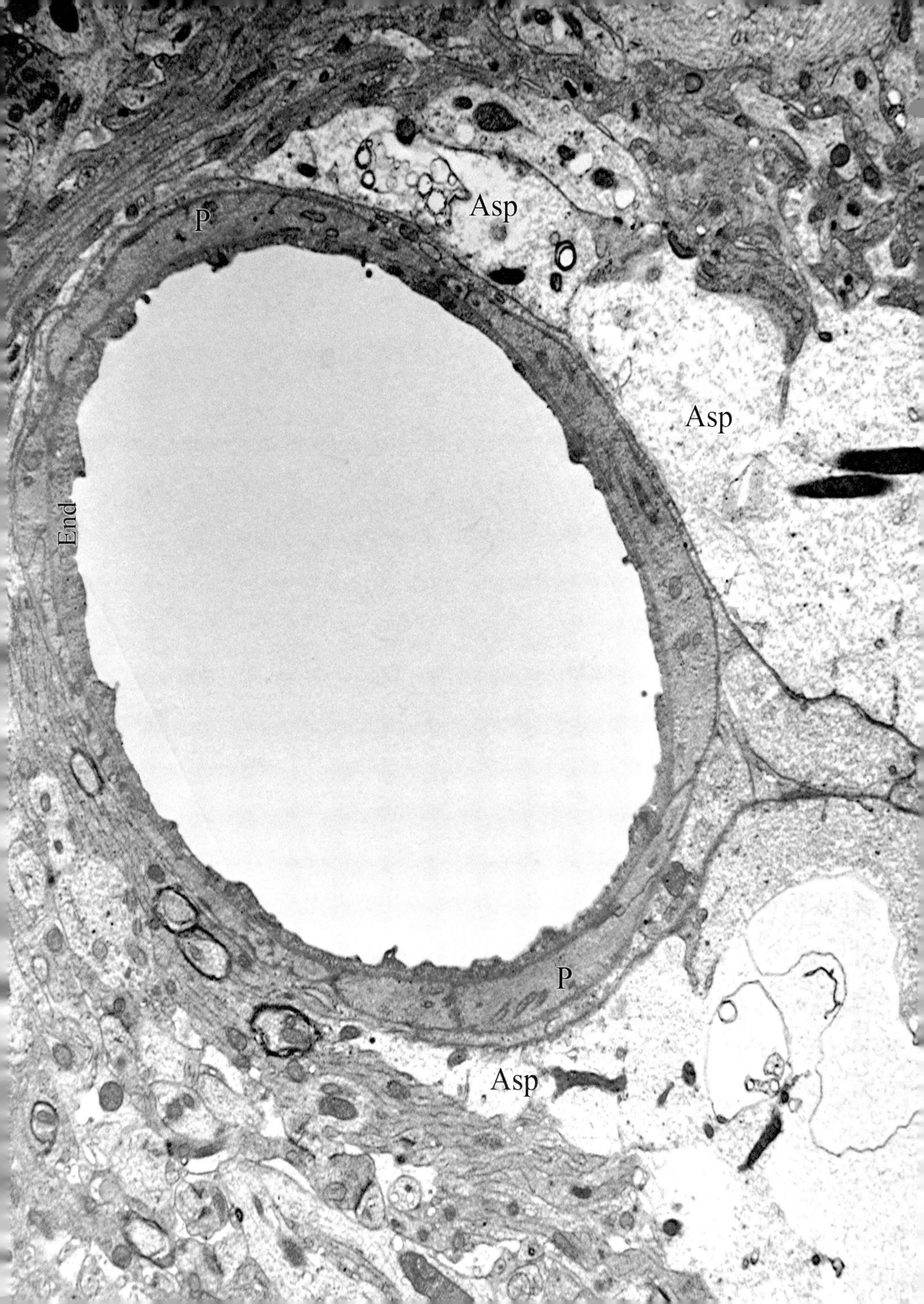
Asp
P
Asp
End
P
Asp

中枢神经系统内，最早的血管形成中心位于脑血管和神经管周围的软组织中的浅表窦状血管网络。在脑皮层发育中，这些浅表的血管和内部边缘胶质上的基膜建立联系。之后，内皮细胞形成细丝和伪足，穿过发育中的皮层外侧的胶质终末。这样内皮细胞得以进入皮层，之后浅表血管形成毛细血管芽。开始毛细血管的内腔没有裂隙，但在毛细血管始基中相邻细胞间已经具有咬合带。最终当一个毛细血管和已有的循环血管建立联系，它的内腔打开充满血液。起初生长的毛细血管周围没有星形胶质细胞的突起终末，而是围绕一个较大的血管外腔隙。星形胶质细胞终末的出现似乎和毛细血管腔的开通同步，伴随血管周围腔隙的缩小和基膜的形成。

在大鼠脑皮层，出生后第一周时毛细血管被血管外胶质围绕，毛细血管的分化成熟可能发生在生后第二周末，这时可见毛细血管变细，胞饮小泡和粗面内质网减少，之后基膜变厚，内部毛细血管的发生在 3 ~ 4 周内完成，之后的生长主要是毛细血管变长和分支增多。

通常脑内毛细血管缺乏血管外间隙，但在没有血 - 脑屏障的区域例外，例如最后区、穹隆下器、脑上体、神经垂体、正中隆起、松果体，在这些区域毛细血管周围有较大的血管外间隙，间隙内有胶原纤维和成纤维细胞。常见实质板层在周围神经毡中穿过。在低分辨率的镜下呈指状。在最后区，神经垂体、脑上体、穹隆下器、松果体中毛细血管上存在窗孔，血管内皮中有很多胞饮小泡。在窗孔处毛细血管壁并不贯通，而是具有中心加厚的较薄隔膜，这层隔膜比单层的质膜还薄，是由窗孔的边缘发出的 7nm 粗的纤维在中间交错编织而成。有时中间的网上点缀一个颗粒，这就是薄切片中见到的中央斑点。有 8 条纤维辐射状通过窗孔，纤维间形成楔形孔，直径约 5.5nm，可允许小分子通过。

图 6-5 大脑皮质中小血管

上图示大鼠大脑内的小血管局部，图下部为血管腔，血管内层为内皮细胞（End），箭头所示为两内皮细胞之间形成紧密连接（Tj）。内皮细胞外围为血管周细胞（P），在血管最外层周围有星形胶质细胞（Nuc）分布，其发出突起（Asp）包绕在血管周围。成年大鼠大脑皮质 ×4400

下图示大脑皮质中的毛细血管（Cap）的放大图，图中可见血管内层为单层血管内皮细胞（End）。内皮细胞胞体纤薄，呈梭形核位于中央，两内皮细胞之间形成紧密连接（Tj）。其外围有周细胞包绕（P）。最外层有星形胶质细胞突起（Asp）包绕。成年大鼠大脑皮质 ×6000

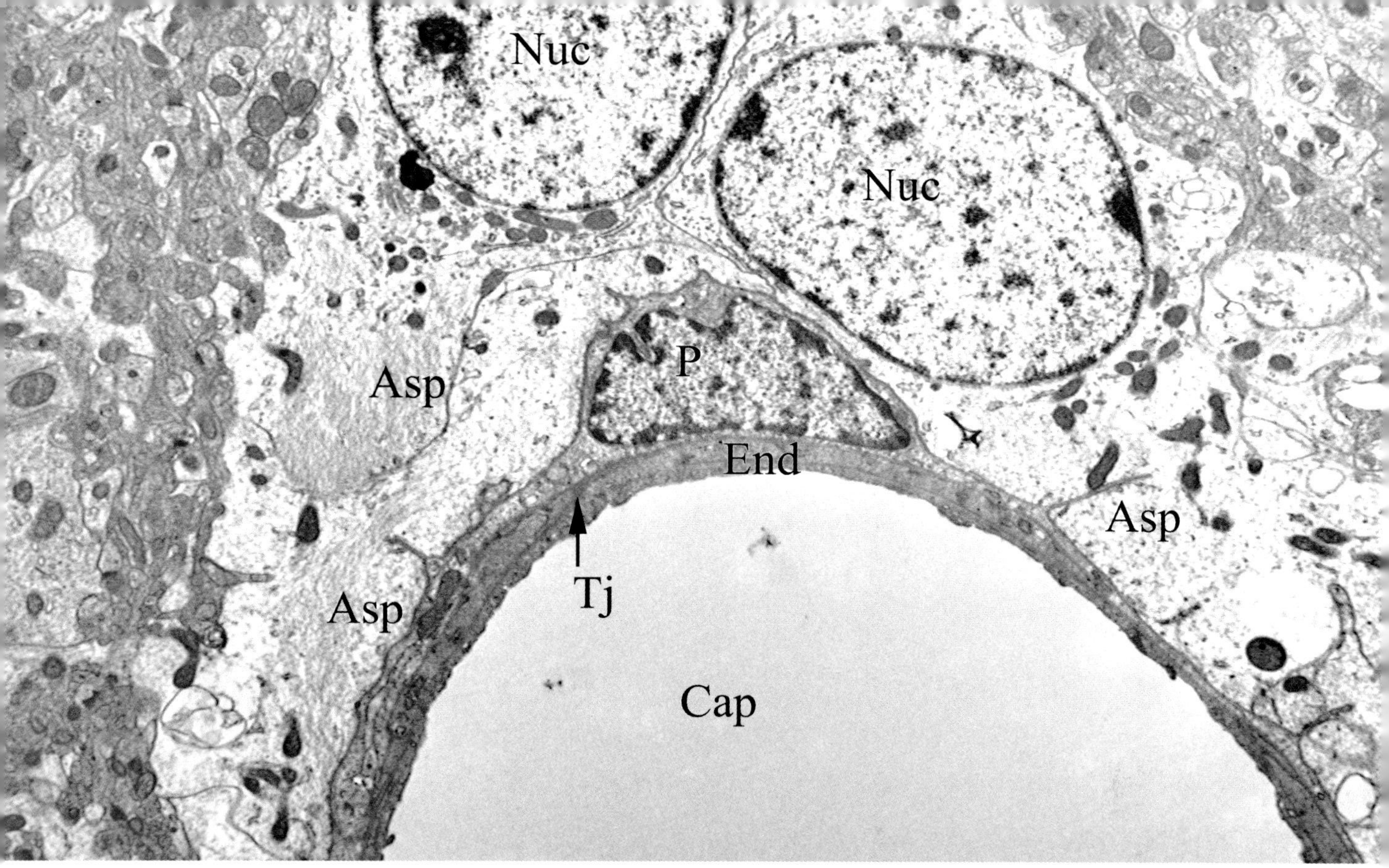
Nuc
Nuc
P
Asp
End
Asp
Tj
Asp
Cap

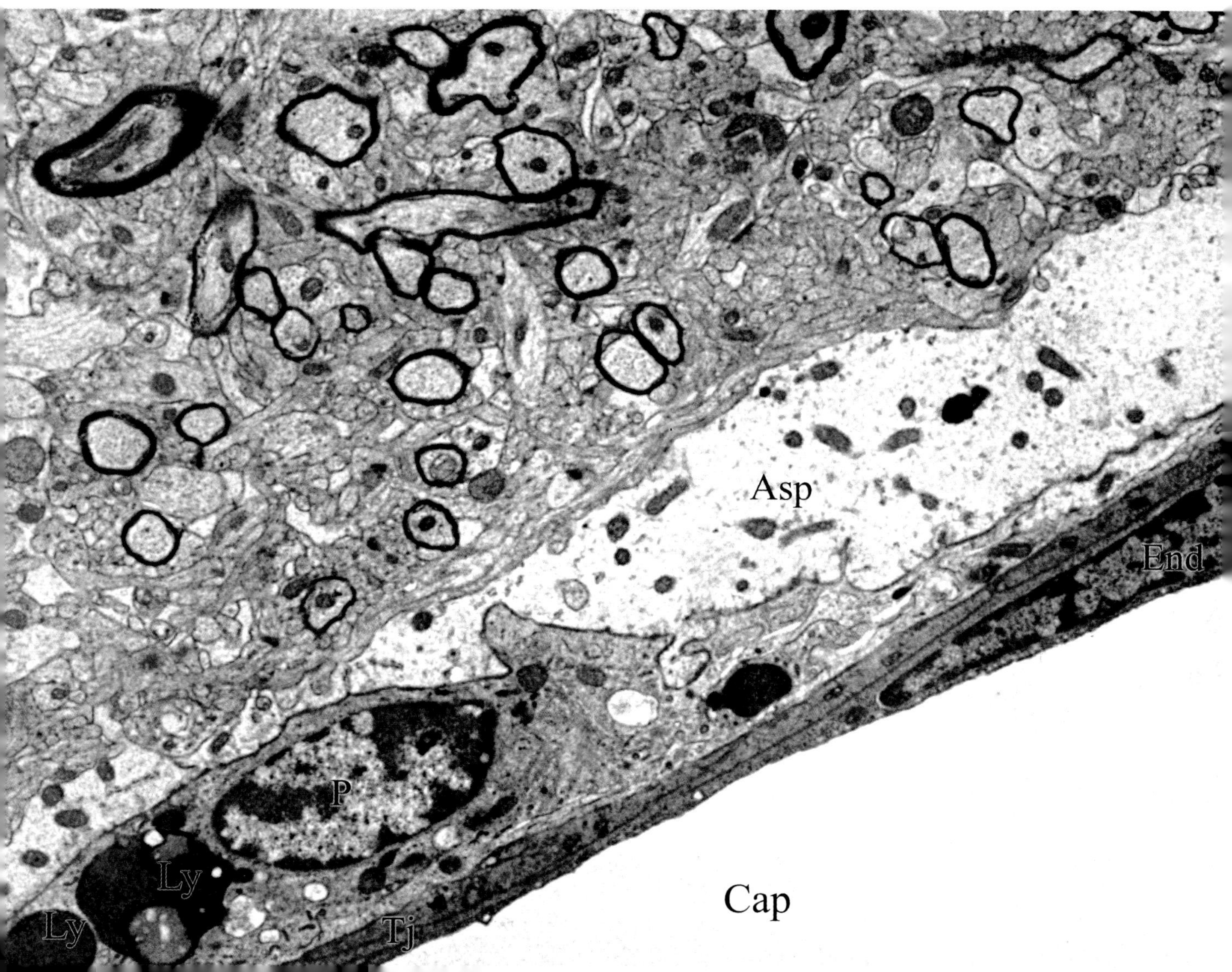
Asp
End
P
Ly
Ly
Tj
Cap

二、动脉和细动脉

动脉和细动脉主要位于脑和脊髓浅表部位，它们和毛细血管的区别是直径较大，且血管壁内有 1 ~2 层平滑肌层。平滑肌细胞近似与血管长轴垂直，通常基膜较厚，其中多见胶原纤维。在猫、猴子、大鼠蛛网膜下动脉和穿入脑皮层及其他中枢神经组织的动脉壁分为三层：外膜较薄通常只有一层细胞，可能来源于软脑膜；中膜与外膜间由胶原分隔，中膜由 1 ~2 层平滑肌细胞组成（大鼠）或者更多层（猫、猴），中膜中没有神经及末梢。内膜即内皮细胞层。在中膜和内膜的内皮细胞间是厚的基膜，其中含有胶原和弹性纤维，在较大的血管弹力纤维膜较连续，较小的动脉弹力纤维膜断续存在。

在血管穿入中枢神经系统的部位，血管周围蛛网膜下腔的延续称 Virchow-Robin 间隙。外层是单层软脑膜细胞，其上附着来自胶质界膜的星形胶质细胞突起的终末，内侧是构成动脉外膜的另一层软脑膜细胞，随着动脉逐渐深入神经组织，平滑肌细胞层变薄，两层软脑膜之间的蛛网膜下腔变窄，最终融合在一起。继续深入神经组织，平滑肌层消失，同时伴随外膜细胞的出现，内皮细胞基膜和胶质界膜融合，成为典型的脑毛细血管结构。不同大小的血管这种变化发生的深度不等。

大鼠和猴子的基底动脉和中脑动脉内腔被覆单层内皮细胞，内皮下腔隙将内皮细胞层和含有弹性组织和胶原纤维岛的内弹力膜层分开。基底动脉中膜含有 4 ~5 层平滑肌细胞，中脑动脉有 2 ~3 层。外膜厚度 2 ~7nm，含有成纤维细胞、胶原纤维、神经束。脑内的动脉似乎缺乏神经支配。

脑外血管的支配神经来源于交感神经、副交感神经和三叉神经节。一些三叉神经血管轴突含有类似神经递质 P 物质，与疼痛传导相关。电镜下用抗体标记 P 物质，发现含有 P 物质的小的轴突，位于脑外动脉外膜或外膜与中膜的分界处。含有 P 物质的感觉纤维可能传导中枢神经系统中血管的疼痛信息，可能在血管性头痛发生中起关键作用。

三、静脉

脑内静脉是由脑内毛细血管回流汇聚形成的管径达到一定大小的血管，静脉类似很大的毛细血管，血管壁仅有内皮细胞和基膜，内腔直径是毛细血管和静脉的唯一分别。

当一个静脉离开中枢神经系统，软脑膜将其包绕之后分成两层，两层间是蛛网膜下腔。与动脉进入脑的情况相反，静脉在蛛网膜下腔可能获得肌细胞膜，同时外面包裹软脑膜。

第七章　常见中枢神经系统肿瘤超微结构

从颅内肿瘤发生的具体部位分析，大部分肿瘤位于幕上，而近 1/3 发生在幕下，肿瘤的好发部位以大脑的额、颞、顶为首位，以下依次为鞍区、桥小脑角、小脑蚓部和第四脑室。脑膜瘤多发生在大脑凸面；大脑各叶的脑实质内主要为胶质瘤；胼胝体可发生星形细胞瘤和少突胶质细胞瘤；透明隔可发生室管膜瘤及神经细胞瘤；侧脑室部位常发生脑膜瘤，而第三脑室和第四脑室区则以颅咽管瘤和室管膜瘤为主。松果体区以生殖细胞肿瘤最常见，其次为畸胎瘤和表皮样囊肿；基底节区以星形细胞瘤最多见；垂体部位则主要为垂体腺瘤；蝶鞍部常见的肿瘤还有颅咽管瘤、脊索瘤和脑膜瘤；矢状窦旁及蝶骨嵴也是脑膜瘤的好发部位；脑干部位以星形细胞瘤及胶质母细胞瘤最多见；发生在小脑的肿瘤则主要为髓母细胞瘤、星形细胞瘤及血管母细胞瘤；桥小脑角区以听神经施万细胞瘤为主，其次为脑膜瘤、表皮样囊肿及皮样囊肿。斜坡主要为脊索瘤，枕骨大孔区则主要发生脑膜瘤。

在颅脑肿瘤的病理诊断中，肿瘤实质细胞的改变及间质的改变都非常重要。细胞学的变化包括细胞的类型、核浆比例、胞核的形态、细胞的排列及与周围的关系；而间质则主要是血管和结缔组织的变化，它们的变化在一定程度上说明了肿瘤的生物学特征。一般来说偏于良性的肿瘤其形态接近正常，间质变化不大；而肿瘤恶性程度越高间质反应越明显。

对肿瘤良恶性的区分从病理学角度看通常以肿瘤包膜的完整性、细胞的分化程度、细胞排列的方式、胞核的异形性、细胞核/质的比例，肿瘤的生长速度及生长方式以及手术后的复发情况等为指标，其中恶性肿瘤最重要的生物学行为是侵袭特性及转移性。中枢神经系统的大部分肿瘤为侵袭性生长，部分为扩张性生长，也有的肿瘤两种生长方式兼有。神经上皮来源的肿瘤如星形细胞瘤、少突胶质细胞瘤、室管膜瘤、多形性胶质母细胞瘤及髓母细胞瘤等均为侵袭性生长；而以膨胀性生长兼有侵袭的肿瘤则主要有室管膜瘤、脉络丛乳头瘤、血管母细胞瘤及部分垂体瘤和脑膜瘤；包膜完整界限清楚的肿瘤主要有神经鞘瘤、颅咽管瘤、表皮样囊肿、皮样囊肿及部分垂体腺瘤和脑膜瘤；脑内弥漫性生长的肿瘤有弥漫性胶质瘤及弥漫性脑膜肉瘤。

第一节　星形细胞瘤

星形细胞瘤是颅内最常见的肿瘤之一，男性多于女性，发病高峰在30～50岁之间，成人好发生在大脑半球，以额叶多见，儿童多发生在小脑半球及脑干。临床可表现为头痛、癫痫发作或肢体瘫痪，颅压增高时可出现呕吐，有的患者还可表现为精神症状。电镜下超微结构显示，瘤细胞稀疏，细胞表面有少量小的分支状细胞突起，漂浮在细胞外絮状的黏液基质中，胞质内有少量6～9nm直径的胶质微丝及直径20nm的微管，其他细胞器较丰富，如大量的粗面内质网，细胞核呈圆形或形态不规则，核膜下有边缘染色质。

图7-1　星形胶质细胞瘤

上图显示瘤细胞表面有少量细小的分支状细胞突起，胞质内有少量6～9nm直径的胶质微丝（GF）及直径20nm的微管，其他细胞器可见粗面内质网，细胞核（Nuc）呈椭圆形或形态不规则，核膜下有边缘染色质核仁（＊）明显。人脑星形胶质细胞瘤 ×4000

下图显示分化较差的星形细胞瘤，瘤细胞核（Nuc）呈高度异型分叶状，可见核内异染色质及多个核仁（＊）。胞质内线粒体（mit）呈空泡状。人脑星形胶质细胞瘤 ×5000

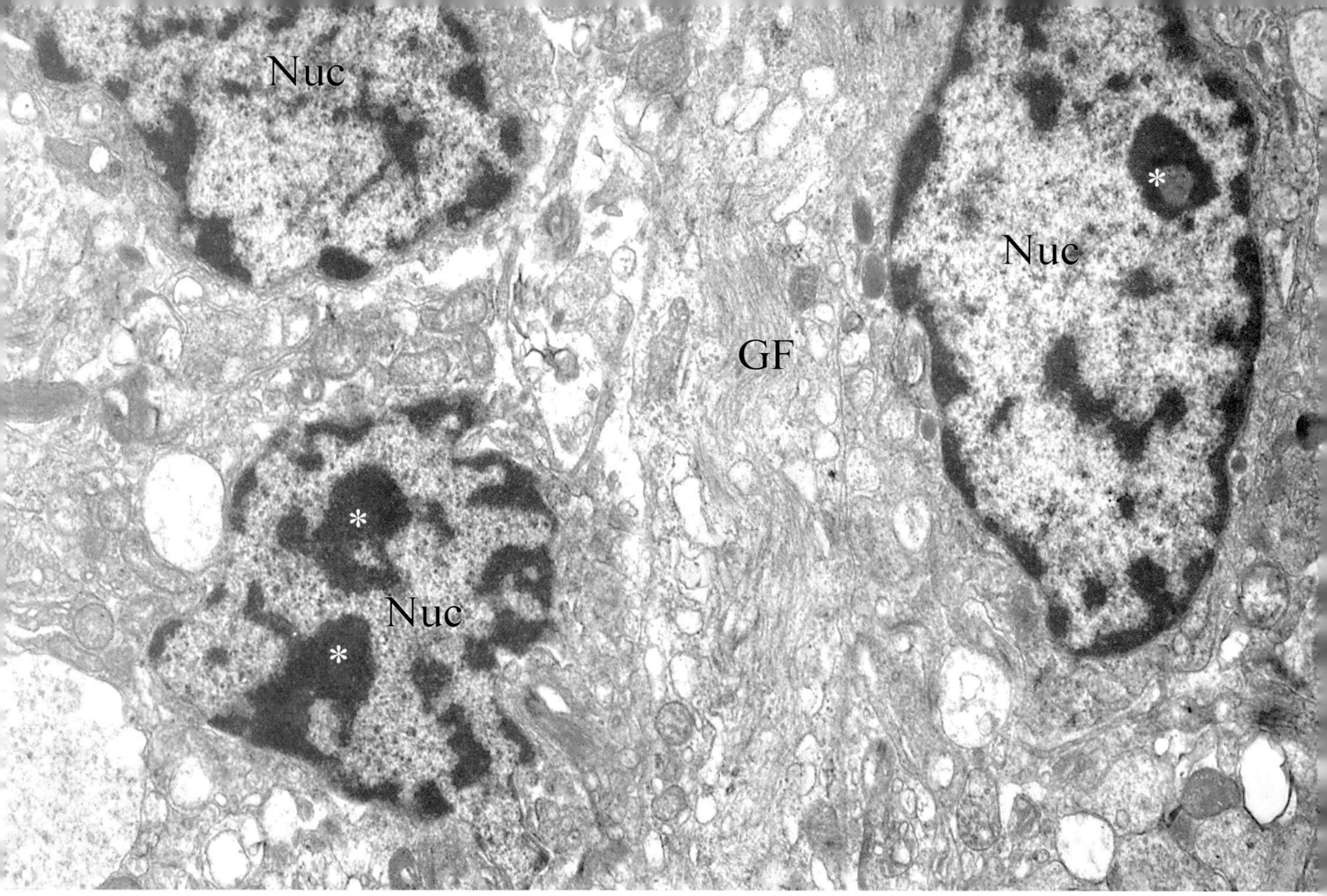
Nuc
Nuc
GF
Nuc

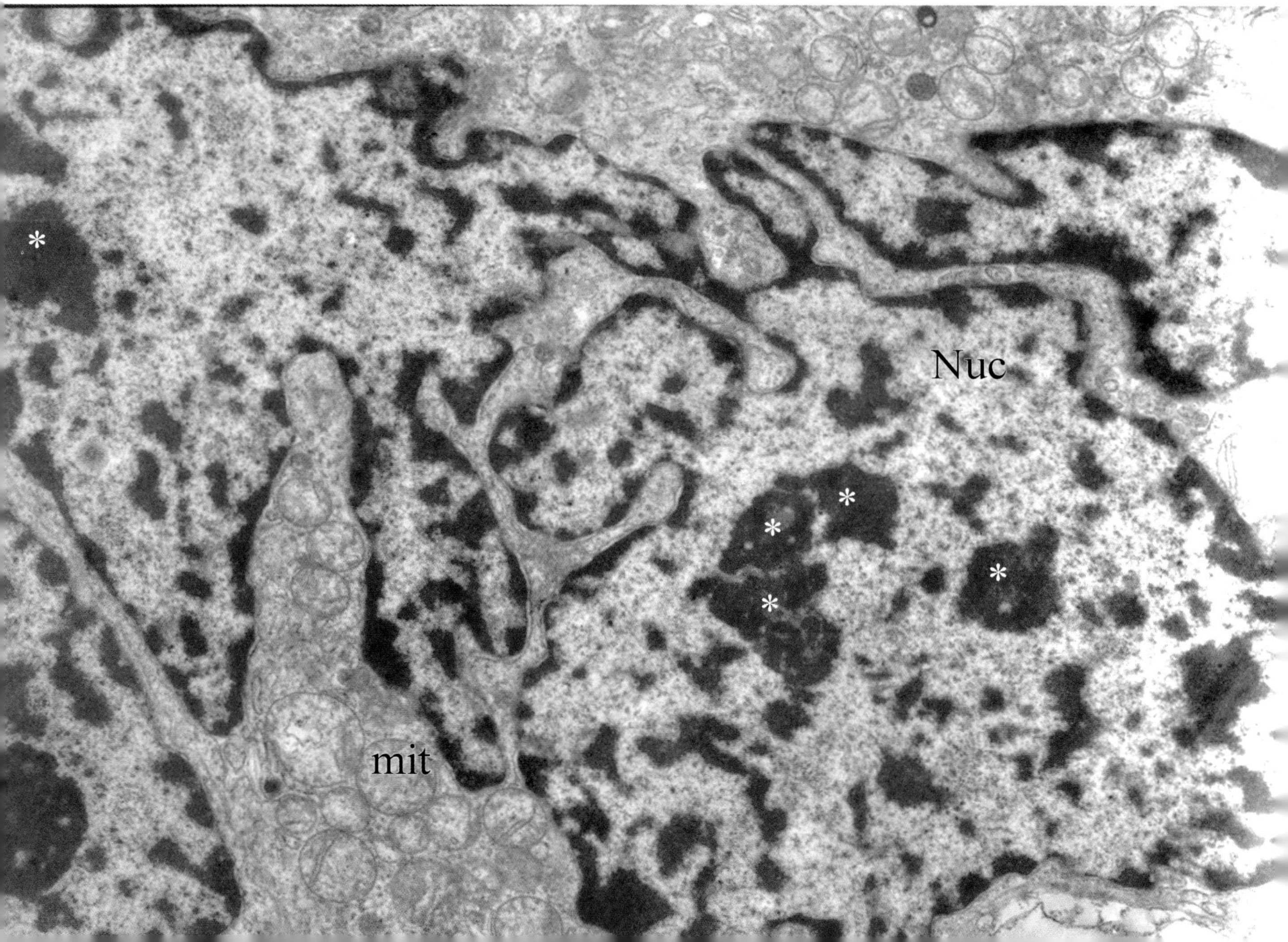
Nuc
mit

第二节 少突胶质细胞瘤

少突胶质细胞瘤多发生在成人大脑半球，以额叶居多，部分发生在顶叶、颞叶或其他部位。男性多于女性，临床症状多表现为头痛、恶心、呕吐及癫痫发作，病程较长，预后较好。电镜下超微结构显示瘤细胞突起很少，具有宽大且电子透亮的胞质，细胞器稀疏，只有少量的线粒体、核蛋白体及粗面内质网，偶见散在分布的胶质微丝，部分病例瘤细胞内线粒体丰富并有少量微管，细胞核形态规则呈圆形，核内有分散的细颗粒状染色质，核仁不甚明显。

图 7-2 少突胶质细胞瘤

电镜下超微结构，上图显示瘤细胞突起很少，胞质宽大透亮（*），细胞器稀疏，只有少量的线粒体、核蛋白体及粗面内质网（箭头所示），偶见散在分布的胶质微丝（GF），细胞核（Nuc）大而圆，核内少量染色质散在分布。人脑少突胶质细胞瘤 ×6300

下图显示部分瘤细胞细胞核（Nuc）形态不规则，核内有分散的细颗粒状染色质（箭头所示），核仁不明显。胞质内可见胶质微丝（GF）。人脑少突胶质细胞瘤 ×3150

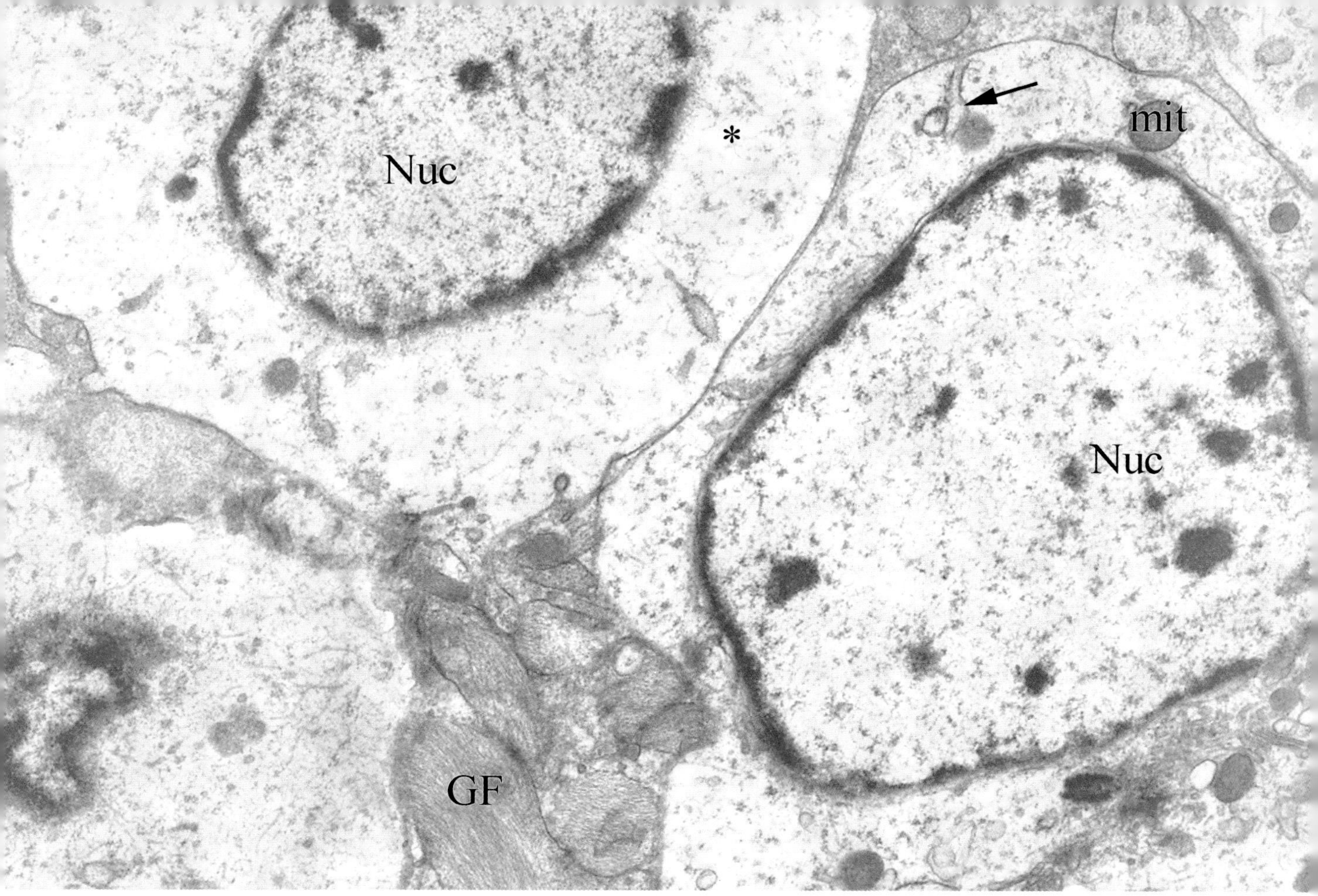
Nuc
*
mit
Nuc
GF

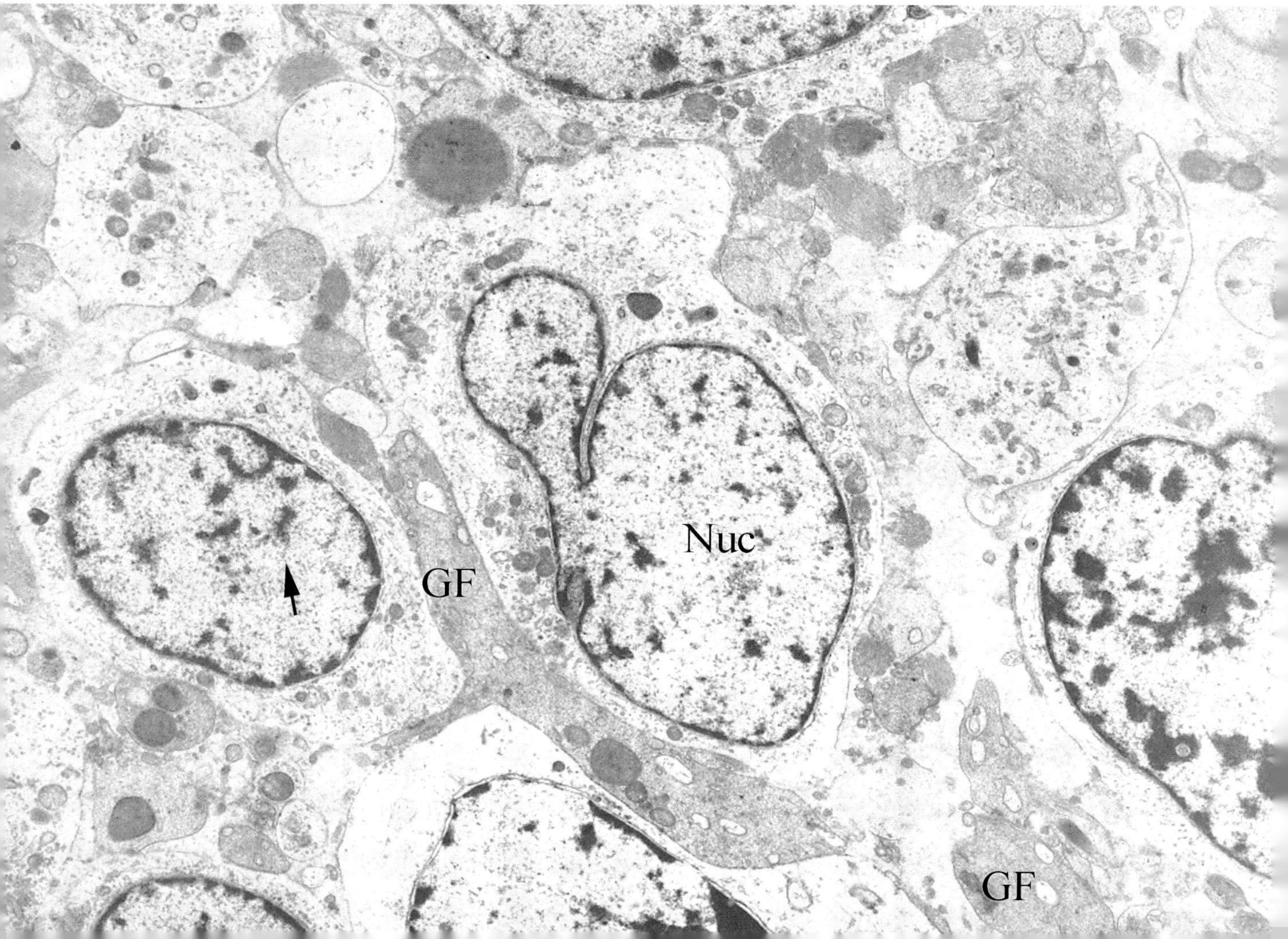
Nuc
GF
GF

第三节　室管膜瘤

室管膜瘤的发病率相对较少，多发生在儿童及青年人，男女性别差异不大。好发部位多位于脑室壁或导水管，且多发生在幕下，有时也可发生在脑室旁的脑实质组织内。临床表现因发生部位不同而异，如肿瘤生长在脑室内或导水管，可引起阻塞性脑积水及相应的症状。电镜下超微结构显示瘤细胞紧密镶嵌，并呈岛状分布，相邻瘤细胞之间有相互交织的细胞突起缠结，分化较好的瘤细胞胞膜之间可见桥粒连接，细胞之间和细胞内均可见微绒毛腔。

图7-3　室管膜瘤

电镜下超微结构，上图显示两个瘤细胞胞核（Nuc）胞膜紧密镶嵌分布，相邻瘤细胞之间有相互交织的细胞突起缠结，分化较好的瘤细胞胞膜之间可见桥粒连接（箭头所示），瘤细胞间可见典型超微结构特征微绒毛腔（*）。×10000

下图显示瘤细胞膜表面有许多细胞突起（*），胞核（Nuc）形态不甚规则，可见较大的核仁（ncl）。×5000

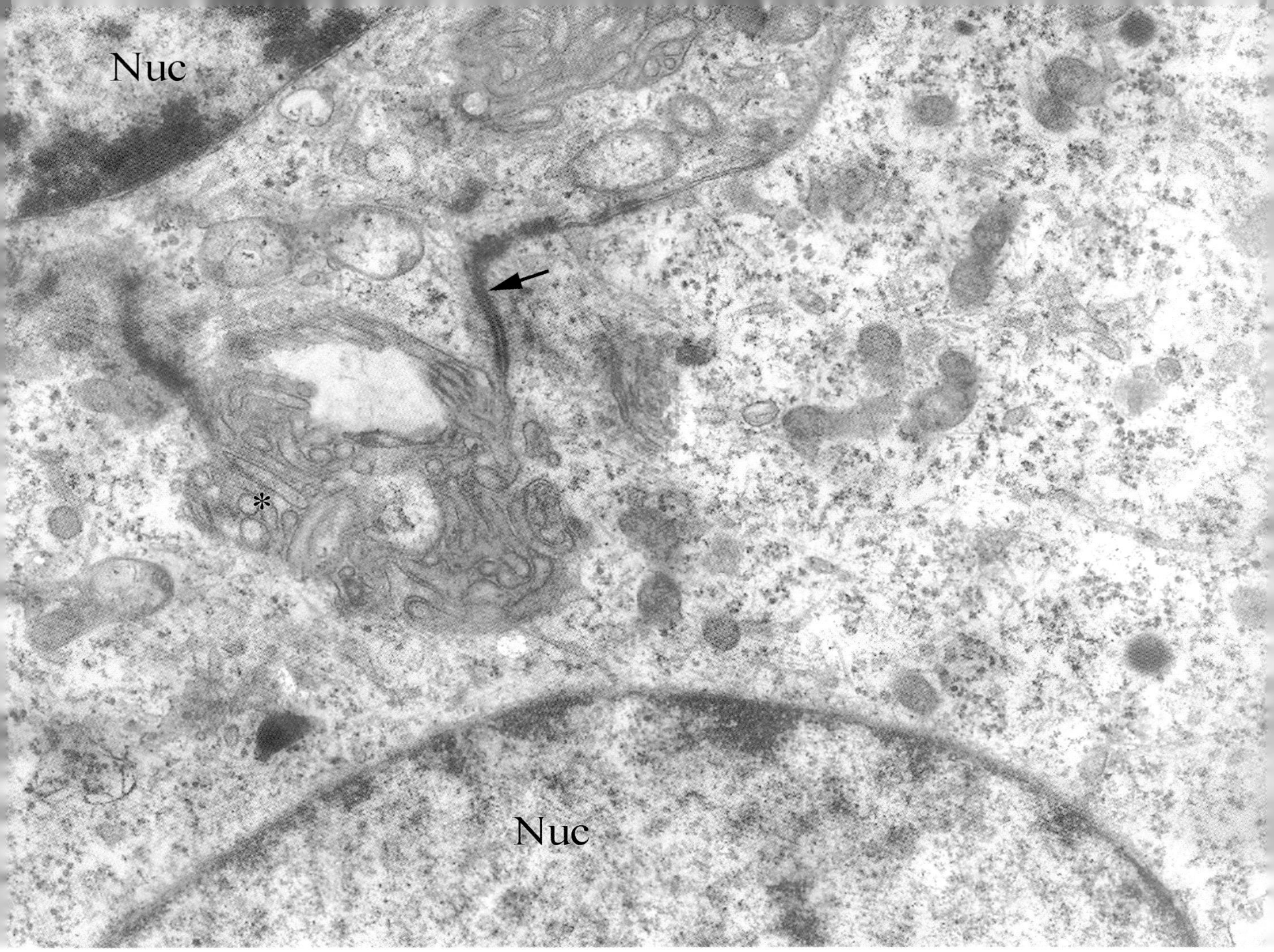
Nuc
*
Nuc

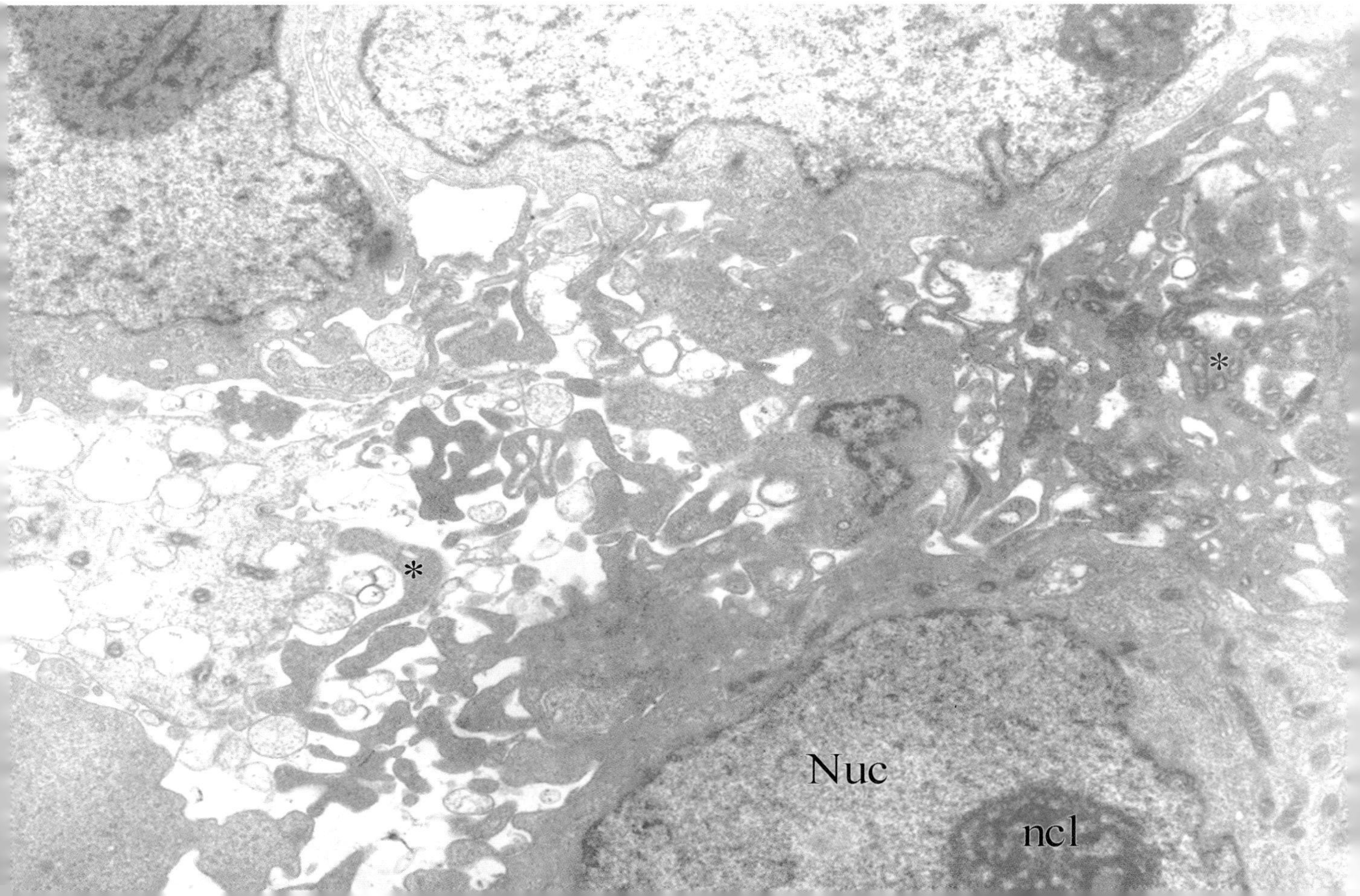
*
*
Nuc
ncl

第四节　神经细胞瘤

中枢神经细胞瘤多发生在青年人，好发部位为幕上、侧脑室或侧脑室旁，也可起源于透明膈，以往多误认为是脑室内的室管膜瘤或少突胶质细胞瘤。1982 年 Hassoun 首先提出该肿瘤不是胶质系统的肿瘤而是神经细胞瘤，1996 年孙异临等报道了国内的病理材料。患者的临床表现没有明确的定位体征，主要是颅压增高的症状，如头痛、呕吐及视盘水肿等。临床病程一般为良性肿瘤的表现，预后较好。电镜下超微结构显示瘤细胞呈镶嵌状排列，细胞质内可见到丰富的多聚核糖体、扁平囊状的粗面内质网，高尔基复合体发育良好，细胞核多为圆形或椭圆形，核膜下有薄层异染色质分布，核仁明显；间质由许多瘤细胞突起组成神经毡样结构，并可见突触样结构形成，瘤细胞胞质及其突起内均可见散在的神经分泌颗粒呈清亮小泡或呈致密核心颗粒。

图 7-4　中枢神经细胞瘤

电镜下超微结构，上图显示瘤细胞呈镶嵌状排列，细胞质内可见到丰富的多聚核糖体、扁平囊状的粗面内质网（ER）及线粒体（mit），细胞核（Nuc）多为圆形或椭圆形，核膜下有薄层异染色质分布，可见小核仁。×4000

下图显示肿瘤间质由许多瘤细胞突起组成神经毡样结构并可见突触样结构形成，瘤细胞胞质及突起内均可见散在的神经分泌颗粒呈清亮小泡或呈致密核心颗粒（箭头所示）。×10000

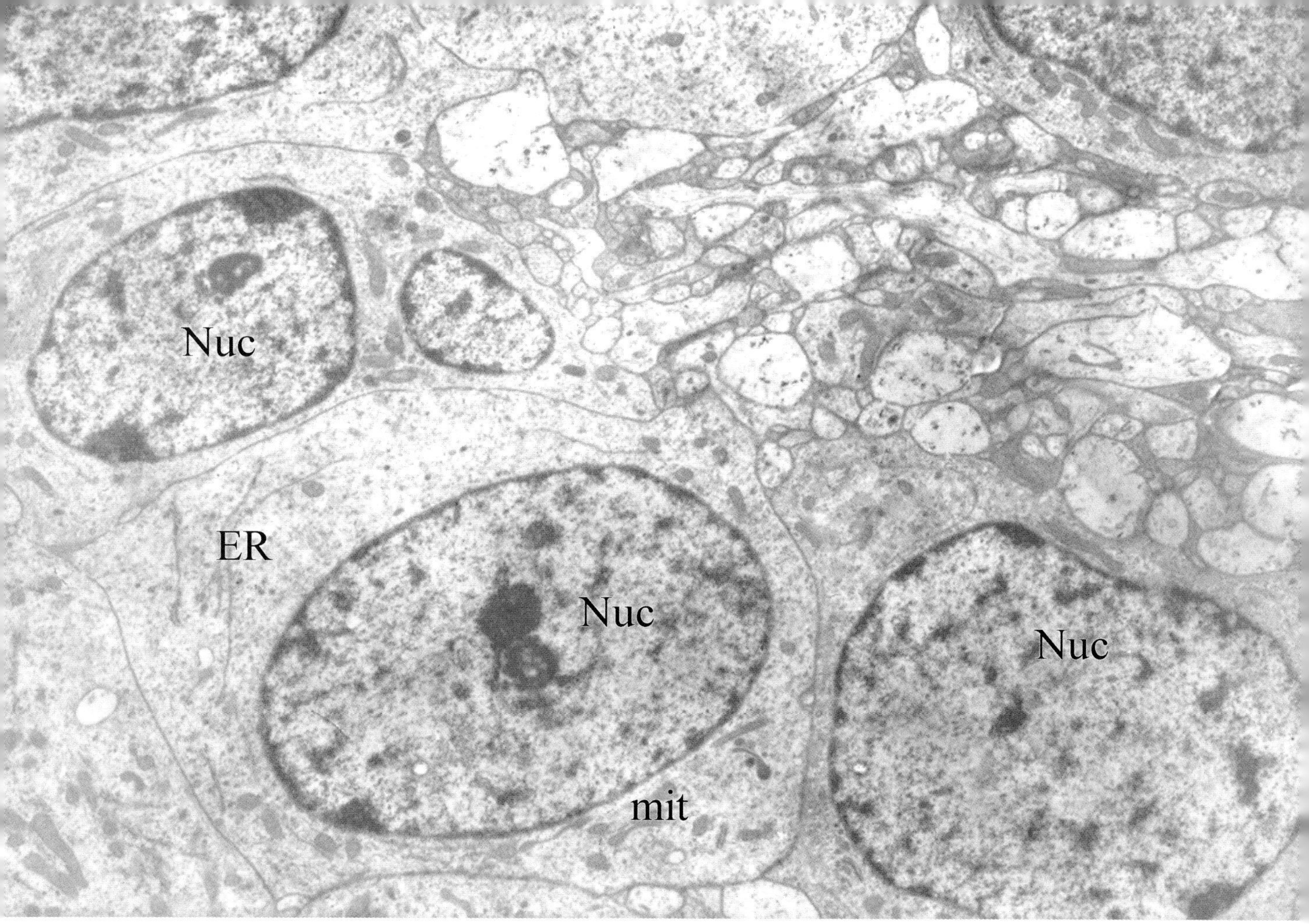
Nuc
ER
Nuc
Nuc
mit

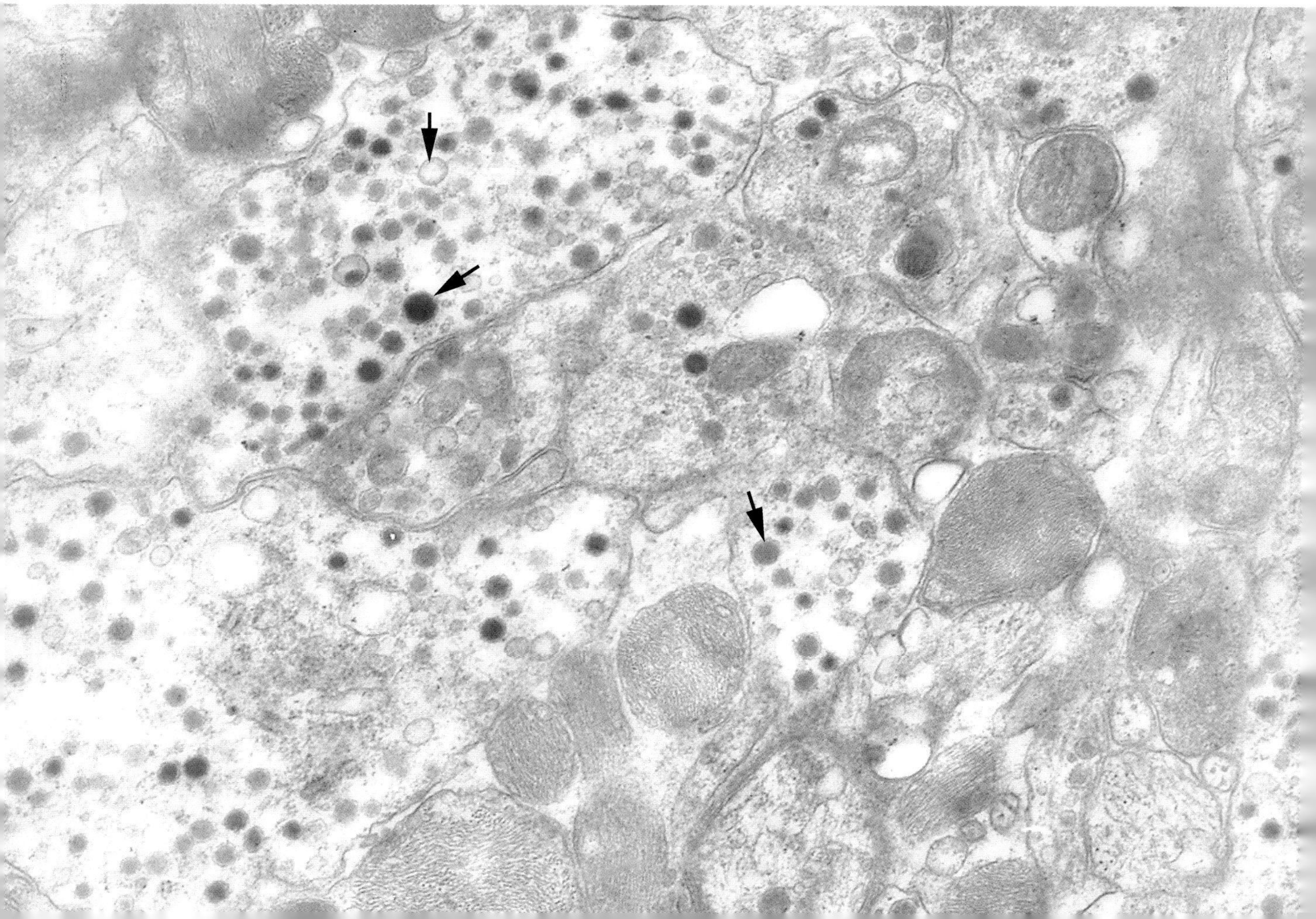

第五节　脑　膜　瘤

脑膜瘤的发病率仅次于胶质瘤，占颅内肿瘤的第二位。女性发病略高于男性，发病年龄主要分布在 20 ~ 50 岁之间。脑膜瘤起源于蛛网膜颗粒，大多数发生在幕上，其好发部位依次为大脑凸面、矢状窦旁、蝶骨嵴、大脑镰、鞍结节、小脑天幕、桥小脑角、嗅沟、颅底等。临床表现依肿瘤所在颅内不同部位而异，位于大脑顶部凸面者，可出现偏瘫及癫痫；位于大脑额部凸面者可出现偏瘫及精神症状；位于蝶骨嵴和鞍结节的肿瘤可出现眼球突出及视力、视野障碍等。在内皮型脑膜瘤中电镜下可见到大量紊乱分布的指状突起，瘤细胞胞质丰富，除 10nm 的中间纤维外尚有散在分布的线粒体等其他细胞器，细胞核呈圆形或椭圆形，也可见核膜深度凹陷，使胞质陷入形成假包涵体，部分核仁明显且趋边分布。纤维型脑膜瘤中电镜下可见细长而平行排列的瘤细胞突起，胞核呈梭形或扁平状，细胞外间隙可以有丰富的胶原纤维。在砂粒体型脑膜瘤中主要可看到瘤细胞突起呈板层状向心性缠绕，砂粒体的中心含有大量嗜锇的钙化物质，多为变性的细胞成分。

图 7-5　脑膜瘤

上图显示内皮型脑膜瘤，图中可见大量紊乱分布的指状突起（箭头所示），瘤细胞胞质丰富，可见散在分布的线粒体和其他细胞器，细胞核（Nuc）呈圆形或椭圆形，也可见核膜深度凹陷使胞质陷入形成假包涵体（*），部分核仁明显且趋边分布。×3500

下图显示纤维型脑膜瘤视野中瘤细胞呈梭形，细胞突起细长平行排列，胞核（Nuc）呈椭圆形或扁平状。×4000

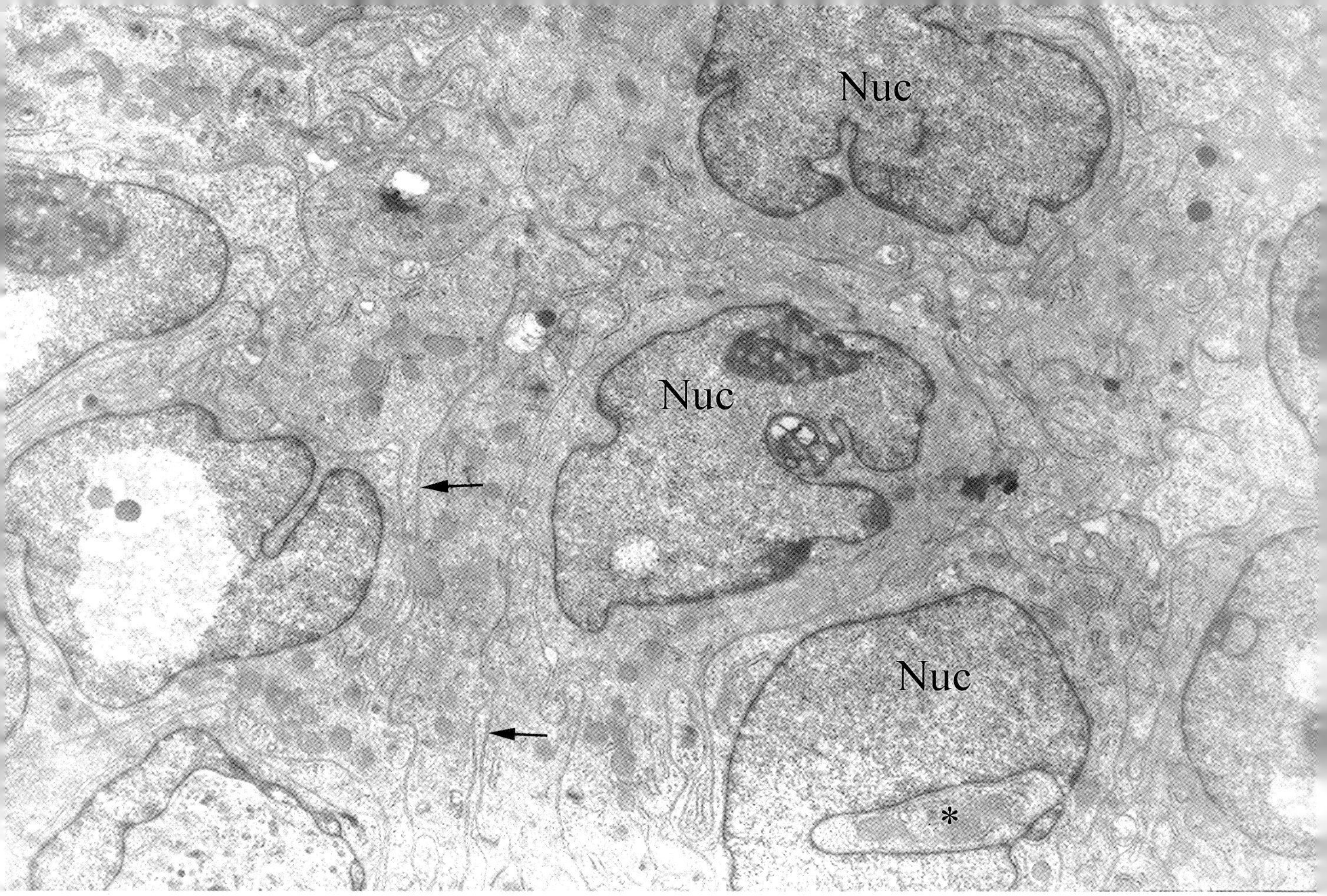
Nuc
Nuc
Nuc
*

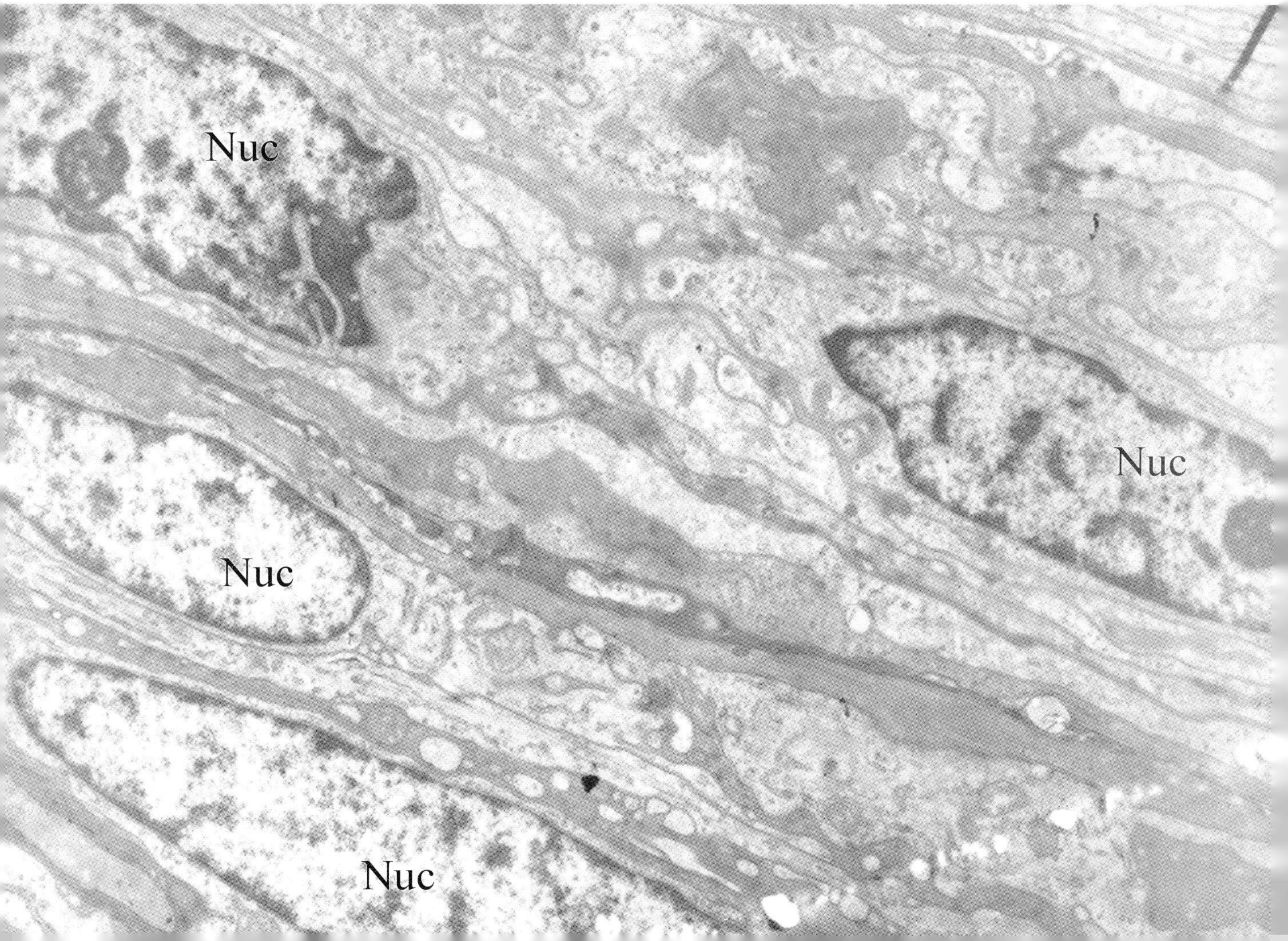
Nuc
Nuc
Nuc
Nuc

第六节　施万细胞瘤

施万细胞瘤又称为神经鞘瘤，由外周神经的施万细胞产生。女性略多于男性，发病年龄多为中年人，颅内施万细胞瘤的好发部位大部分在听神经，少部分在三叉神经或其他部位。临床表现依肿瘤所处部位而不同，发生在听神经者表现为耳鸣伴听力下降；前庭神经受损者可出现眩晕；电镜下超微结构显示，在典型的 Antoni A 区瘤细胞呈长梭形密集排列，细胞膜外有完整的基底膜包绕，胞质电子密度低，并可见直径 10nm 的微丝散在分布，细胞核呈雪茄样长梭形，细胞突起细长，呈束状平行排列，或相互交错折叠分布，部分细长的细胞突起呈螺旋状向心性缠绕，很像髓鞘样结构，但中心没有轴索。肿瘤间质可见到间距为 64nm 的胶原纤维和间距为 120 ~ 150nm 的长间距胶原样纤维，后者又称为 Luse 小体。电镜下 Autoni B 区的瘤细胞形态不规则，胞质内细胞器丰富，有线粒体、溶酶体及一些高电子密度的致密体，细胞核呈圆形或轻度不规则，瘤细胞胞质有长短不等的细胞突起，呈网状疏松地交织分布，细胞及其突起表面有基底膜包绕，肿瘤间质有大量胶原纤维及无定形物质，也可见到 Luse 小体，并可见少量成纤维细胞。

图 7-6　施万细胞瘤

上图显示典型的施万细胞瘤 Antoni A 区的特征，瘤细胞呈长梭形密集排列，细胞核（Nuc）呈雪茄样长梭形，细胞突起细长，呈束状平行排列分布。×3500

下图显示电镜下 Autoni B 区的瘤细胞形态不规则，胞质内细胞器丰富，有线粒体（mit）、粗面内质网（ER）及一些高电子密度的致密体，细胞核（Nuc）呈圆形或轻度不规则；瘤细胞胞质有长短不等的细胞突起呈网状疏松地交织分布，细胞膜外有完整的基底膜（箭头所示），肿瘤间质有大量胶原纤维及无定形物质。×10000

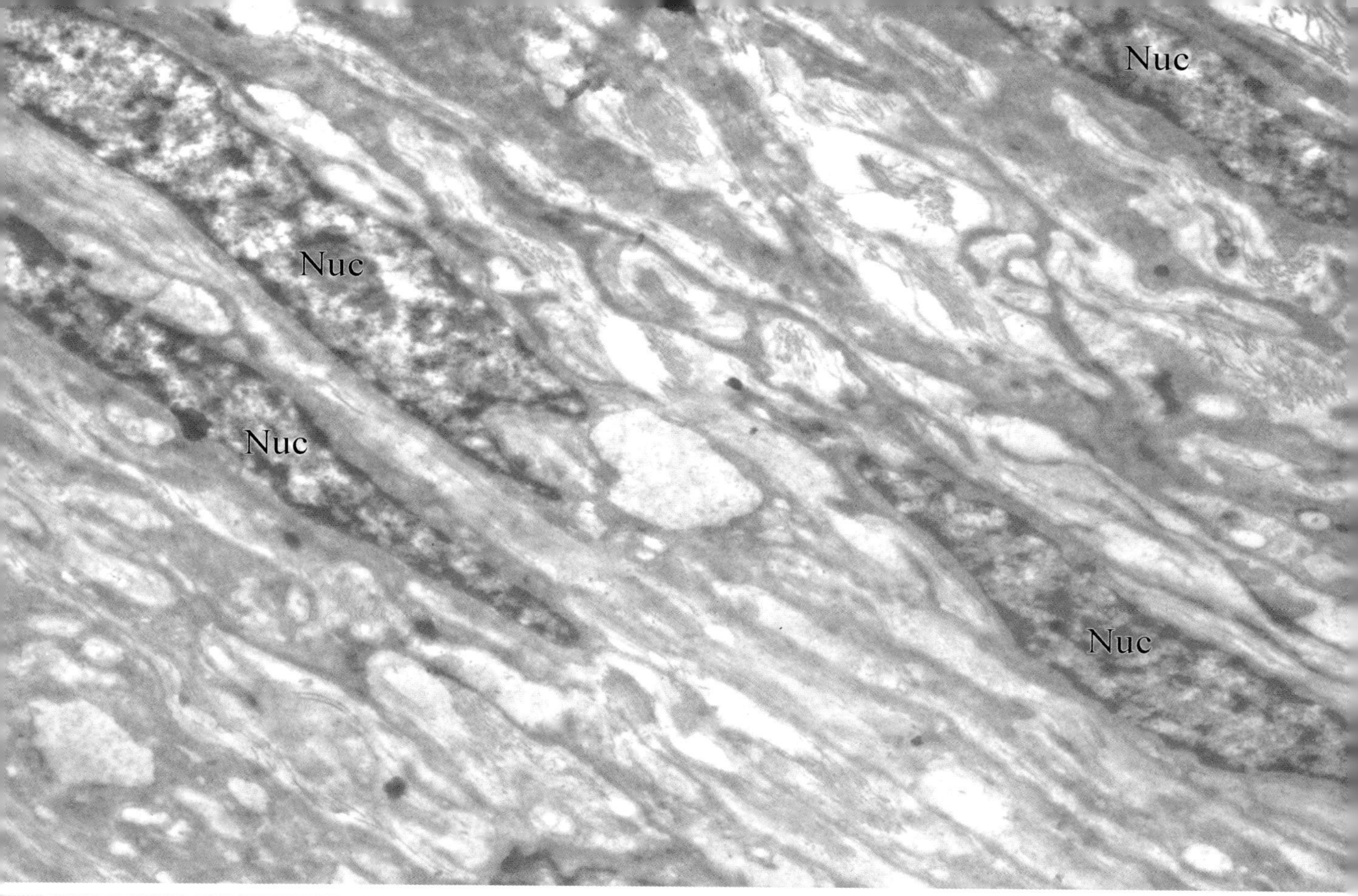
Nuc
Nuc
Nuc
Nuc

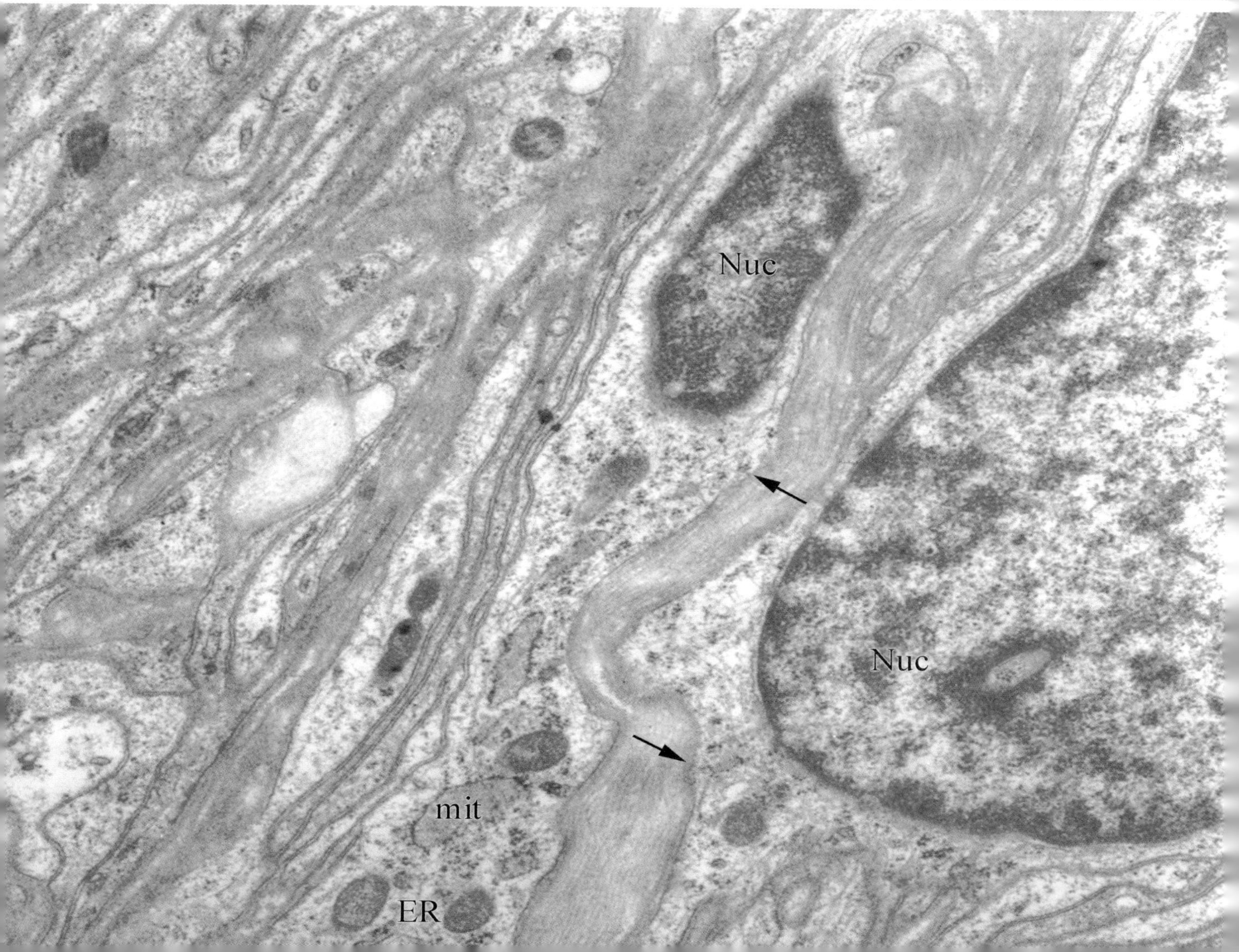
Nuc
Nuc
mit
ER

第七节　脊　索　瘤

脊索瘤是颅内一种较为少见的肿瘤，男性略多于女性，发病年龄不等，多发生在成年人。好发部位为颅底及骶尾部，在颅内多为颅底斜坡和蝶鞍部呈侵袭性生长，该肿瘤起源于胚胎期的脊索残余成分。临床表现：发生在斜坡的肿瘤可出现多组脑神经受损的症状，若发生在鞍区则出现视力、视野障碍。电镜下超微结构显示瘤细胞大而形态不规则，细胞表面有粗钝的微绒毛或伪足样突起；相邻细胞膜之间可见不典型的桥粒连接，沿胞膜表面有大量吞饮小泡分布；胞质内有大小不等的空泡和中间丝，空泡内可以有纤维状物或无定形絮状物，部分瘤细胞内有糖原颗粒分布；该瘤细胞内特征性的结构为粗面内质网包绕线粒体而形成的复合体；瘤细胞核为圆形或形态不规则，核仁明显；细胞外间隙为大量黏液样物质，并可见纤维及无定形物。

图 7-7　脊索瘤

上图显示瘤细胞大而形态不规则，细胞表面有微绒毛或伪足样突起（箭头所示）；相邻细胞膜之间可见不典型的桥粒连接，胞质内有大小不等的空泡和中间丝（▲），细胞核（Nuc）为圆形，核内可见假包涵体（＊），核仁明显；胞质内可见粗面内质网（ER）和线粒体（mit）；细胞外间隙为大量黏液样物质，并可见纤维及无定形物。×5000

下图显示部分瘤细胞内有糖原颗粒分布，细胞核（Nuc）；该肿瘤瘤细胞内特征性的结构为粗面内质网（ER）包绕线粒体（mit）而形成的复合体（箭头所示）。×15000

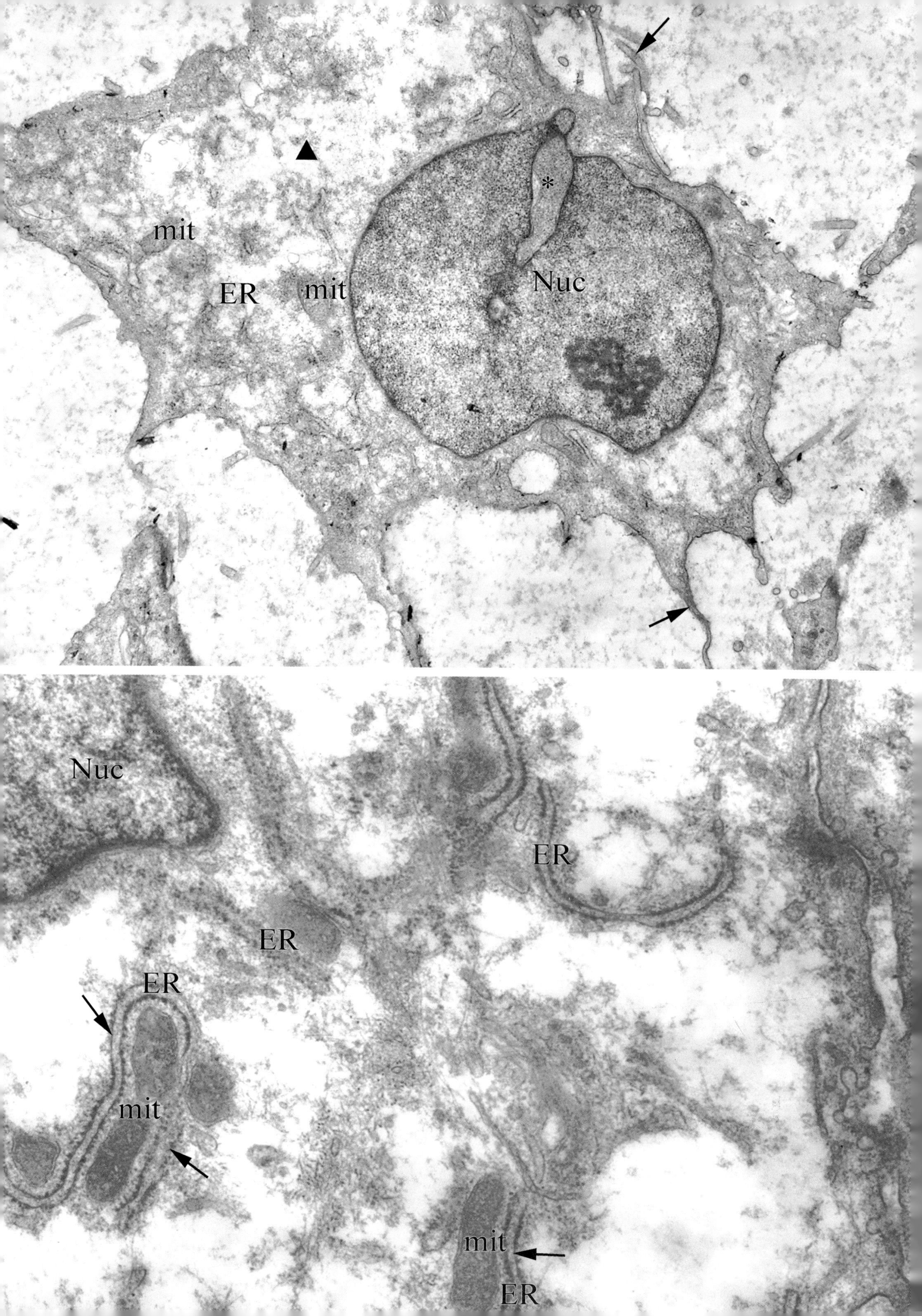
mit
ER
mit
*
Nuc
Nuc
ER
ER
ER
mit
mit
ER

第八章　电子显微镜技术要点

第一节　扫描电镜样品制备技术

扫描电子显微镜（scanning electron microscope，SEM）简称扫描电镜，其所收集的主要是电子束照射在样品上所产生的二次电子，一般扫描图像均为二次电子图像。由于扫描电镜具有分辨率高、景深长等特点，其图像层次丰富、立体感强，可显示细胞和组织的三维结构形貌，故广泛应用于生物样品表面及其断面的微细结构观察。扫描电镜样品制备比透射电镜样品制备简单，除良好保存样品表面形态结构外，只需要样品干燥并能导电，而不需要包埋和切片。因此，在生命科学、材料及半导体等领域均可得到广泛应用。

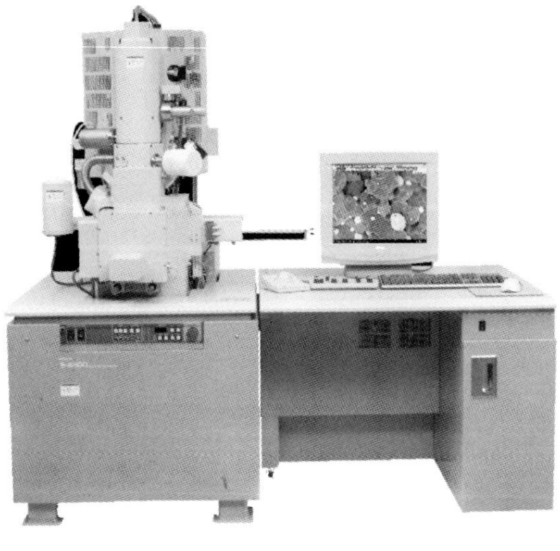

日立 S－4800 型扫描电镜

扫描电镜适合于研究生物样品的表面特征，样品制备包括观察面的暴露、固定、脱水、干燥和镀膜导电等。

神经系统的组织样品具有质地柔软、容易变形、导电性能差、二次电子发射率低以及含水量多等特点。因此，在高真空状态下对神经系统组织样品（脑、脊髓、神经）做扫描电镜观察时，必须严格遵循一定的操作原则和程序，对样品进行恰当的处理。

一、取材大小及性能

SEM 样品的取材与透射电镜一样，是整个样品制备过程中的关键步骤。

取材部位要准确，取样大小要适当。以观察组织表面结构为主的样品，其尺寸不宜过大，否则会影响样品的脱水与固定，还有可能因尺寸太大而损坏信号收集检测系统。一般以直径不超过5mm，高度在3～5mm为宜。

对于金属、药物等导电样品，可直接进行观察。

对于不导电的样品，可先在样品表面喷涂一层金属薄膜，或在较低加速电压下进行快速观察。

对于生物样品，固定后需经过脱水、干燥和喷涂金属等步骤，才能在电镜下观察。

二、样品采集要点

扫描电镜的观察，对样品表面清洁的要求十分严格。在样品制备过程中，应始终注意清除覆盖于样品表面的黏液、分泌物、组织液、血液、细胞碎片及药物反应造成的沉淀物等污染，否则电镜下观察样品时将模糊不清，有时甚至还会将假象误认为是样品结构，得出错误的结果和判断。

清洗时应根据不同的样品和要求，选用适当的清洗液：

1. 对于贴附于脑、脊髓和神经组织表面的血液、黏液和其他分泌物，可选用等渗的生理盐水、5%碳酸钠溶液或与固定液相应的缓冲液进行冲洗。

2. 对于游离细胞和血细胞，以及处于悬浮液中的微生物等细小样品，可选用缓冲液或等渗溶液进行冲洗。

3. 组织细胞的清洗，一般选用相应的组织培养液为宜。

4. 对于一般样品固定后的清洗大都选用相应的缓冲液，但均应具有适宜的pH、渗透压和温度，以营造一个自然物理环境，尽可能减少对样品表面的损伤。

三、样品固定

电镜观察之前，应根据样品的不同种类采取不同的制备方法，力求保持样品的结构形态。

与透射电镜相同，为生物样品的微细结构和外部形貌，必须对样品进行固定处理，这对软体组织尤为重要；再者，通过固定还可以使组织硬化，大大增强样品在下一步干燥过程中对表面张力变化等物理作用的耐受；同时，固定作用还能提高样品对镜筒内高真空和电子轰击的耐受力。

生物样品可用戊二醛和锇酸双重固定，或者先经甲醛与戊二醛混合液固定后，再用四氧化锇（锇酸）进行后固定。

1. 戊二醛

一般配置浓度为1%～4%，常用浓度为2.5%（pH 7.2～7.4）。戊二醛固定剂的特点是穿透作用比较强、性能稳定，可凝固组织、细胞中的蛋白质成分有利于组织坚硬；适用于较大的生物样品及器官灌流固定，应用范围广泛。

2. 四氧化锇（锇酸）

一般配置浓度为0.5%～1.0%（pH 7.2～7.4）。锇酸对糖原以外的所有细胞成分几乎都没有凝固作用，是进行超微结构研究的理想固定剂之一。锇酸属重金属盐类，其锇分子可以保留在固定后的细胞结构成分上，具有增加电子反差（电子染色）的作用。因此，可以提高样品的二次电子发射率和减少样品的充放电效应。

固定的时间因具体情况而异。戊二醛固定不同的组织或细胞其所需时间不同，对脑、脊髓和神经组织为1～3h或稍长，对培养细胞和游离细胞可在30min左右。锇酸的固定时间一般为30～60min。固定的温度一般可在4℃条件下完成，也可在37℃室温内进行。

四、样品脱水

样品经漂洗后用逐级增高浓度的乙醇或丙酮脱水，即30%、50%、70%、90%与100%（2次）。样品在每一级浓度中停留时间为10～15min。叔丁醇水浴37℃下1h，样品块较小，则脱水的时间相应缩短。注意防止样品暴露于空气中，以免发生干燥变形等问题。

五、冷冻干燥

由于生物样品柔软多水，大多数的组织含水量在80%以上，采用自然干燥会受表面张力影响，使细胞表面收缩，形态改变。所以多采用真空冷冻干燥法，使细胞不再收缩，保持了原有的形态。

将样品移置－20℃冰箱中冷冻40min至1h，再放入冷冻干燥器内置于冷冻高真空中，通过升华去除样品中的水分或脱水剂。由于在升华过程中组织内液体由固定直接转为气态，因此不存在气相与液相之间的表面张力问题，故能减轻在干燥过程中对样品的损伤。

六、离子溅射镀膜法

由于干燥样品不导电，因而需要在样品表面镀一层薄薄的金属膜使样品导电，并增加图像的反差和立体感。在低真空（0.1～0.01托）状态下，在阳极与阴极两个电极之间加上几百至上千伏的直流电压时，电极之间会产生辉光放电。在放电的过程中，气体分子被电离成带正电的阳离子和带负电的电子，并在电场的作用下，阳离子加速跑向阴极，而电子加速跑向阳极。如果阴极用金属作为电极（常称靶极），那么在阳离子冲击其表面时，就会将其表面的金属粒子打出，这种现象称为溅射。此时被溅射的金属粒子是中性，从而不受电场的作用，而靠重力作用下落。如果将样品置于下面，被溅射的金属粒子就会落到样品表面，形成一层金属膜，用这种方法给样品表面镀膜，称为离子溅射镀膜法。

与真空镀膜法比较，离子溅射镀膜法具有以下优点：

1. 由于从阴极上飞溅出来的金属粒子的方向是不一致的，因而金属粒子能够进入到样品表面的缝隙和凹陷处，使样品表面均匀地镀上一层金属膜，对于表面凹凸不平的样品也能形成很好的金属膜，且颗粒较细。

2. 受辐射热影响较小，对样品的损伤小。

3. 消耗金属少。

4. 所需真空度低，节省时间。

神经系统组织样品经过以上步骤处理后，即可进行扫描电镜观察。

第二节　透射电镜样品制备技术

要获得清晰、漂亮的电镜图像不仅要有高分辨率、高放大倍数的电子显微镜，还需要超微结构保存良好、切片厚度合适、反差适中的样品。透射电镜（transmission electron microscopy，TEM）的样品制备是一项较复杂的技术，因为TEM是利用样品对衍射电子的散射能力差异而形成衬度，这要求制备出对电子束“透明”的样品，并要求保持高分辨率和不失真。

标准的TEM样品制作技术的基本要求是：

1. 神经组织取材要尽可能保持材料的结构和某些化学成分的生活状态。

2. 神经组织材料的厚度一般不宜超过1000Å。组织和细胞必须制成薄切片，以获得较好的分辨率和足够的反差。

3. 采用各种手段，如电子染色、投影、负染色等来提高生物样品散射电子的能力，以获得反差较好的图像。

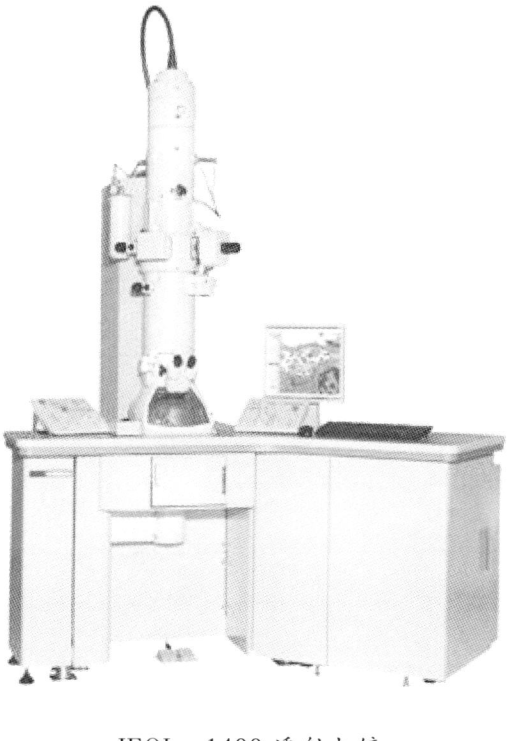

JEOL－1400透射电镜

一、样品取材与固定

1. 取材

取材的要点可概括为快、小、准，其具体含义如下：

选择锋利的切割器械，快速而准确地切取脑或脊髓等神经组织，以减少组织自溶作用造成的结构破坏。

组织离体后1min内放入化学固定液中，使组织和细胞尽可能保持原来的生活状态，否则，时间过长将引起细胞自溶。对动物脑和脊髓等难以固定的组织，最好使用整体血管灌注方法固定，即通过心脏血管向脑组织内灌注固定液，使固定液在组织发生缺氧症或解剖造成损伤之前，快速而均匀地渗透到组织的所有部分。神经组织灌注固定的效果比浸没固定好得多。

为了使组织得到均匀而充分固定，通常先将材料切成小于$1mm^3$左右的小块。取材部位一定要准确可靠，注意切面方向的选择要尽可能有利于标本结构的观察。

为了不造成机械损伤，应选择锋利切割器械，避免牵拉和挤压组织。低温操作以减少对超微结构细胞酶的破坏，以4℃操作为最好。

2. 组织固定技术

采用戊二醛和四氧化锇的双固定法，能较有效地减少细胞成分的损失，分别称为前固定和后固定。

（1）前固定：将所取得的小组织块立即浸在醛类固定液中，保持一定温度（通常为4℃），进行一定时间的固定反应，目的是使细胞生命活动立即停止，让细胞中的各种细胞器及大分子保持原有生活状态，不发生移位或变化，保证在脱水、包埋、切片、染色和电镜观察期间组织结构变化最小。

2.5%或3.0%戊二醛溶液是最常用的固定液。它的优点是对糖原、糖蛋白、微管、细胞基质等有较好的固定作用，还能保存某些酶的活力。但是，它不能保存脂肪，没有电子染色作用，对细胞膜的显示较差。需要注意的是：固定剂溶液的浓度、pH及所用的缓冲剂类型、渗透压、固定时间和温度等对固定效果都有不同程度的影响。配制戊二醛固定液的缓冲液有磷酸盐缓冲液和二甲砷酸钠缓冲液两种，具体配制方法列表如下：

1）磷酸盐缓冲液制备方法

表8-1　0.2M磷酸盐缓冲液储备液的配制

甲液-0.2M磷酸氢二钠溶液	乙液-0.2M磷酸二氢钠溶液
$Na_2HPO_4 \cdot 2H_2O$ 35.61g	$NaH_2PO_4 \cdot H_2O$ 27.60g
或 $Na_2HPO_4 \cdot 7H_2O$ 53.65g	或 $NaH_2PO_4 \cdot 2H_2O$ 31.21g
或 $Na_2HPO_4 \cdot 12H_2O$ 71.64g	
加蒸馏水至1000ml	加蒸馏水至1000ml

表 8-2　0. 2M 磷酸盐缓冲液工作液的配制

pH（室温）	7. 2	7. 4
甲液（ml）	36. 0	40. 5
乙液（ml）	14. 0	9. 5

2）二甲砷酸钠缓冲液的配制

表 8-3　0. 2M 二甲砷酸钠缓冲液储备液的配制

A 液 -0. 2M 二甲砷酸钠溶液	B 液 -0. 2N HCl
二甲砷酸盐 4. 28g	HCl（36%~38%）10ml
加蒸馏水至 100ml	加蒸馏水至 603ml

表 8-4　0. 2M 二甲砷酸钠缓冲液工作液的配制

pH（室温）	7. 2	7. 4
A 液（ml）	50. 0	50. 0
B 液（ml）	4. 2	2. 7

3）戊二醛固定液的配制方法

表 8-5　0. 1M 磷酸盐缓冲戊二醛固定液的配制

戊二醛最终浓度	0. 2M 磷酸盐缓冲液工作液（ml）	25% 戊二醛水溶液（ml）
2. 5%	50. 0	10. 0
3. 0%	50. 0	12. 0

表 8-6　0. 1M 二甲砷酸钠缓冲戊二醛固定液的配制

戊二醛最终浓度	0. 2M 二甲砷酸钠缓冲液工作液（ml）	25% 戊二醛水溶液（ml）
2. 5%	50. 0	10. 0
3. 0%	50. 0	12. 0

（2）后固定：用1%四氧化锇（O_SO_4，osmium tetroxide）固定组织块1～2h。四氧化锇是一种强氧化剂，对蛋白质有较强的交联作用，可以稳定大部分蛋白质而不使之凝聚，避免了过分的结构畸变。它们与细胞蛋白质有较强的化学亲和力，固定处理后，固定剂成为被固定的蛋白质的一部分。含有重金属元素的四氧化锇固定剂对组织有固定和强烈的电子染色作用，增强了散射电子的能力，提高了细胞结构的反差，获得的图像非常清晰

四氧化锇后固定液按表8-7配制，置于4℃避光保存备用。

表8-7　1%四氧化锇溶液的配制

四氧化锇（O_SO_4，osmium tetroxide）	1g
蒸馏水	100ml

二、漂洗与脱水

1. 漂洗

被固定的神经组织在脱水之前必须用磷酸钠缓冲液或二甲砷酸钠缓冲液漂洗，清除残留在组织内部的固定液，减少固定液与脱水剂之间的反应，避免沉淀物干扰样品超微结构的钠观察。

组织块在双重固定中，戊二醛、四氧化锇固定后需用磷酸盐缓冲液或二甲砷酸钠缓冲液（pH 7.2～7.4）漂洗干净，漂洗次数为2～3次，时间为30min。

2. 脱水

脱水是指将组织中的游离水完全彻底清除的过程。目前常用的包埋剂大都是非水溶性树脂，因此只有将生物组织中的游离水清除干净，包埋剂才能浸入生物组织样品内。脱水是包埋前的必经步骤。

为避免组织收缩，所用溶剂需从低浓度逐步提高到纯有机溶剂，逐级脱水。常用的脱水剂为乙醇或丙酮。一般脱水时间以每个梯度10～15min为宜。具体的脱水程序为：

彻底清洗样品	30min以上（中间换液数次）
50%乙醇或丙酮	10～15min
70%乙醇或丙酮	10～15min（可置于4℃冰箱内过夜）
80%乙醇或丙酮	10～15min
90%乙醇或丙酮	10～15min
100%乙醇或丙酮	2次，每次30min

三、浸透与包埋

经过脱水剂处理后的样品即可用包埋剂进行浸透，其目的是用包埋剂逐渐取代组织中

的脱水剂，使细胞内外空隙被包埋剂填充。脱水后的组织先放入不同比例的包埋剂混合液中浸透，然后放入纯包埋剂中浸透。浸透时间根据不同样品和不同包埋剂确定。浸透时，若将装有浸透组织的容器放在旋转式搅拌器上，浸透效果会更好。

包埋是将浸透好的组织放在填有包埋剂的平板膜具或胶囊中，然后，通过加热聚合将极小的组织块固定在凝固的包埋剂中，得到样品包埋块，以便进行超薄切片。

在聚合过程中，包埋剂已由单体聚合成高分子物质，但样品的各种结构得到坚固的支持，并可以承受超薄切片的切割和耐受电子束的轰击。因此，若样品没有得到很好的浸透与聚合，其切片就易破碎不全；此外，包埋块的硬度与弹性应该适中，且其中不能有气泡，否则切片易于变形，很难得到理想的切片。

为了确保浸透与包埋的质量，选择好适当的包埋剂是很有必要的。理想的包埋剂应具备以下性能：

1. 能与脱水剂（乙醇、丙酮等）完全置换。

2. 低黏度，易操作，而且易于渗入样品内部。

3. 在浸透与包埋过程中，对细胞成分抽提少，能良好保持组织的细微结构。

4. 聚合后质地均匀，能耐受电子束的照射与轰击。

5. 包埋后具有良好的切片性能，包括匀性、可塑性、硬度和弹性等。

6. 不妨碍染液对超薄切片的浸透。

7. 电镜观察时、高放大倍数下不显示包埋剂本身的任何微细结构，样品细节清晰，热稳定性好。

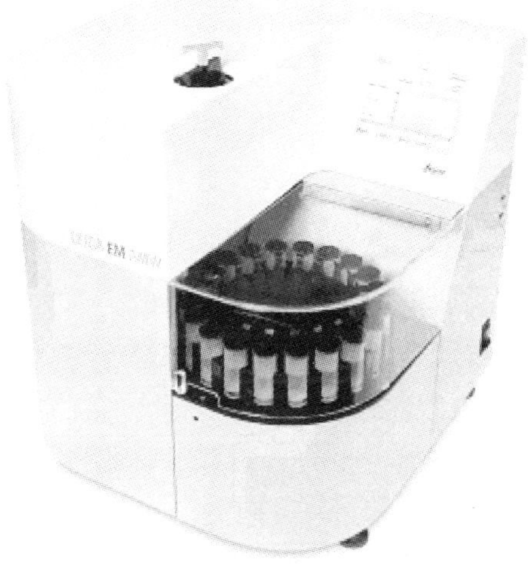

EM－组织处理机

最广泛使用的包埋剂是某些类型的环氧树脂，如618树脂、Epon812、Araldite和Spurr等树脂。它们具有良好的维持样品特性、低收缩率和较强的耐电子轰击能力等优点。

包埋操作的注意事项：

1. 所有试剂均需防潮，最好存放在干燥器中。

2. 所用器皿应烘干。

3. 配包埋剂时，每加入一种试剂即需搅拌均匀。

4. 包埋时动作要轻巧，防止产生气泡。

5. 应尽量避免皮肤与包埋剂的接触，以免发生皮肤感染。

6. 盛放包埋剂的容器要及时用丙酮清洗干净。

四、超薄切片

超薄切片是将包埋块中的生物样品切成一定厚度的薄片，在透射电子显微镜下观察细胞的细微结构，以了解不同结构形态、不同功能的细胞内部结构和成分。电子束穿透样品的能力主要取决于加速电压、样品的厚度以及物质的原子序数。一般来说，加速电压愈高，原子序数愈低，电子束可穿透的样品厚度就愈大。对于100～200kV的透射电镜，要求样品的厚度为50～100nm，因为透射电镜具有高分辨率，故而样品厚度要求越薄越好。

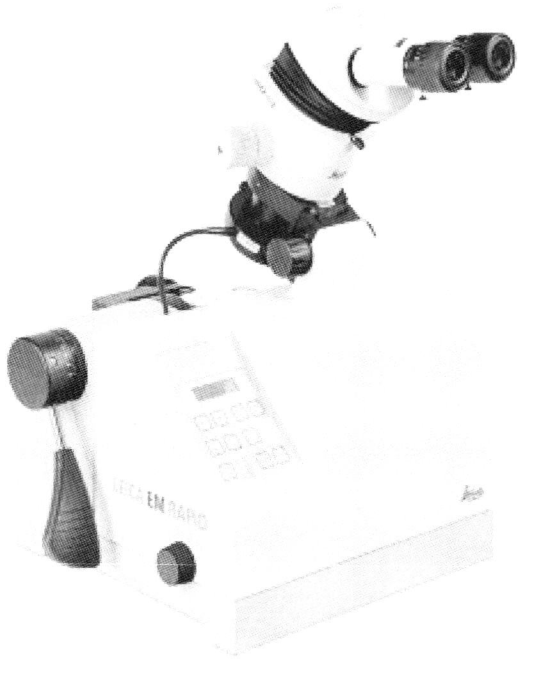

LEICA EM 修块机

超薄切片前的准备工作如下：

1. 修块

一般需手工对包埋块进行修整。将包埋块夹在特制的夹持机上，放在解剖显微镜下，用锋利的刀片削去表面的包埋剂，露出组织，然后将组织包埋块修整为金字塔状，顶面大小约0.5mm^2的长方形或梯形。

2. 半薄定位

利用超薄切片机切取厚度为1～2μm的切片，称半薄切片。将切下的片子用小玻棒转移至事先滴有蒸馏水的干净载玻片上，加温，使切片展平，干燥后经天青亚甲蓝染色，光学显微镜观察定位。

半薄切片进行光学显微镜观察的目的：①定位：通过光学显微镜观察，确定所要观察的范围，然后保留要用电镜观察的部分，修去其余部分。②便于对同一种组织的同一部位进行光学显微镜和电镜的对比观察。半薄切片定位以后，要对包埋块作进一步的修整。通常将块的顶端修成金字塔形，顶面修成梯形或长方形。

3. 制刀

超薄切片使用的刀有两种：玻璃刀和钻石刀。

玻璃刀价格便宜，制作简便，厚度为5～6mm。

钻石刀价格昂贵，但具有许多优点。可保证获得高质量切片。但需注意：缺乏熟练使用玻璃刀经验者不要使用钻石刀；可用玻璃刀切片的样品，尽量少用或不用钻石刀；切片完毕后，还需注意刀刃的清洗和保护。

4. 载网及支持膜

电镜中使用的载网有铜网、镍网、银网、金网及不锈钢网等。使用最普遍的是铜网，其价格低廉、散热性好，网孔数目一般多在 100 ~ 200 目。

对于使用免疫标记的样品，则需用镍网。

新载网的处理：制备支持膜前，新载网需用丙酮或乙醇溶液浸泡，超声波震荡处理 10min 左右方能使铜网洁净。去除丙酮或乙醇，烤干为止。

支持膜的制备：选择并清洗好载网后，需在载网上覆盖一层薄膜，称支持膜。厚度约 20nm，性能良好的支持膜应具有高透明度，在电镜下无结构，与所支持的各种样品不产生化学反应；并能承受电子束的轰击等。常用的支持膜有方华（Formvar）膜、碳膜等，一般多用前者，因为方华膜具有良好的透明度与机械强度，不易被电子束击破，是当前电镜制样最普遍采用的支持膜。

方华膜的化学成分为聚乙烯醇缩甲醛（polyvinyl formal，PVF），其制备过程如下：

（1）配液：使用氯仿配制 0.3% 的 PVF 溶液。

（2）制膜：用洗净的载玻片浸入到 0.3% PVF 溶液中停留 30s，平稳取出，自然干燥后玻片上形成一层薄膜，再用刀片沿玻片边缘将此膜划破，继将该玻片的一端浸入玻璃平皿盛放的蒸馏水中，待玻片上的薄膜完全漂于水面时把玻片轻轻下压取出。

（3）上网：将铜网排列在膜上，将滤纸与铜网完全贴附后，用镊子夹住滤纸的一角轻轻将其取出放于培养皿中，待自然干燥后使用。

（4）注意事项：制膜用的玻璃片一定要光洁干净，否则方华膜就不能从玻片上脱落。制膜所在的室内湿度不能太大（<60%），否则在膜上容易出现微孔。操作中要保持 PVF 溶液中不能混有水分与杂质，否则膜上会出现很多斑点。

5. 超薄切片（常规）

一般的透射电镜电子束的穿透能力较弱，大多数标本无法直接在电镜下观察，必须切成厚度为 70nm 的超薄片。这种制作超薄片的技术称为超薄切片技术。这一工作需使用超薄切片机完成。Leica VCT 型超薄切片机的应用较为普遍。

超薄切片是整个样品制备的主要环节。若想得到较理想的切片，包埋块本身硬度以及切片所用刀的质量固然是关键，但熟悉切片机的使用性能、掌握切片操作规程、学会如何分析并解决操作中遇到的问题同样非常重要的。

6. 染色

在电子显微镜下观察未经染色的生物样品时，反差显得十分微弱，甚至看不清样品的结构。因此，需要用重金属盐类对样品进行浸染，使样品中各种细胞器或大分子吸附不同数量的重金属，以增加样品中各种结构的电子密度，增强图像反差，超薄切片多采用铀、

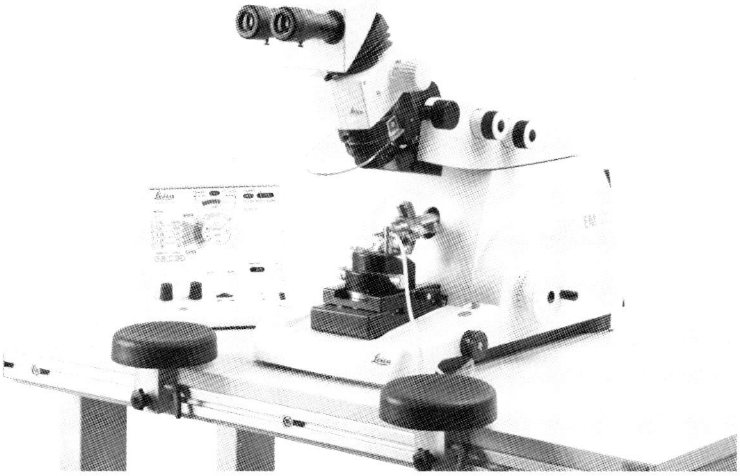

LEICA UC7－超薄切片机

铅、锇、钨等重金属盐类作为染色剂。

目前，生物组织超薄切片的染色通常使用醋酸双氧铀和枸橼酸铅双染色法。醋酸双氧铀主要使细胞核及结缔组织染色，而柠檬酸铅主要用于提高细胞质成分的反差。

醋酸双氧铀染液的配制：

表 8-8　醋酸双氧铀染液配方

醋酸双氧铀（uranyl acetate）	0.5～2g
蒸馏水	100ml

柠檬酸铅染液的配制：

表 8-9　硝酸铅染液配方

硝酸铅 $Pb(NO_3)_2$	1.33g
柠檬酸钠（枸橼酸钠）$Na_3(C_6H_5O_7)2H_2O$	1.76g
蒸馏水	30ml

＊硝酸铅和柠檬酸钠两种物质混合溶解呈乳白色，需用力摇荡 10～15min，然后加入 1N NaOH 8ml 溶液澄清，若溶液不澄清就不能使用。瓶塞应塞紧，以防与空气中 CO、CO_2 接触产生碳酸铅沉淀。

第三节 免疫胶体金电镜样品制备技术

免疫电镜技术与光镜免疫细胞化学染色方法的基本原理和试剂准备基本相同，是特异性地展示观察超微结构的一种有效手段。1971 年 Faulk 和 Taytor 将胶体金引入免疫化学，此后免疫胶体金标记/染色技术（immunogold labeling/staining technique）简称免疫金标技术，作为一种新的免疫学方法，在生物医学各领域得到了日益广泛的应用。

免疫金标技术是利用胶体金（colloidal gold）在碱性环境中带负电荷的性质与抗体相吸引，从而抗体标记。在光镜下胶体金液呈鲜艳的樱桃红色，不加染色可直接观察。电镜下胶体金颗粒电子密度很高，清晰可辨。金标法具有很多优点：①市售胶体金溶液容易购买，有直径 5～150nm 各种规格的胶体金供选择，价格便宜，可直接使用，配制简单使用方便；②对细胞超微结构几乎无损伤；③可用直径不同的胶体金对结构进行多重标记，并且能用多种方法定量分析标记到细胞表面的金颗粒，这是当前研究突触小泡内结构与神经介质共存的最佳手段；④胶体金能够与抗体、多糖、外源凝集素、毒素、酶、抗生素、激素等非共价结合，形成标记大分子，并且不影响被标记的大分子的生物活性，所以可以用来在超微水平观察研究细胞表面和胞质、胞核、细胞器中的特异抗原及抗体物质；⑤可用于细胞骨架的研究；⑥金标抗体特异性强，几乎不出现非特异性吸附和标记；⑦金标液无毒性，对人体无损伤，使用安全；⑧可用于扫描电镜。因而胶体金标技术在基础研究和临床实验中成为非常有用的工具（图 8-1）。

一、组织固定与取材

在这方面的要求是既要保存良好的细胞超微结构，又要注意保持组织的抗原性。因此，选用固定剂不宜过强。常用的免疫电镜固定剂有多聚甲醛－戊二醛混合液和过碘酸－赖氨酸－多聚甲醛液（Periodate－Lysine-Paraformaldehyde，PLP 液）。也有采用 Bouin 液、Zamboni 液或 4% 多聚甲醛液。国外不少文献推荐应用 PLP 液于免疫电镜技术，认为该固定液对含糖类丰富的组织固定效果特佳，因为组织抗原绝大多数由蛋白质和糖两部分组成，抗原决定簇位于蛋白部分，有选择性地使糖类固定，就可使抗原性稳定。PLP 液中过碘酸能氧化糖类，使其产生醛基，再经赖氨酸作用，使新形成的醛基分子间和分子内相互连接，稳定组织抗原。但赖氨酸价格较贵，不如多聚甲醛戊二醛固定液经济、简便、效果佳。在取材方面，免疫电镜技术较光镜免疫化学技术要求更迅速、精细。

二、免疫标记

应用于电镜的免疫胶体金标记技术可分为神经组织包埋前染色和包埋后染色两种。包埋前染色对细胞膜的穿透性差，一般只用于细胞表面抗原的标记。目前较普遍采用的是包埋后染色法。

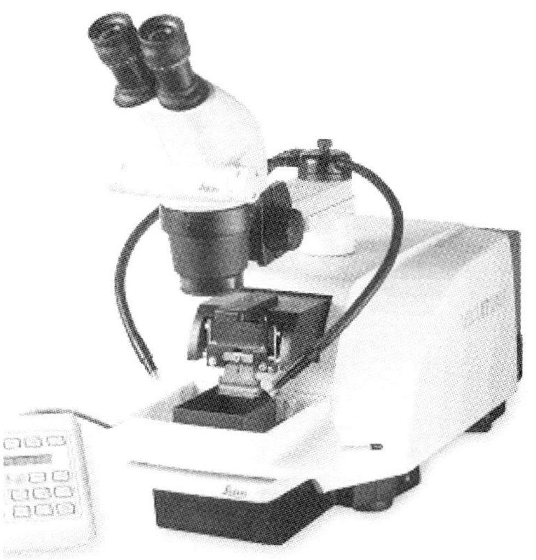

LEICA VT1200S 振动切片机

1. 包埋前染色法

（1）神经组织小块（$1mm^3$）经过 0.1%～0.5% 戊二醛－4% 多聚甲醛适当固定，而后充分洗涤，用震荡切片机切成 10～20μm 原片。

（2）将组织原片贴于明胶涂抹的玻片上。若为散细胞可制成混悬液，用离心法成块再制成涂片。

（3）0.05M TBS pH 7.4 洗 3min。

（4）以 1∶5 正常羊血清处理切片 30min，室温，以阻断非特异性吸附。

（5）滴加适当稀释的第一抗体，4℃ 孵育 20h，然后室温放置 2h 或过夜。

（6）0.05M TBS pH 7.4 洗 3 次。每次 3min。

图 8-1 免疫电镜胶体金标记

上图显示大脑纹状体中的树突棘（Sp）与被抗酪氨酸羟化酶抗体免疫阳性标记的轴突终末（At）形成突触连接。胶体金显示法，箭头所示胶体金颗粒。大鼠纹状体 ×40000

下图显示大脑皮质中被抗胶质纤维酸性蛋白（GFAP）抗体免疫阳性标记的星形胶质细胞，图中可见细胞核（Nuc）及胶体金颗粒（箭头所示）。胶体金显示法。大鼠大脑皮质 ×20000

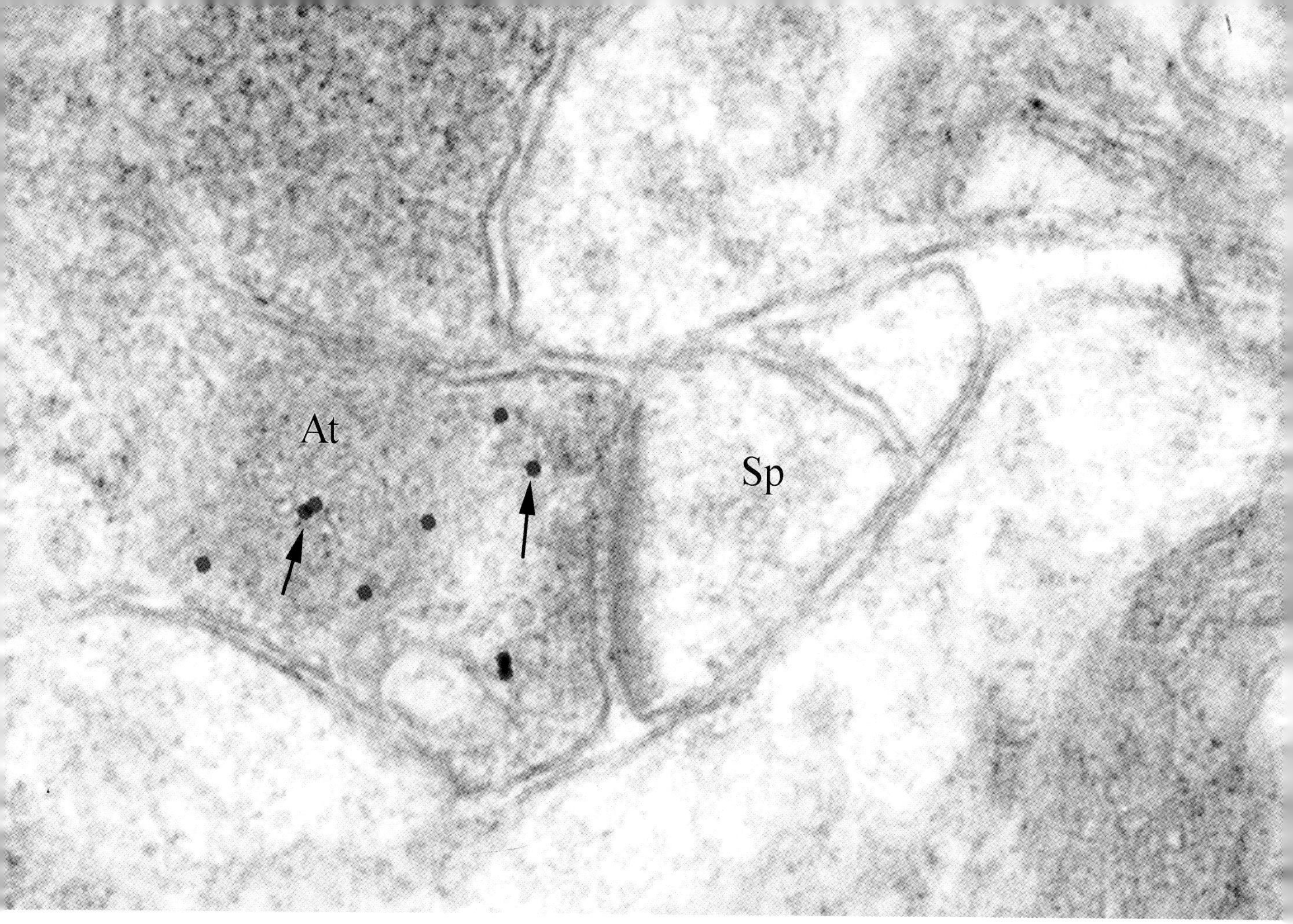
At
Sp

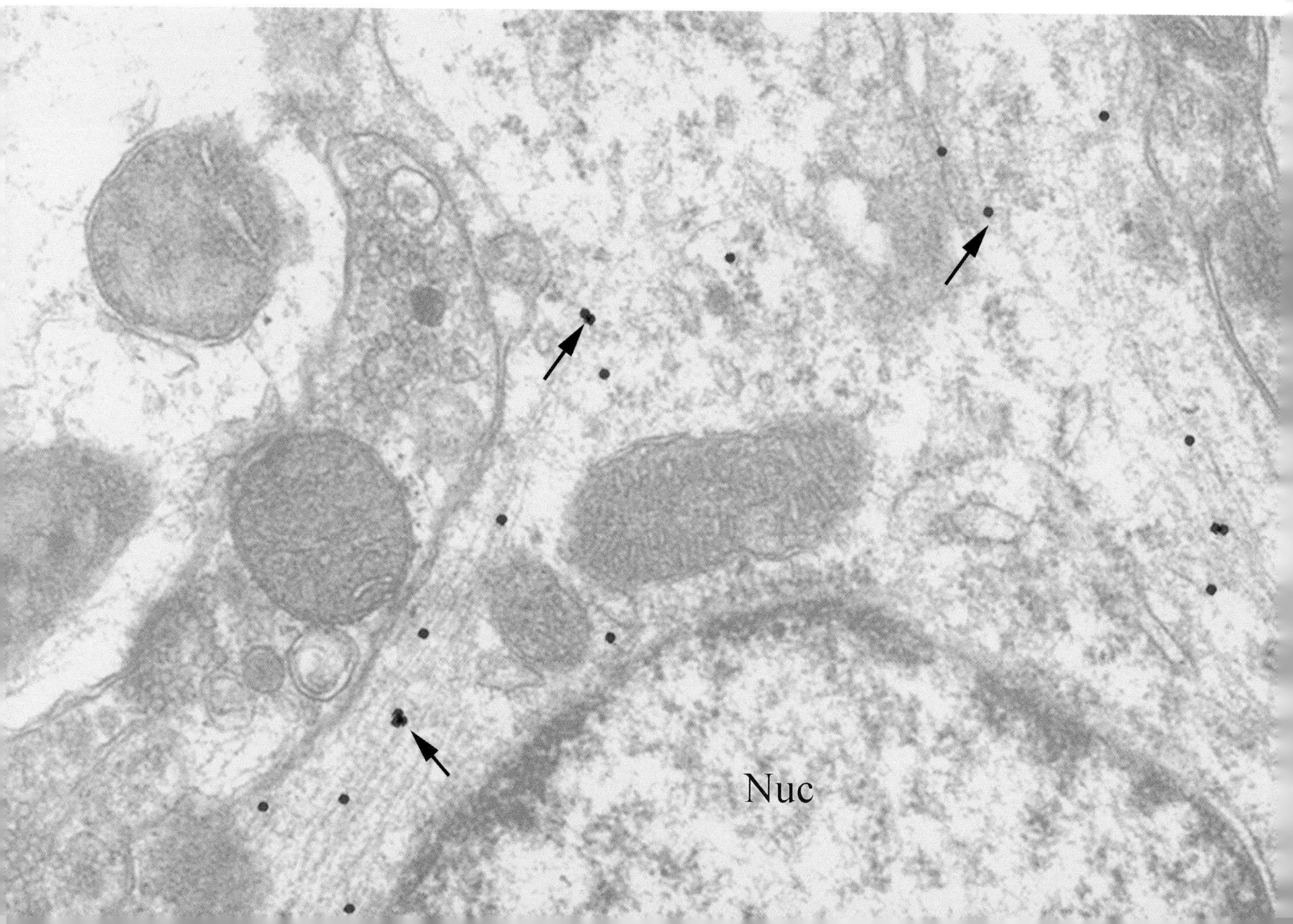
Nuc

（7）0.02M TBS pH 8.2 洗 3 次。每次 3min，为与胶体金结合作准备。

（8）再次阻断非特异性吸附，同（4）。

（9）以金标记的第二抗体（工作浓度为 1∶40 左右）在室温下孵育 1h。

（10）0.02M TBS pH 8.2 洗 3 次。每次 3min。

（11）0.05M TBS pH 7.4 洗 3 次。每次 3min。

（12）1% 锇酸（0.1M PBS 配制）固定 1h。

（13）双蒸水洗 15min。

（14）常规电镜脱水包埋，超薄切片。

（15）柠檬酸/枸橼酸铅对照染色、电镜观察。

2. 包埋后染色法

（1）超薄切片厚 50～70nm，载于无支持膜的 200～300 网孔的镍网上。

（2）滴 1%～10% 的 H_2O_2 液 1 滴于蜡板上，将网的载片面轻浮于液滴上 10min 至 1h，时间长短视包埋剂环氧树脂硬度和切片厚度综合考虑而定，越硬需 H_2O_2 浓度越高，孵育时间越长，以去除锇酸和增进树脂的穿透性，利于抗体进入组织。

（3）双蒸水洗 3 次，每次 10min。第 1、2 次洗法如（2），浮于液面上，第 3 次以盛双蒸水的注射器沿镍网面冲洗，水流应有适当压力，但不易过强。用滤纸在网缘将水吸干。

（4）浮于正常羊血清（1∶50～1∶100）液滴上，室温放置 30～60min，以饱和固定剂中的游离醛基和占据非特异性结合部位。

（5）用含 1% 小牛血清蛋白的 PBS pH 8.2 漂洗 3min，洗一次（有人主张不洗）。

（6）滤纸吸干，孵育于第一抗体血清滴上，先室温 1h，再置于 4℃ 24～36h。

（7）PBS 漂洗 3 次，每次 3min。

（8）置网于 PBS（含 1% 的牛血清白蛋白 pH 8.2）中 5min。此步骤为与胶体金结合做准备。

（9）置网于胶体金标记抗体液（1∶30～1∶100），淡红色为适宜稀释度，室温放置，1min 至 1h。

（10）双蒸水洗 3 次，每次 3min。

（11）如做双重染色，则应将镍网翻过来，在另一面，用另一类抗体血清，重复上述步骤（2）～（10）。

（12）5% 醋酸铀（双蒸水配制），染色 5min，双蒸水洗涤 3 次。

（12）枸橼酸铅染色 5min，双蒸水充分洗净。

（13）待干燥后电镜观察，阳性抗原部位可见金颗粒聚集。

在金标操作中要切记：①选用对目标抗原具有高度特异性和亲和力的抗体血清；②清

洗液和所用各种器皿有非常好的清洁度；③每次清洗要彻底洗净；④孵育过程要在湿盒内进行，保持载网湿润。最理想的免疫金标记的切片应是背景清洁、没有散在的胶体金或其他污染物、金颗粒集中在抗原部位。

第四节 免疫酶细胞化学标记方法

免疫酶细胞化学标记的基本原理，是利用某些酶和底物作用产生的不溶性沉淀物所具有的高电子密度特性，作为抗原抗体反应的标志物。这些酶有辣根过氧化物酶、酸性磷酸酶、碱性磷酸酶和葡萄糖氧化酶等，其中辣根过氧化物酶因其稳定性良好和反应特异性强等特点，比其他几种较为常用。目前较普遍采用的是包埋前染色法（图 8－2）。

下面以显示大鼠脑纹状体中酪胺酸羟化酶为例简述酶免疫标志步骤：

1. 将经 0.1%～0.5% 戊二醛－4% 多聚甲醛固定灌流后取出的脑组织，充分洗涤后，经震动切片机切成 10～20μm 原片。
2. 将组织原片贴于明胶涂抹的玻片上或放入平皿中。
3. 0.05M TBS pH 7.4 洗 3min。
4. 以 1∶5 正常羊血清处理切片 30min，室温，以阻断非特异性吸附。
5. 滴加适当稀释的一抗（鼠－抗酪胺酸羟化酶），4℃孵育 20h 或过夜。
6. 0.05M TBS pH 7.4 洗 3 次。每次 3min。
7. 用二抗（羊－抗鼠 IgG 辣根过氧化物酶）在室温下孵育 1h。
8. 0.05M PBS pH 7.4 洗 3 次。每次 3min。
9. 二胺基联苯胺（DAB）孵育 3～5min。
10. 0.05M PBS pH7.4 洗 3 次。每次 3min。
11. 1% 锇酸（0.1M PBS 配制）固定 1h。
12. 双蒸水洗 15min。
13. 常规电镜脱水包埋（平板）。
14. 取下感兴趣部位，超薄切片。
15. 柠檬酸/枸橼酸铅对照染色、电镜观察。

第五节 CCD 相机在电子显微镜中的应用

透射电子显微镜是以电子束为光源，经过电场加速和聚焦后透过观察样品产生的物像，以观察和研究其超微形态结构。在 20 世纪 90 年代前，利用电镜技术观察超微结构，电子束需投射到荧光屏上进行观察或通过照相底片记录下来，底片要经暗室作业冲洗、扩印。一项研究从拍摄到最后得出结果，需要等待很长时间，而且如果发现拍摄效果不好时很难重新拍摄。20 世纪 70 ~ 80 年代，随着半导体光电转换技术和计算机技术的不断发展进步，传统的电镜上的光学相机逐渐被 CCD 相机所取代。

CCD（Charge - coupled Device）是一种特殊半导体器件，由美国贝尔实验室 Boyle 和 Smith 发明，是一种大规模集成电路工艺制作的半导体光电元件，它在半导体硅片上制有成千上万个光敏元，产生与照在它上面的光强成正比的电荷。CCD 基本构成单元是 MOS 电容器，它以电荷为信号，通过对金属电极施加时钟脉冲信号，在半导体内部形成储存载流子的势阱。当光或电注入时，将代表信号的载流子引入势阱，再利用时钟脉冲的规律变化，使电极下的势阱作相应变化，就可以使代表输入信号的载流子在半导体表面作定向运动，再通过对电荷的收集、放大，把信号取出。

透射电镜应用的 CCD 相机，其主要的机头部分由三部分组成：闪烁体、光学传输装置和 CCD 感应器。其原理是 CCD 机头表面的闪烁器接收透射电镜电子枪发射出的电子束，将电子束转化成光子束，而后由光学传输装置接收转化的光子束并将其传输给 CCD 感应器，CCD 感应器接收到光子束后再通过对电荷的收集、放大，把信号取出，成像。

图 8-2 免疫电镜过氧化物酶标记

上图显示大脑纹状体中的树突（Den）与被抗酪氨酸羟化酶抗体免疫阳性标记的轴突终末（箭头所示）形成突触连接。过氧化物酶显示法。大鼠纹状体 ×30000

下图可见脊髓内两个细胞之间有一被抗胶质纤维酸性蛋白（GFAP）抗体免疫阳性标记的星形胶质细胞突起（箭头所示）。过氧化物酶显示法。Nuc 为细胞核。大鼠脊髓 ×10000 *(此图来自 UCLA 张念辉博士)*

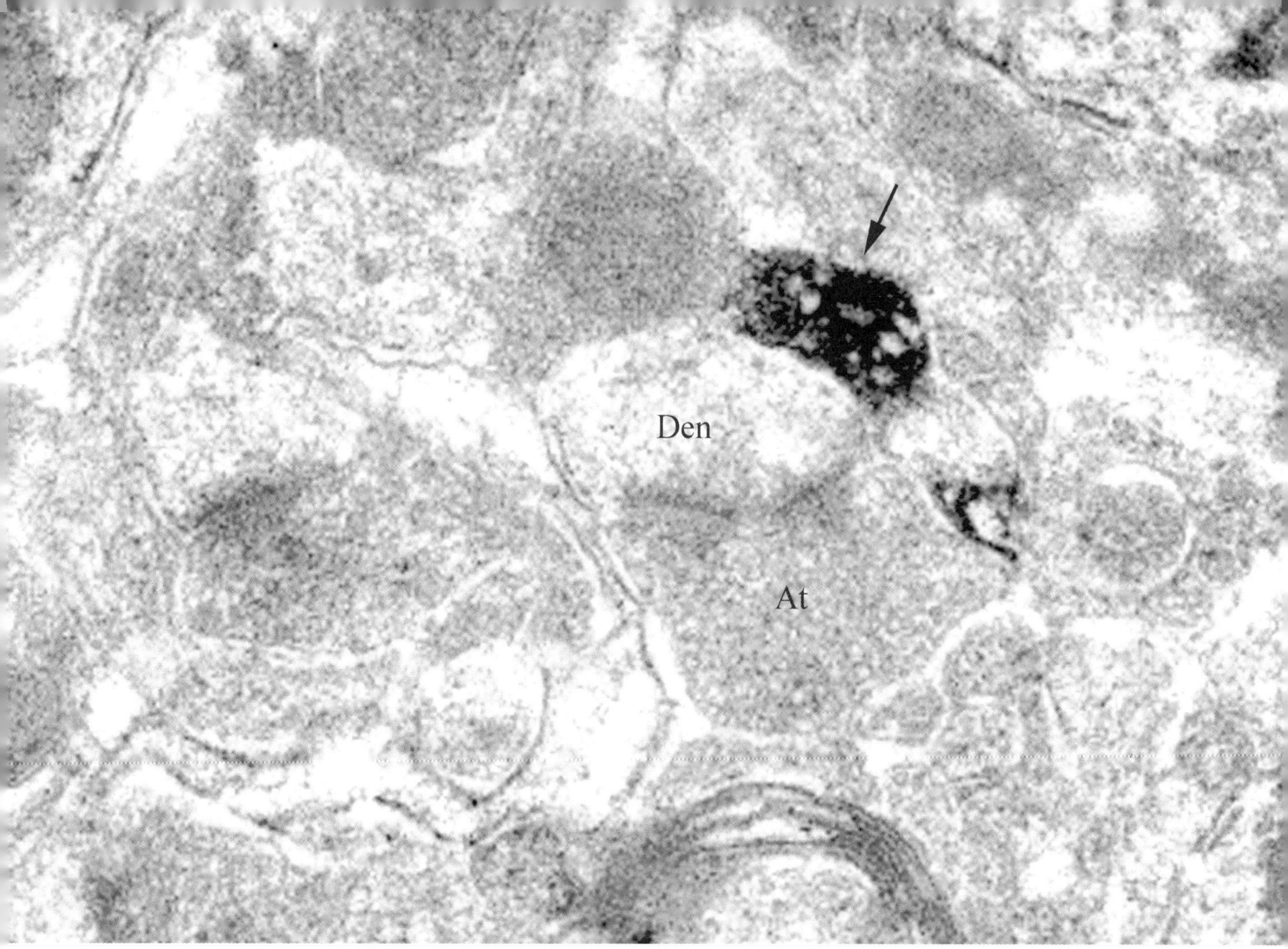
Den
At

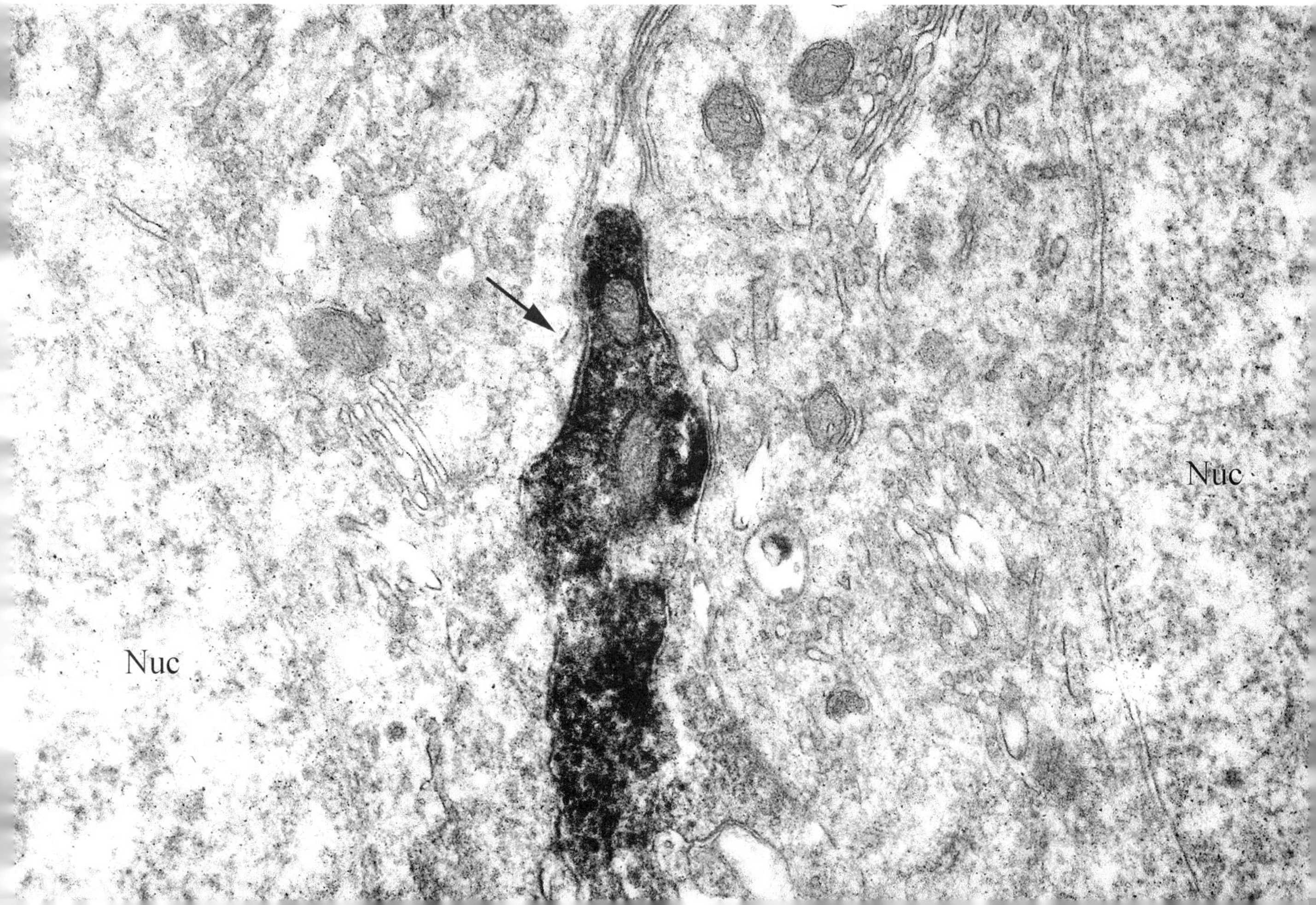
Nuc
Nuc

透射电镜用 CCD 相机按用途可分为生物用和材料用两种。生物用 CCD 相机主要采用侧装式安装方式，能够得到比较大的视野范围。材料用 CCD 相机则选择底装式安装方式，可以拍摄高分辨像和电子衍射图像。另外，按照耦合方式不同，CCD 相机可分为光纤耦合和透镜耦合两种。光纤耦合相机图像质量高，感度好，更接近于真实底片，但造价贵；透镜耦合相机造价便宜，但图片质量不如光纤耦合相机好。

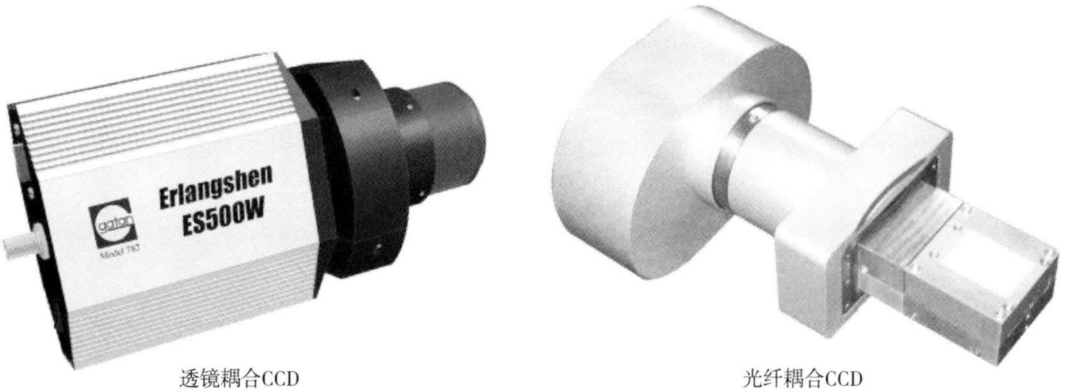

透镜耦合CCD　　　　光纤耦合CCD

Gatan－光电耦合 CCD 相机

作为透射电镜附件中比较重要的产品，CCD 相机的功能是取代底片进行拍照，将图像数码化，大大提高了工作效率并节约成本。CCD 相机与传统底片相比，具有以下主要优点：

1. 即时观察，即时成像

CCD 相机采用即时观察模式，能够在电脑显示器中实时得到电镜观察的图像，可以很方便的选择观察区域，调整放大倍率。在确定拍摄区域后，立即就能得到最后的图像。

2. 使用方便，工作效率大大提高

使用 CCD 相机以后，拍摄方便，省去了暗室冲洗和扩印；且 CCD 相机即时成像，如果拍照照片效果不好，可重新拍摄，节约了宝贵的研究时间；另外，CCD 相机拍摄的电子图片便于储存和管理，大大提高了工作效率。

3. CCD 相机高敏感度，能满足生物样品拍摄需要

生物样品在使用电镜观察时，电子束会对样品造成一定影响，某些敏感样品更是如此。为此，拍摄时会采用降低电子束强度的办法。这种情况下，在电镜荧光板上的图像很难用肉眼观察。CCD 相机具有很高的灵敏度，在低剂量电子束照射下依然能够很好的在显示器上成像，一方面保护了样品，同时也能够很好的完成工作。

虽然，CCD 相机具有上述方便快捷的特点，但在某些方面与传统底片相比，还是有一定差距：

1. 图片细节部分体现不如底片

目前 CCD 相机所采用的较为先进的光纤耦合技术，也不可避免的在接收和转化电子束信号时会有所损失。而底片则是全部接收信号，细节部分的体现最完整。

2. 图片灰阶等级不如底片

灰阶代表了由最暗到最亮之间不同亮度的层次级别。中间层级越多，所能够呈现的画面效果也就越细腻。以 8bit panel 为例，能表现 2^8，等于 256 个亮度层次，我们就称之为 256 灰阶。一般 CCD 的灰阶等级只有 14bit panel，等同于 2^{14} 个灰阶，远低于底片的灰阶等级。

总之，广大的电子显微镜工作及研究人员都在时刻探索着新的未知领域，寻找更新更高端的电镜研究技术。相信随着科学技术的不断发展和技术的不断完善，电子显微学技术将成为解决尖端神经科学研究的有效工具之一。

参 考 文 献

[1] 付洪兰. 免疫电子显微术中的蛋白 A-金标记抗体技术. 电子显微学报，1987，6：62－66.

[2] 黄文清. 肿瘤电镜诊断与鉴别诊断. 北京：世界图书出版公司，1992.

[3] 杭振镳，蔡文琴. 电子显微镜术在临床医学的应用. 重庆：重庆出版社，1988.

[4] 程时，彭学敏. 生物医学电子显微技术. 北京：北京医科大学·中国协和医科大学联合出版社，1997.

[5] 凌诒萍，俞漳. 细胞超微结构与电镜技术. 上海：上海医科大学出版社，1993.

[6] 汪德耀. 细胞生物学超微结构图谱. 北京：高等教育出版社，1989.

[7] 翟中和，王喜忠，丁明孝. 细胞生物学. 北京：高等教育出版社，2002.

[8] 邹仲之. 组织学与胚胎学. 北京：人民卫生出版社，2001.

[9] 万选才. 分子神经生物学. 北京：北京医科大学·中国协和医科大学联合出版社，1999.

[10] 陈宜张. 分子神经生物学. 北京：人民卫生出版社，1995.

[11] 应国华. 电镜技术与细胞超微结构. 香港：香港现代出版社，1993.

[12] 李伯勤，张圣明. 医学超微结构基础. 济南：山东科学技术出版社，2003.

[13] 朱长庚. 神经解剖学. 北京：人民卫生出版社，2002.

[14] Adamo NJ, Daigneault EA. Ultrastructural features of neurons and nerve fibres in the spiral ganglia of cats. J Neurocytol, 1973, 2:91－103.

[15] Adams I, Jones DA. Quantitative ultrastructural changes in rat cortical synapses during early-, mid-and late-adulthood. Brain Res, 1982, 239:349－363.

[16] Agduhr E. Choroid plexus and ependyma. Penfield W. Cytology and cellular Pathology of the Nervous system, Vol. 2. New York: Paul B. Hoeber, 1932:537－573.

[17] Alksne JF, White LE Jr. Electron-microscope study of the effects of increased intracranial pressure on the arachnoid villus. J Neurosurg, 1965, 22:481－488.

[18] Allen D, Low FN. The ependymal surface of the lateral ventricle of the dog as revealed by scanning electron microscopy. Am J Anat, 1973, 173:483－489.

[19] Allen GV, Hopkins DA. Mamillary body in the rat: a cytoarchitectonic, Golgi, and ultrastructural study. J Comp Neurol, 1988, 275:39－64.

[20] Alonso G, Assenmacher I. The smooth endoplasmic reticulum in neurohypophyseal axons of the rat. Possible involvement in transport, storage and release of neurosecretory material. Cell Tissue Res, 1979, 199:415－429.

[21] Beams HW, Kessel RG. The Golgi apparatus: structure and function. Int Rev Cytol, 1968, 23:209－276.

[22] Blackstad TW, Dahl HA. Quantitative evaluation of structures in contact with neuronal somata. Acta Morphol Neerl

Scand, 1961, 4:329-343.

[23] Blakemore WF. Observations on myelination and remyelination in the central nervous system. Garrod DR, Feldman JD. Development in the nervous system. Cambridge: Cambridge University Press, 1981:289-308.

[24] Bloom FE. The formation of synaptic junctions in developing rat brain Pappas GD, Purpura DP. Structure and Function of Synapses. New York: Raven Press, 1972:101-120.

[25] Bovolenta P, Mason C. Growth cone morphology varies with position in the developing mouse visual pathway from retina to first targets. J Neurosci, 1987, 7:1447-1460.

[26] Broadwell RD, Cataldo AM. The neuronal endoplasmic reticulum: its cytochemistry and contribution to the endomembrane system. Ⅰ. Cell bodies and dendrites. J Histochem Cytochem, 1983, 3:1077-1088.

[27] Bruni JE, Clattenburg RE, Millar E. Tanycyte ependymal cells in the third ventricle of young and adults rats: a Golgi study. Anat Anz, 1983, 153:53-68.

[28] Burry RW, Kniss DA, Scribner LR. Mechanisms of synapse formation and maturation. Jones DG: Current topics in research on synapses. New York: Alan Liss, 1984:1-57.

[29] Carlsen J, Heimer L. A correlated light and electron microscopic immunocytological study of cholinergic terminals and neurons in the rat amygdaloid body with special emphasis on the basolateral amygdaloid nucleus. J Comp Neurol, 1985, 244:121-136.

[30] Cassel D, Wood PM, Bunge RP, et al. Mitogenicity of brain axolemma membranes and soluble factors for dorsal root ganglion Schwann cells. J Cell Biochem, 1982, 18:433-445.

[31] Choi BH, Kim R C. Expression of glial fibrillary acidic protein in immature oligodendroglia. Science, 1984, 223:407-409.

[32] Clarke DJ. Cholinergic innervation of the rat dentate gyrus: an immunocytochemical and electron microscopical study. Brain Res, 1985, 360:349-354.

[33] Clements JR, Mongahan PL, Beitz AJ. An ultrastructural description of glutamate-like immunoreactivity in the rat cerebellar cortex. Brain Res, 1987, 421:343-348.

[34] Colonnier M. The electron-microscopic analysis of the neuronal organization of the cerebral cortex Schmitt FO, Worden FG, Adelman G, et al. The organization of the cerebral cortex. Cambridge: MIT Press, 1981:125-152.

[35] Connor JR, Diamond MC. A comparison of dendritic spine number and type on pyramidal neurons of old rats from social or isolated environments. J Comp Neurol, 1982, 210:99-106.

[36] Coss RG, Perkel DH. The function of dendritic spines: a review of theoretical issues. Behav Neur Biol, 1985, 44:151-185.

[37] Desaki J, Uehara Y. The overall morphology of neuromuscular junctions as revealed by scanning electron microscopy. J Neurocytol, 1981, 10:101-110.

[38] Deschênes M, Madariaga-Domich A, Steriade, M. Dendrodendritic synapses in the cat reticularis thalamic nucleus: a structural basis for thalamic spindle synchronization. Brain Res, 1985, 334:165-168.

[39] Ellisman MH, Lindsey JD. The axoplasmic reticulum within myelinated axons is not rapidly transported. J Neurocytol, 1983, 12:393-411.

[40] Escobar MI, Pimienta H, Caviness VS, et al. Architecture of apical dendrites in the murine neocortex: dual apical dendritic systems. Neuroscience, 1986, 17:975-989

[41] Fedoroff S. Macroglial cell lineages. Edelman GM, Gall WE, Cowan WM. Molecular bases of neural development. New York: Wiley&Sons, 1985:91-117.

[42] Fedoroff S. Prenatal ontogenesis of astrocytes. Fedoroff S, Vernadakis A. Astrocytes. Orlando: Academic Press, 1986:35-74.

[43] Feldman ML. Morphology of the neocortical pyramidal neuron. Peters A, Jones EG. Cerebral cortex, Vol. Ⅰ, cellular components of the cerebral cortex. New York: Plenum Press, 1984:123-200.

[44] Fifková E. The effects of monocular deprivation on the synaptic contacts of the visual cortex. J Neurobiol, 1970, 1: 285-294.

[45] Fifková E, Delay RJ. Cytoplasmic actin in neuronal processes as a possible mediator of synaptic plasticity. J. Cell Biol, 1982, 95:345-350.

[46] Fifková E, Markham JA, Delay RJ. Calcium in the spine apparatus of dendritic spines in the dentate molecular layer. Brain Res, 1983, 266:163-168.

[47] Friedlander MJ, Lin CS, Stanford LR, et al. Morphology of functionally identified neurons in the lateral geniculate nucleus of the cat. J Neurophysiol. 1981, 46:80-129.

[48] Frotscher M, Léránth C. The cholinergic innervation of the rat fascia dentata: identification of target structures on granule cells by combining choline acetyltransferase immunocytochemistry and Golgi impregnation. J Comp Neurol, 1986, 243:58-70.

[49] Gabbot PL, Somogyi J. The "single" section Golgi-impregnation procedure. Methodological description. J Neurosci Methods, 1984, 11:221-230.

[50] Gerace L, Blobel G. Nuclear lamina and the structural organization of the nuclear envelope. Cold Spring Harbor Symp. Quant Biol1982, 46:967-978.

[51] Graeber MB, Tetzlaff W, Streit WJ, et al. Microglial cells but not astrocytes undergo mitosis following facial nerve axotomy. Neurosci Lett, 1988, 85:317-321.

[52] Halliday GM, Törk I. Electron microscopic analysis of the mesencephalic ventromedial tegmentum in the cat. J Comp Neurol, 1984, 230:393-412.

[53] Griffiths G, Simons K. The trans Golgi network: sorting at the exit site of the Golgi complex. Science, 1986, 234: 438-442.

[54] Grover PM, Linder JC. Dendro-dendritic synapses in substantia nigra: descriptions based on analysis of serial sections. Exp Brain Res, 1983, 49:209-217.

[55] Groves PM, Wilson CJ. Fine structure of rat locus coeruleus. J Comp Neurol, 1980, 193:841-852.

[56] Hahn AF, Chang Y, Webster HD. Development of myelinated nerve fibers in the sixth cranial nerve of the rat: a quantitative electron microscope study. J Comp Neurol, 1987, 260:491-500.

[57] Hendry SHC, Houser CR, Jones EG, et al. Synaptic organization of immunocytochemically identified GABA neurons in the monkey sensory-motor cortex. J Neurocytol, 1983, 12:639-660.

[58] Hendry SH, Jones EG, Emson PC. Morphology, distribution and synaptic relations of somatostatin-and neuropeptide Y-immunoreactive neurons in rat and monkey neocortex. J Neurosci, 1984, 4:2497-2517.

[59] Kirschner DA, Hollingshead CJ. Processing for electron microscopy alters membrane structure and packing in myelin. J Ultrastruct Res, 1980, 73:211-277.

[60] Kitamura T, Miyake T, Fujita S. Genesis of resting microglia in the gray matter of mouse hippocampus. J Comp Neurol, 1984, 226:421-433.

[61] Knobler RL, Stempak JG, Laurencin M. Oligodendroglial ensheathment of axons during myelination in the developing rat central nervous system. A serial section electron microscopical study. J Ultrastruct, Res, 1974, 49:34-49.

[62] Huber G, Matus A. Differences in the cellular distrbution of two microtubule-associated proteins, MAP1 and MAP2, in rat brain. J Neurosci, 1984, 4:151-160.

[63] Huttner WB, Schiebler W, Greengard P, et al. Synapsin Ⅰ (Protein Ⅰ), a nerve terminal-specific phosphoprotein. Ⅲ. Its associaton with synaptic vesicles studied in a highly purified synaptic vesicle preparation. J Cell Biol, 1983, 96:1374-1388.

[64] Hirokawa N. Cross-linked system between neurofilaments, microtubules, and membranous organelles in frog axons revealed by the quickfreeze, deep etching method. J Cell Biol, 1982, 94:129-142.

[65] Lasek RJ, Garner JA, Brady ST. Axonal transport of the cytoplasmic matrix. J Cell Boil, 1984, 99:212s-221s.

[66] Latker CH, Lynch KJ, Shinowara NL, et al. Vesicular profiles in frog perineurial cells preserved by rapid freezing and freeze-substitution. Brain Res, 1958, 345:170-175.

[67] La Vail JH, Rapisardi S, Sugino IK. Evidence against the smooth endiplasmic reticulum as a continuous channel for the retrograde axonal transport of horseradish peroxidase. Brain Res, 1980, 191:3-20.

[68] Le Beux YJ. An ultrastructural study of a cytoplasmic filamentous body, termied nematosome, in the neurons of the rat and cat substantia nigra. The association of nemoatomes with the other cytoplasmic organelles in the neuron. Z Zellforsch Mikrosk Anat, 1972, 133:289-325.

[69] Liu-Chen LY, Liszczak TM, King J, Immunoelectron microscopic study of substance P-containing fibers in feline cerebral arteries. Brain Res, 1986, 369:12-20.

[70] Ludwin SK, Bakker DA. Can oligodendrocytes attached to myelin proliferate? J Neurosci, 1988, 8:1239-1244.

[71] Ma W, Peschanski M, Ohara PT. Fine structure of the dorsal part of the nucleus submedius fo the rat thalamus: an anatomical study with reference to possible pain pathways. Neuroscience, 1988, 26:147-159.

[72] Malchiodi F, Rambourg A, Clermont Y, et al. Ultrastuctural localization of concanavalin A-binding sites in the Golgi apparatus of various types of neurons in rat dorsal root ganglia: functional implications. Am, 1986, J. Anat. 177: 81-95.

[73] Marin-Padilia M. Early vascularization of the embryonic cerebral cortex: Golgi and electron microscopic studies. J Comp Neurol, 1985, 241:237-249.

[74] Markus EJ, Petit TL, Le Boutillier JC. Synaptic structural changes during development and aging. Dev Brain Res, 1987, 35:239-248.

[75] Matsumoto E, Rosenbluth J. Plasma membrane structure of the axon hillock, initial segment and cell body of frog dor-

sal root ganglin cells. J Neurocytol, 1985, 14 : 731 – 747.

[76] Matsumoto E, Rosenbluth J. Structure of the satellite cell sheath around the cell body, axon hillock, and initial segment of frog dorsal root ganglion cell. Ana Rec, 1986, 215 : 182 – 191.

[77] Peters A, Palay S, Webster H. The fine structure of the nervous system. New York: New York Oxford University Press, 1991, 90 – 332.

[78] Rambourg A, Clermont Y, Hermo L. Three-dimensional structure of the Golgi apparatus. Methods Cell Biol, 1981, 23 : 155 – 166.

[79] Rieske-Shows E, Tetzlaff W, Czonkowska A, et al. Microglia in culture Althaus HH, Seifert W. Glial-neuronal communication in develpoment and regeneration, Vol. 2. Heidelberg: Springer, NATO ASI Series H, 1987 : 41 – 51.

[80] Rothman JE. The compartmental organization of the Golgi apparatus. Sci Am, 1985, 253 : 73 – 89.

[81] Rothman JE, Fries E, Dunphy WG, et al. The Golgi apparatus, coated vesicles, and the sorting problem. Cold Spring Harbor Symp Quant Biol, 1982, 46 : 797 – 805.

[82] Rumbsy MG. Structural organization and stability of central nervous system. Grescenzi GS A multidisciplinary approacb to myelin Diseases. New York: Plenum Press, 1987 : 111 – 132.

[83] Schiff R, Rosenbluth J. Ultrastructural localization of laminin in rat sensory ganglia. J Histochem Cytochem, 1986, 34 : 1691 – 1699.

[84] Schnapp BJ, Reese TS. Cytoplasmic strucyure in rapid-frozen axons. J Cell Biol, 1982, 94 : 667 – 679.

[85] Schoenen J. Dendritic organization of the human spinal cord: the motoneurons. J Comp, Neurol, 1982, 211 : 226 – 247.

[86] Schubert T, Friede RL. The role of endoneurial fibroblasts in myelin degradation. J Neuropathol Exp Neurol, 1981, 40 : 134 – 154.

[87] Sekhon SS, Maxwell DS. Ultrastructural changs in neurons of the spinal anterior horn of aging mice with particular reference to the accumulation of lipofuscin pigment. J Neurocytol, 1974, 3 : 59 – 72.

[88] Shapovalov A I. Interneuronal synapses with electrical, dual and chenical mode of transmission in vertebrates. Brain Res, 1980, 5 : 1113 – 1124.

[89] Siskevitz P. The postsynaptic density: a possible role in the long-lasting effects in the central nervous system. Proc Natl Acad Sci USA, 1985, 62 : 3494 – 3498.

[90] Somogyi P, Cowey A. Combined Goldi and electron microscopic study of the synapses formed by double bouquet cells in the visual cortex of the cat and monkey. J Comp Neurol, 1981, 195 : 547 – 566.

[91] Somogyi P, Halasy K, Somogyi J, et al. Quantification of immunogold labelling reveals enrichment of glutamat in mossy and parallel fibre terminals in cat cerebellum. Neuroscience, 1986, 19 : 1045 – 1050.

[92] Sotelo C, Korn H. Morphological correlates of electrical and other interactions through low resistance pathways between neurons of the vertebrate central nervous system. Int Rev Cytol, 1978, 55 : 67 – 107.

[93] Steward O. Alterations in polyribosomes associated with dendritic spines during the reinnervation of the dentate gyrus of the adult rat. J Neurosci, 1982, 3 : 177 – 188.

[94] Unger F, Piscopo I, Letizia J, et al. Uptake of calcium by the endoplasmic reticulum of the frog photoreceptor. J Cell Biol, 1984, 98 : 1645 - 1656.

[95] Ushiki T, Ide, C. Three-dimensional architecture of the endoneurium with special reference to the collagen fibril arrangement in relation to nerve fibers. Arcb Histol Jap, 1986, 49 : 553 - 563.

[96] Van Deurs B. Structural aspects of blood-brain barriers, with special reference to the permeability of the cerebral endothelium and choroidal epithelium. Int Rev Cytol, 1980, 65 : 117 - 191.

[97] Waxman SG, Black JA. Freeze-fracture ultrastructure of the perinodal astrocyte and associated glial junctions. Brain Res, 1984, 308 : 77 - 87.

[98] Waxman SG, Sims TJ, Glimore SA. Cytoplasmic membrane elaborations in oligodendrocytes during myelination of spinal motoneuron axons. Glia, 1988, 1 : 286 - 291.

[99] White E. Identified neurons in mouse SMI cortex which are postsynaptic to thalamocotrical axon teminals. A combined Glogi-electron microscopic and degeneration study. J Comp Neurol, 1978, 181 : 627 - 662.

[100] Wilson CJ, Groves PM, Kitai ST, et al. Three-dimensional structrue of dendritic spines in the rat neostriatum. J Neurosci, 1983, 3 : 383 - 398.

[101] Wood PM, Bunge RP. The biology of the oligodendrocytes Norton WT Oligodendroglia. New York, Plenum Press, 1984 : 1 - 46.

[102] Wujik JR, Reier PJ. Astrocytic membrane morphology: differences between mammallian and amphibian astrocytes after axotomy. J Comp Neurol, 1984, 222 : 607 - 619.

[103] Yamashima T. Ultrastructural study of the final cerebrospinal fluid pathway in human arachnoid villi. Brain Res, 1986, 384 : 68 - 76.

[104] Steward O, Falk PM. Polyribosomes under developing spine synapses. Growth specializations of dendrites at sites of synaptogenesis. J Neurosci Res, 1985, 13 : 75 - 88.

[105] Steward O, Falk PM. Protein-synthetic machinery at postsynaptic sites during synaptogenesis. A quantitative study of the association between polyribosomes and developing synapses. J Neurosci, 1986, 6 : 412 - 423.

[106] Steward O, Reeves TM. Protein-synthetic machinery beneath postsynaptic sites on CNS neurons: association between polyribosomes and other organelles at the synaptic site. J Neurosci, 1988, 8 : 176 - 184.

[107] Streit WJ, Graeber MB, Kreutzberg GW. Functional plasticity of microglia: a review. Glia, 1988, 1 : 301 - 307.

[108] Suzuki H, Franz H, Yamamoto T, et al. Identification of the normal microglial population in human and rodent nervous tissue using lectin-histochemistry. Neuropath Appl Neurobiol, 1988, 14 : 221 - 227.

[109] Liu-Chen LY, Liszczak TM, King J C, et al. Immunoelectron microscopic study of substance P-containing fibers in feline cerebral arteries. Brain Res, 1986, 369 : 12 - 20.

[110] Ludwin SK, Bakker DA. Can oligodendrocytes attached to myelin proliferate? J Neurosci, 1988, 8 : 1239 - 1244.

[111] Ma W, Peschanski M, Ohara PT. Fine structure of the dorsal part of the nucleus submedius of the rat thalamus: an anatomical study with reference to possible pain pathways. Neuroscience, 1988, 26 : 147 - 159.

[112] Malchiodi F, Rambourg A, Clermont Y, et al. Ultrastructural localization of concanavalin A-binding sites in the Golgi apparatus of various types of neurons in rat dorsal root ganglia: fuctional implications. Am J Anat, 1986, 177 : 81

-95.

[113] Marin-Padilla M. Early vascularization of the embryonic cerebral cortex: Golgi and electron microscopic studies. J Comp Neurol, 1985, 167:63-82.

[114] Markus EJ, Petit TL, Le Boutillier JC. Synaptic structural changes during development and aging. Dev, Brain Res, 1987, 35:239-248.

[115] Matsumoto E, Rosenbluth J. Plasma membrane structure of the axon hillock, initial segment and cell body of frog dorsal root ganglion cells. J Neurocytol, 1985, 14:731-747.

[116] Matsumoto E, Rosenbluth J. Structure of the satellite cell sheath around the cell body, axon hillock, and initial segment of frog dorsal root ganglion cells. Anat Rec, 1986, 215:182-191.

[117] Martus A, Ackermann M, Pehling G, et al. High actin concentrations in brain dendritic spines and postsynaptic densities. Proc Nat Acad Sci, 1982, 79:7590-7594.

[118] Maul GG, Price JW, Lieberman MW. Formation and distribution of nuclear pore complexes in interphase. J Cell Biol, 1971, 51:405-418.

[119] Maxwell DJ, Bannatyne BA, Fyffe RE, et al. The fine structure of primary afferent axon terminals projecting from rapidly adapting mechanoreceptors of the toe and foot pads of the cat. Quart J Exp Physiol, 1984, 69:381-392.

[120] Maxwell DS, Kruger L. The fine structure of astrocytes in the cerebral cortex and their response to focal injury produced by heavy ionizing particle. J Cell Biol, 1965, 25:141-157.

[121] McNutt NS. Weinstein RS. The ultrastructure of the nexus. A correlated thin-section and freeze-cleave study. J Cell Biol, 1970, 47:666-688.

[122] Meinecke DL, Webster HD. Fine structure of dividing astroglia and oligodendroglia during myelin formation in the developing mouse spinal cord. J Comp Neurol, 1984, 222:47-55.

[123] Mezler RM, Pappas GD, Bennett VL. Morphology of the electromotor system in the spinal cord of the electric eel, Electrophorus electricus. J Neurocytol, 1974, 3:251-261.

[124] Miller RH. Astrocyte heterogeneity in the vertebrate central nervous system. Parnavelas JG, Stern CD, Sterling RV. The marking of the nervous system. Oxford: Oxford University press, 1988, 268-281.

[125] Miller RH, Raff MC. Fibrous and protoplasmic astrocytes are biochemically and developmentally distinct. J Neurosci, 1984, 4:585-592.

[126] Morales M, Fifkova E. In situ localization of myosin and actin in dendritic spines with the immunogold technique. J Comp Neurol, 1989, 279:666-674.

[127] Mori S, Leblond CP. Electron microscopic identification of three classes of oligodendrocytes and a preliminary study of their proliferative activity in the corpus callosum of young rats. J Comp Neurol, 1970, 139:1-30.

[128] Napper RM, Harvey RJ. Quantitative study of the Purkinje cell dendritic spines in the rat cerebellum. J Comp Neurol, 1988, 274:158-67.

[129] Newport JW, Forbes DJ. The nucleus: structure, function, and dynamics. Annu Rev Biochem, 1987, 56:535-65.

[130] Norita M. Neurons and synaptic patterns in the deep layers of the superior colliculus of the cat. A Golgi and electron

microscopic study. J Comp Neurol, 1980, 190:29-48.

[131] Novikoff AB, Novikoff PM, Cytochemical contributions to differentiating GERL from the Golgi apparatus. Histochem J, 1977, 9:525-551.

[132] O'Kusky J, Colonnier M. Postnatal changes in the number of astrocytes, oligodendrocytes, and microglia in the visual cortex (area 17) of the macaque monkey: a stereological analysis in normal and monocularly deprived animals. J Comp Neurol, 1982, 210:307-315.

[133] Padykula HA, Geraldine GT. The ultrastructte and intermediate skeletal muscle fibers. J Cell Biol, 1970, 46:27-41.

[134] Pannese E, Ledda M, Arcidiacona G, et al. A comparison of the density of microtubules in the central and peripheral axonal branches of the pseudounipolar neurons of lizard spinal ganglia. Anat Rec, 1984, 208:595-605.

[135] Parnavelas JG, Luder R, Pollard SG, et al. A qualitative and quantitative ultrastructural study of glial cells in the developing visual cortex of the rat. Phil DS Trans R Soc Lond B Biol Sci, 1983, 301:55-84.

[136] Pearse BM, Crowther RA. Structure and assembly of coated vesicles. Annu Rev Biophys Biophys Chem, 1987, 16:49-68.

[137] Pelletier G. Ultrastruture colocalzation of some neuroactive substance in the rat brain Chan-Palay V. Coexpression of neuroactive substande in neurons. New York: Wiley and Sons, 1984, 63-71.

[138] Perraud F, Kuchler S, Gobaille S, et al. Endogenous lectin CSL is present on the membrane of cilia of rat brain ependymal cells. J Neurocytol, 1988, 17:745-51.

[139] Peters A. Stellate cells in the rat parietal cortex. J Comp Neurol, 1971, 141:345-374.

[140] Peters A, Walsh TM. A study of the organization of the rat. J Comp Neurol, 1972, 144:253-268.

[141] Pickel VM, Towle AC, Joh TH, et al. Gamma-aminobutryic acid in the medial rat nucleus accumbens: ultrastrural localization of neurons receving monosynaptic input from catecholaminergic afferents. J Comp Neurol, 1988, 272:1-14.

[142] Pinching AJ. Synaptic connexions in the glomerular layer of the olfactory bulb. J Physiol, 1970, 210:14P-15P.

[143] Pinching AJ, Powell TP. The neuropil of the periglomerular region of the olfactory bulb. J Cell Sci, 1971, 9:379-409.

[144] Raff MC, Abney ER, Cohen J, et al. Two types of astrocytes in cultures of developing rat white matter: differences in morphology, surface gangliosides and growth characteristics. J. Neurosci, 1983, 3:1289-1300.

[145] Raff MC, Williams BP, Miller RH. The in vitro differentiation of a potential glial progenitor cell. EMBO, 1984, 3:1857-1864.

[146] Raine CS. On the association between perinodal astrocyte processs and the node of Raniver in the CNS. J Neurocytol, 1984, 13:27.

[147] Rall W. Dendritic spines and synaptic potency. Porter R. Studies in neurophysiolgy. Cambrige: Cambrige University Press, 1978:302-309.

[148] Rall W, Segev I. Functional possibilities for synapses on dendrites and dendrnapitic spines. Edelman GM, Gall WE, Cowan, WM. Synaptic funtion. New York: John Wiley and Sons, 1987:605-636.

[149] Tabria T. Electron microscopic demonstration of polysaccharides in central and peripheral myelin by thiosemicarbazide-protein silver staining. J Neurocytol, 1985, 14:781-794.
[150] Tanaka K, Mitsushima A, Fufusome H, et al. Three-dimensional architecture of the Golgi compex observed by high resolution scanning electron microscopy. J Submicrosc Cytol, 1986, 18:1-9.
[151] Tavares MA, Paula-Barbosa MM. Lipofuscin granules in Purkinye cells after long-term alcohol consumption in rats. Alcohol Clin Exp Res, 1983, 7:302-306.
[152] Tennyson VM, Pappas GD. An electron microscope study of ependymal ceus of the fetal, early postnatal and adult rabbit. Z Zellforscb Mikrosk Anat, 1962, 56:595-618.
[153] Thureson-Klein A. Excytosis from large and small dense cored vesicles in noradrenergic nerve terminals of human vein. Usdin E, Kopin IJ, Barchus J. Catecbolamines; basic and clinical frontiers. New York: Pergamon Press, 1983, 262-264.
[154] Tigges M, Tigges J. Distribution and morphology of perikarya and dendrites in the olfactory bulb of primates. J Neurocytol, 1980, 9:825-824.
[155] Torri-Tarelli F, Haimann E, Ceccarelli B. Coated vesicles and pits during enhanced quantal release of acetycholine at the neuromuscular function. J Neurocytol, 1987, 16:205-214.
[156] Tosney KW, Landmesser LT. Growth cone after axon lesions in newborn rabbits. Light and electron microscopic study. J Neuropathol Exp Neurol, 1985, 31:683-695.
[157] Triarhou LD, del Cerro M, Herndon RM. Ultrastructure evidence for phagocytosis by oligodendroglia. Neurosci Lett, 1985, 53:185-189.

附录一　电子显微镜超微结构术语英汉对照检索索引

英文全称	中文注释
acetylcholine	乙酰胆碱
agranular reticulum	滑面内质网
artery	动脉
astrocyte processes	星形胶质细胞突起
astrocytes	星形胶质细胞
asymmetrical synapse	不对称突触
axo-axonal synapse	轴－轴突触
axolemma	轴膜
axon hillock	轴丘
axon terminals	轴突终末
axons	轴突
axo-somatic synapse	轴－体突触
axo-spinous synapses	轴棘突触
basal body	基体
basal lamina	基板，基膜，基底层
basement membrane	基膜，基底膜
blood vessels	血管
bound ribosome	结合型核糖体
capillary	毛细血管
cell body	细胞体
centriole	中心粒
choroid plexus	脉络丛
chromatin	染色质（体）
chromatin masses	染色质团块
cilia	纤毛
cis face	顺面
coated vesicles	有衣小泡
coexistence neurotransmitter	共存神经递质
collagen	胶原
collagen fibers	胶原纤维
cytoplasmic inclusions	胞质包涵体
cytoskeleton	细胞骨架
dendrite	树突
dendrodendritic synapse	树－树突触
dense material	致密物质
en face	正面
endoneurium	神经内膜
endoplasmic reticulum	内质网
endothelial cells	内皮细胞
ependyma	室管膜
ependymocyte	室管膜细胞
excitable membrane	可兴奋膜
excitatory synapse	兴奋性突触
extrinsic protein	外在蛋白质
fiber	纤维
fibrillary inclusions	纤维内含物
fibrils	原纤维
fibrous astrocytes	纤维性星形胶质细胞
filaments	细丝
flat vesicle	扁平小泡
folds	褶皱
free ribosome	游离型核糖体
gap junction	缝隙连接
gemmule	芽球
glial fibrillary acid protein	胶质原纤维酸性蛋白
glial limiting membrane	胶质界膜
Golgi apparatus	高尔基器（体）
granular vesicle	颗粒小泡
growth cone	生长锥

英文全称	中文注释
heterochromatin	异染色质
histocompatibilty antigen	组织相容性抗原
hypolemmal cisterna	膜下池/膜下囊
inclusion bodies	包涵体
inhibitory synapse	抑制性突触
intermediate filaments	中间丝/中间纤维
intrinsic protein	内在蛋白，嵌合蛋白
ionic channel	离子通道
lamellar bodies	板层体，板层小体
laminated body	分层小体
lipofusin	脂褐素（质）
lysosomes	溶酶体
macroglia	大胶质细胞
mesaxon	轴突系膜
microfilamentous	微丝
microglial	小神经胶质
microtubules	微管
microvilli	微绒毛
mitochondria	线粒体
multivesicular bodies	多囊（泡）体
myelin sheath	髓鞘
nematosomes	线状小体
nerve cell	神经细胞
neural stem cells	神经干细胞
neurites	神经突起
neurofibril	神经原纤维
neurofilaments	神经丝
neurogenesis	神经发生
neuroglia	神经胶质
neuron	神经元
neurotransmitter	神经递质
Nissl bodies	尼氏体
Nissl substance	尼氏质
nodal	结节，节点
nuclear envelope	核膜，核被膜

英文全称	中文注释
nuclear inclusions	核内涵物
nuclear membrane	核膜
nucleolus	核仁
nucleolus-associated chromatin	核仁相随染色质
nucleoprotein	核蛋白
nucleus	核
oligodendrocyte	少突神经胶质细胞
oligodendrocyte process	少突神经胶质细胞突起
oligosacharides	低聚糖
perikaryon	核周体
perinuclear cisterna	核周池
peripheral chromatin	周围染色质
peripheral proteins	边缘蛋白
peroxisomes	过氧化物酶体
plasma membrane	细胞膜，浆膜
plasmalemma	质膜
polyribosomes	多聚核糖体
postsynaptic element	突触后部
postsynaptic membrane	突触后膜
presynaptic element	突触前部
presynaptic membrane	突触前膜
process	突起
protoplasmic astrocytes	原浆性星形胶质细胞
pyramidal cell	锥体细胞
receptor	受体
ribonucleic acid	核糖核酸
ribosomal RNA	核糖体核糖核酸
ribosomes	核糖体
rods，interanuclear rods	杆状体
rough endoplasmic reticulum	粗面内质网
Schwann cell	施万细胞
sheets of filaments	纤维片
smooth muscle cells	平滑肌细胞

英文全称	中文注释
soma	胞体
spherical vesicle	球形小泡
spine apparatus	棘器
spine	树突棘
subsurface cisternae	面下池
subventricular zone	室管膜下区
symmetric synaptic	对称的突触
synapse	突触
synapsin	突触素
synaptic bouton	突触终扣
synaptic corpuscle	突触小体
synaptic glomeruli	突触球
synaptic junction	突触连接
synaptic space	突触间隙
synaptic vesicles	突触小泡
tanycytes	伸长细胞

英文全称	中文注释
terminal boutons	终扣
terminal loops	髓鞘终扣
the E face of the plasmalemma	质膜 E 面
the P face of the plasmalemma	质膜 P 面
thorns	（树突）刺、棘
tongue process	舌状突起
trans face	反面
tubules	小管
tubulin	微管蛋白
vacuoles	空泡
vasoactive intestinal polypeptide	血管活性肠肽
vesicle associated membrane protein	小泡相关膜蛋白

附录二　电子显微镜超微结构术语汉英对照检索索引

中文	英文全称
板层小体	lamellar bodies
包涵体	inclusion bodies
胞质包涵体	cytoplasmic inclusions
胞体	soma
边缘蛋白	peripheral proteins
扁平小泡	flat vesicle
不对称突触	asymmetrical synapse
刺、棘	thorns
内质网	endoplasmic reticulum
粗面内质网	rough endoplasmic reticulum
大胶质细胞	macroglia
低聚糖	oligosacharides
动脉	artery
对称的突触	symmetric synaptic
多聚核糖体	polyribosomes
多泡（囊）体	multivesicular bodies
反面	trans face
缝隙连接	gap junction
杆状体	rods，interanuclear rods
高尔基器（体）	Golgi apparatus
过氧化物酶体	peroxisomes
核	nucleus
核蛋白	nucleoprotein
核粒体	ribosomes
核膜	nuclear envelope
核膜	nuclear membrane
核内涵物	nuclear inclusions
核仁	nucleolus
核仁相随染色质	nucleolus-associated chromatin
核糖核酸	ribonucleic acid
核糖体核糖核酸	ribosomal RNA
核周池	perinuclear cisterna
核周体	perikaryon
滑面内质网	agranular reticulum
基板，基膜，基底层	basal lamina
基膜，基底膜	basement membrane
基体	basal body
棘器	spine apparatus
胶原	collagen
胶原纤维	collagen fibers
胶质界膜	glial limiting membrane
胶质原纤维酸性蛋白	glial fibrillary acid protein
结合型核糖体	bound ribosome
结节	nodal
颗粒小泡	granular vesicle
可兴奋膜	excitable membrane
空泡	vacuoles
离子通道	ionic channel
脉络丛	choroid plexus
毛细血管	capillary
面下池	subsurface cisternae
膜下池/膜下囊	hypolemmal cisterna
内皮细胞	endothelial cells
内在蛋白质	intrinsic protein
尼氏体	nissl bodies
尼氏质	nissl substance
片层体	lamellar bodies
平滑肌细胞	smooth muscle cells
球形小泡	spherical vesicle
染色质（体）	chromatin

中文	英文全称
染色质团块	chromatin masses
溶酶体	lysosomes
少突神经胶质细胞	oligodendrocyte
少突神经胶质细胞突起	oligodendrocyte process
舌状突起	tongue process
伸长细胞	tanycytes stretch cell
神经递质	neurotransmitter
神经递质可共存	coexistence neurotransmitter
神经发生	neurogenesis
神经干细胞	neural stem cells
神经胶质	neuroglia
神经内膜	endoneurium
神经丝	neurofilaments
神经突起	neurites
神经细胞	nerve cell
神经元	neuron
神经原纤维	neurofibril
生长锥	growth cone
室管膜	ependyma
室管膜细胞	ependymocyte
室管膜下区	subventricular zone
受体	receptor
树 – 树突触	dendroden-dritic synapse
树突	dendrite
树突棘	spine
顺面	cis face
髓鞘	myelin sheath
髓鞘终扣	terminal loops
突触	synapse
突触后部	postsynaptic element
突触后膜	postsynaptic membrane
突触间隙	synaptic space
突触连接	synaptic junction

中文	英文全称
突触前部	presynaptic element
突触前膜	presynaptic membrane
突触球	synaptic glomeruli
突触素	synapsin
突触小泡	synaptic vesicles sv
突触小体	synaptic corpuscle
突触终扣	synaptic bouton
突起	process
外在蛋白质	extrinsic protein
微管	microtubules
微管蛋白	tubulin
微绒毛	microvilli
微丝	microfilamentous
细胞骨架	cytoskeleton
细胞膜	plasma membrane
细胞体	cell body
细丝	filaments
纤毛	cilia
纤维	fiber
纤维内含物	fibrillary inclusions
纤维片	sheets， sheets of filaments
纤维性星形胶质细胞	fibrous astrocytes
线粒体	mitochondria
线状小体	nematosomes
小管	tubules
小泡相关膜蛋白	vesicle associated membrane protein VAMP
小神经胶质	microglial
兴奋性突触	excitatory synapse
星形胶质细胞	astrocytes
星形胶质细胞突起	astrocyte processes
施万细胞	Schwann cell
血管	blood vessels

中文	英文全称
血管活性肠肽	vasoactive intestinal polypeptide
芽球	gemmule
乙酰胆碱	acetylcholine
异染色质	heterochromatin
抑制性突触	inhibitory synapse
游离型核糖体	free ribosome
有衣小泡	coated vesicles
原浆性星形胶质细胞	protoplasmic astrocytes
原纤维	fibrils
褶皱	folds
正面	en face
脂褐素（质）	lipofusin
质膜	plasmalemma
质膜 E 面	the E face of the plasmalemma
质膜 P 面	the P face of the plasmalemma
致密物质	dense material
中间丝/中间纤维	intermediate filaments
中心粒	centriole
终扣	terminal boutons
周围染色质	peripheral chromatin
轴棘突触	axo-spinous synapses
轴膜	axolemma
轴丘	axon hillock
轴 - 体突触	axo-somatic synapse
轴突	axons
轴突系膜	mesaxon
轴突终末	axon terminals
轴 - 轴突触	axo-axonal synapse
锥体细胞	pyramidal cell
组织相容性抗原	histocompatibilty antigen

附录三　电子显微镜超微结构术语英文缩写对照检索索引

缩写	英文全称
A.，a.	artery
A1E	the E face of the plasmalemma
A1P	the P face of the plasmalemma
AH	axon hillock
Al	axolemma
As	astrocytes
AS	asymmetrical synapse
Asp	astrocyte processes
At	axon terminals
Ax	axons
B	basal lamina
B	basement membrane
bb	basal body
Bv	blood vessels
Cap	capillary
Cen	centriole
Chr	chromatin
Chr	chromatin masses
cil	cilia
Col	collagen
Col	collagen fibers
cv	coated vesicles
D	dense material
Den	dendrite
En，End	endoneurium
End	endothelial cells
Epd	ependymocyte
ER	endoplasmic reticulum
f	fiber
f	filaments
F	folds
g	gap junction
G	Golgi apparatus
GC	growth cone
gem	gemmule
GFAP	glial fibrillary acid protein
Gl	glial limiting membrane
I	inclusion bodies
Lf	lipofusin
Ly	lysosomes
mes	mesaxon
mf	microfilamentous
mit	mitochondria
mv	microvilli
mvb	multivesicular bodies
my	myelin sheath
N	neurites
N	nodal
NB	Nissl bodies
ncl	nucleolus
Nev	nuclear envelope
Nuc	nucleus
Ol	oligodendrocyte
Op	oligodendrocyte process
p	peroxisomes
P	process
Pc	pyramidal cell
PE	plasmalemma
r	ribosomes
RNA	ribonucleic acid
rRNA	ribosomal RNA
s	symmetric synaptic
S	synaptic junction
sa	spine apparatus
SC	schwarm cell
SM	smooth muscle cells
sp	spine
SR	agranular reticulum
sv	synaptic vesicles
SVZ	subventricular zone
t	thorns
T	tongue process
tb	tubules
vac，v	vacuoles
VAMP	vesicle associated membrane protein